M.A.X.

The M.A.X. Muscle Plan 2.0 – Individualize your training to optimize your genetic potential

極限增肌計畫 2.0

Brad Schoenfeld 肌肥大訓練實務

經科學驗證有效的肌肉潛能優化法！

突破肌肥大訓練停滯不前的高原期！

肌肥大研究權威
BRAD SCHOENFELD 博士著

林晉利博士、萬明岳 譯

旗標
FLAG

facebook：優質運動健身書

● FB 官方粉絲專頁：優質運動健身書、旗標知識講堂

● 旗標「線上購買」專區：您不用出門就可選購旗標書!

● 如您對本書內容有不明瞭或建議改進之處，請連上旗標網站，點選首頁的 聯絡我們 專區。

  若需線上即時詢問問題，可點選旗標官方粉絲專頁留言詢問，小編客服隨時待命，盡速回覆。

  若是寄信聯絡旗標客服 email，我們收到您的訊息後，將由專業客服人員為您解答。

  我們所提供的售後服務範圍僅限於書籍本身或內容表達不清楚的地方，至於軟硬體的問題，請直接連絡廠商。

學生團體	訂購專線：(02)2396-3257 轉 362
	傳真專線：(02)2321-2545
經銷商	服務專線：(02)2396-3257 轉 331
	將派專人拜訪
	傳真專線：(02)2321-2545

國家圖書館出版品預行編目資料

M.A.X. 極限增肌計畫 2.0 - Brad Schoenfeld 肌肥大訓練實務

Brad Schoenfeld 著; 林晉利, 萬明岳 譯. --

臺北市：旗標科技股份有限公司, 2022.10　面；　公分

ISBN 978-986-312-730-7　(平裝)

1.CST: 健身運動　2.CST: 運動訓練　3.CST: 肌肉

411.711　　　　　　　　　　　　　　111014958

作　　者／Brad Schoenfeld

翻譯著作人／旗標科技股份有限公司

發行所／旗標科技股份有限公司

台北市杭州南路一段15-1號19樓

電　　話／(02)2396-3257(代表號)

傳　　真／(02)2321-2545

劃撥帳號／1332727-9

帳　　戶／旗標科技股份有限公司

監　　督／陳彥發

執行編輯／孫立德

美術編輯／陳慧如

封面設計／陳慧如

校　　對／施威銘研究室

新台幣售價：600 元

西元 2022 年 10 月初版

行政院新聞局核准登記-局版台業字第 4512 號

ISBN　978-986-312-730-7

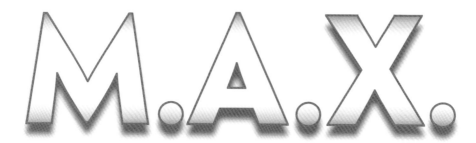

極限增肌計畫 2.0

Brad Schoenfeld 肌肥大訓練實務

本書獻給我的摯友，一名真正的正人君子同時也是傳奇健美選手 John Meadows，你對業界的影響與貢獻將永世留存，願你安息。

目錄

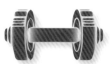

動作索引

主要肌群索引

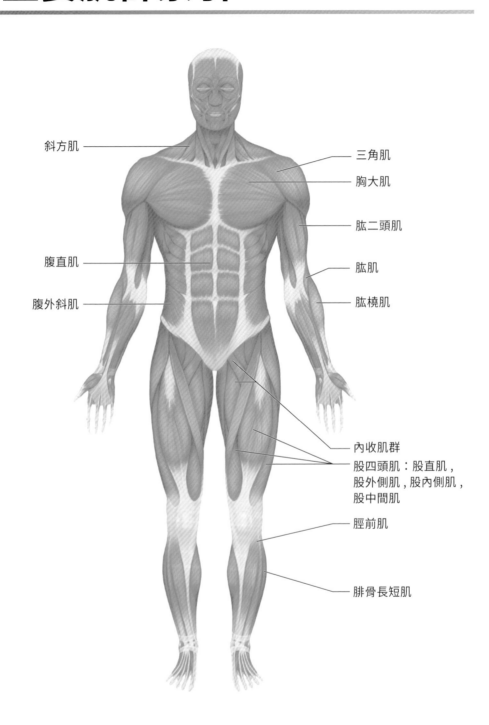

斜方肌

三角肌

胸大肌

肱二頭肌

腹直肌

肱肌

腹外斜肌

肱橈肌

內收肌群

股四頭肌：股直肌，
股外側肌，股內側肌，
股中間肌

脛前肌

腓骨長短肌

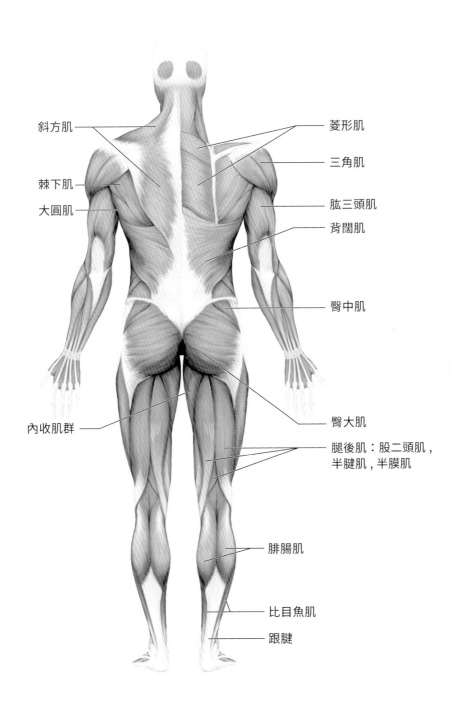

斜方肌

菱形肌

三角肌

棘下肌

肱三頭肌

大圓肌

背闊肌

臀中肌

臀大肌

內收肌群

腿後肌：股二頭肌，
半腱肌，半膜肌

腓腸肌

比目魚肌

跟腱

序言

在過去這段時間中，2012 年對我來說無疑是最為美好卻也驚險的一年，當時的我決心離開在摩根大通集團舒適的職場環境，並全力投入健康與體適能產業中。在成為一名健美運動員的同時，我也樂於分享所學幫助他人，過程雖然令人振奮，但同時也承擔不少的壓力，畢竟這樣的轉變對於當時的我，仍然是一場攸關成敗的豪賭。

我開始對訓練造成人體產生改變背後的生理機轉產生強烈興趣，並更加致力於相關的研究學習，同時也決定架設自己的網站內容，並想到結合專家學者的交流訪談可以是個很好的起點，即便內心仍有些許擔憂，但為了避免自己不得不再次回到銀行體系工作，當下的我已下定決心必須盡力將訪談內容做到最好。

這時我很快就想到在紐約活動的 Brad Schoenfold（本書作者），而實際上我也研讀了他發表的所有論點，發現自己對於 Brad 著作中多數觀點都深感認同，雖然在多數情況下我都能有效應用健身訓練與營養相關的知識內容，但也能理解除了學識理論外仍有必須透過實務訓練經驗才能得到的直覺判斷能力，而他的論點則正好彌補了兩者間的差距，幫助我了解每個做法之所以可行與不可行背後真正的原因，因此我很快便聯繫上他，希望能撥冗來段簡短的訪談，他爽快地答應也令我感到非常振奮，但也由於我實在止不住求知若渴的心情，最終我們完成了上下兩段的訪談內容，也帶給我社群網站上的追蹤者們相對更為進階的知識內容。

在訪談結束後，我與 Brad 仍持續保持聯繫，他發表的「肌肥大生理機轉與在阻力訓練中的應用」一文也被我奉為圭臬，經常反覆研讀。當然除了我以外，也開始有許多健美訓練家會參考 Brad 發表的著作內容，相信熟悉健美界的讀者一定會遇到有部分健美運動員過於依賴個人實務訓練經驗，而不願意接納科學的實證原理，而 Brad 正好扮演了兩者間互通的橋樑。我也開

始注意到越來越多同業夥伴會主動向他提問或分享他的著作內容，這些經歷除了讓 Brad 在健美運動上的專業更加精進，更幫助他證實了許多健身訓練方法的益處。在挑戰許多固有的訓練迷思時，他也總是抱持著理性正向的態度並做出許多精彩的論證，基本上在整個健身訓練產業中沒有人不對 Brad 至今的成就抱持敬意，他也無疑是業界中最具代表性的人物之一。

之後，Brad 也邀請我到他的課堂客座分享，以他在業界的盛名來說，這項邀約對當時的我絕對是莫大的驚喜同時也意義非凡，後續他再次來訪，我們也一起訓練並拍攝了當時在我 YouTube 頻道上受到好評的影片，我也非常期待未來能再次與他進行更多的合作。

相信各位讀者一定會非常享受閱讀本書的過程，Brad 將會從更高更細微的層次改變你對健身訓練的認知。簡單來說，藉由本書的內容可以幫助讀者編排出最適合自己的訓練規劃，並理解如何透過訓練將自身潛能發揮到極致！

再次感謝 Brad 對於健身訓練界所做出的貢獻！

John Meadows

CSCS (肌力與體能訓練專家)

CISSN (國際運動營養師)

IFBB Pro Bodybuilder (國際健美總會職業健美選手)

(1972-2021)

致謝

本書的彙整與撰寫耗時多年，同時我也在此感謝許多協助與見證本書完成的夥伴與家人。

　　首先最需要感謝的是 Human Kinetics 出版社編輯部門對於本書製作上不遺餘力的付出，其中尤其感謝 Roger Earle 主導並協調諸多繁複的出版流程，能跟體適能相關著作領域中最專業的編輯團隊合作絕對是我最大的榮幸。同時我也要感謝負責專案管理與校閱的 Hannah Werner 以及協助書籍行銷的 Alexis Koontz，我由衷感謝各位的付出與努力。

　　致 John Meadows：能由你來為本書撰寫序言無疑是我真正的榮幸，感謝你所付出的時間與心力，作為健美界的典範，你的成就完美結合了科學化訓練與實務經驗，同時也作為業界先鋒持續努力追求卓越。

　　致我的兄弟 Glenn Schoenfeld：感謝你促成我踏入體適能訓練領域的第一步，並總在我最需要的時刻給予最大的幫助，如果沒有你在初期的支持與帶領，我不可能有今日的成就。

　　致 Bret Contreras 與 Alan Aragon：感謝兩位以最嚴謹的標準從各個面向檢視本書的內文，你們是我真正的摯友，同時也是非常優秀的工作夥伴。

　　最後感謝我的父母：謝謝你們在我年少時期便教導我科學實證觀念的重要性，形塑我在各方面的思考邏輯與價值判斷，我深愛你們直到永遠，願你們安息。

前言

我從小就是個身型瘦弱的小孩，某種程度上即便說是骨瘦如柴也不為過，多年來這樣的身型造成不少負面的心理影響甚至也危及到我的自尊心，我開始容易對自身的外型身材感到不安與焦慮，每當穿著泳褲到海邊時也總會覺得不自在，這樣的心理狀態同時也影響了我在青少年時期各個生活層面。

但這一切在我大學畢業遇到健美訓練後，很快就產生了改變。

從此健身訓練就變成我生命中的信條，幾乎每日如同機械般規律不間斷地到健身房報到，不讓自己錯過任何一次訓練，將垃圾食物換成相對無負擔的健康飲食，下定決心要藉此來改變我的身形體態，並兼顧各個面向來確保這個目標能夠順利達成。

當時我的訓練與營養知識來源主要來自當年盛行的許多健身健美雜誌，不管是 Muscle & Fitness、Flex、Iron Man Magazine、Muscular Development 或 MuscleMag 等我都有訂閱，每到預定配送的日期，我總會第一時間衝到門外的信箱查看 (沒錯，在當時甚至還沒有電子版本的內容)，並立刻回到房內打開包裝仔細閱讀這次刊載的所有議題內容，並融合當時我所喜歡的許多健美選手的訓練菜單來開發自己的訓練課表。

老實說，當時我的作法並沒有完整的系統性，例如我會整合 Lee Labrada 的胸部肌群訓練、Tom Platz 的股四頭肌訓練與 Lee Haney 的背部訓練等，並確實完成所有動作預定的訓練量，接下來每個月再依照相同的邏輯替換不同健美選手在各個肌群的訓練課表。然而，我之所以採用這種非系統性的編排方式，也是為了驗證 Joe Weider 所提出的肌肉混淆 (muscle confusion) 概念。

這樣的作法表面上看似合乎常理，畢竟這些健美選手之所以能脫穎而出，必定在訓練方法上有獨到之處，對於當時初出茅廬的我來說，很難不嚮往這些動輒擁有 20 吋臂圍或 30 吋腿圍的健美運動員。

在訓練初期我的作法成效斐然，增加了相當程度的肌肉量也因此重拾對自己的信心，開始會期待能到海邊展現自己訓練的成果，受到矚目的同時也遇到不少群眾主動向我請益訓練與飲食規劃的方式，開啟我在健康體適能教學上的職涯之旅。

但，這樣的苦練在經過一年後我遇到了所謂的撞牆期，也稱作訓練高原期，不管我如何變化不同的訓練流程都很難讓自己更進一步突破，隨之而來的是挫折感與不知該如何改變的迷惘。

接著我突然想通了。

原來我之前的所有訓練觀念其實都錯了，我不應該只是單純複製專業健美選手的菜單來預期會有完全相同的成效，就如同一般多數人，我並不具備這些頂尖健美運動員的先天優勢也沒有依賴任何藥物輔助，因此在多年後我才開始理解，儘管我初期的成果與這些訓練課表有關，但這其實並非最主要的原因。

實際上，多數人都可以藉由許多具備基本架構的阻力訓練規劃來增加一定程度的肌肉量，尤其在訓練介入初期時效果最為顯著，簡單來說身體只要受到超越當下能力水平的訓練刺激，就有機會造成肌肉產生肌肥大的適應效果。然而，單純複製他人訓練課表所能達到的適應效果其實非常有限，必須依照每個人不同的需求與條件，並應用科學實證與個別化編排的方式才能將個人先天潛能做最大發揮。

在領悟到上述觀念後，我開始將成為一名健康體適能教育者作為人生的志業，希望能推廣具備科學實證基礎的增肌訓練方式。基於這樣的理念，我陸續取得相關領域的碩士與博士學位，致力於研究能夠改善肌肉發展的實務應用方式，同時我也持續作為一名自然健美選手參與競賽，並培育出許多包含職業層級的競技運動選手。

　　透過學術研究實證與實務訓練經驗的整合，幫助我更加理解影響肌肥大的重要因子，以及不同個案對訓練產生的反應差異。隨著知識與經驗的累積，我結合所有理解後的概念彙整出一套可以幫助肌肉持續進化發展的系統性訓練方式，並將這套訓練策略實際應用在我接下來的許多個人教練課程中，多年來也持續幫助許多人達成優異的成果，這些努力的過程最終也成為決定開始編寫本書的重要基石。

　　我在 2011 年撰寫了第一版的《M.A.X. 極限增肌計畫》，目的是希望能幫助讀者理解肌肉訓練發展相關的科學實證觀念，並整理出一套可以依照個人能力與需求制訂的訓練與營養補給策略，書籍銷售後獲得相當正面的迴響，時至今日也持續收到許多讀者來信，表示自己成功透過書中的訓練規劃得到改變。

　　然而在第一版問世後，健康體適能與訓練相關的知識仍然持續進展，我們秉持真正的科學精神也必須基於實證去重新檢視過去的所有決策，同時在這段時間所參與的許多相關研究，也從不同面向改變我對訓練與營養的認知，甚至也有部分觀念被完全顛覆。除此之外，許多讀者的反饋也讓我意識到本書的內容需要有更進一步的延伸與釐清，配合最新的實證理論進行全面性的修改，來提供讀者有關最佳化增肌策略最精準的資訊內容。

　　在經過幾個月密集的修改校對後，我很高興終於能讓《M.A.X. 極限增肌計畫 2.0》問世，下面我會概略回顧第二版新增的主要內容。

　　其中部分的章節為了能夠更確實反應出我們對於增肌相關科學實證的理解而重新編寫，並呈現出與訓練規劃變項和營養補給準則之間的關聯性，其他章節則是依照我現在對於實務訓練上的觀點進行微調，並參照第一版收到的許多反饋來補充相關議題。同時我也增加了兩個全新章節分別探討訓練前的極限暖身流程 (第六章)，以及過去這些年我最常收到的讀者提問與解答 (第

十三章），整體來說本書相較於第一版約新增了 50% 的全新內容，大幅提升本書內容深度與實效性。

　　總結來說，極限增肌計畫並不是為了追求一套人人適用的訓練規劃，真正的目的是希望能建構出科學理論與實務訓練間的橋樑，幫助讀者學習如何透過個別化的訓練編排與營養處方來發揮個人先天的潛能，無論你過去進行阻力訓練增加肌肉量的過程是否順利，只要按照本書規劃出適合自己的訓練方式並持之以恆地投入訓練，最終必能幫助你將肌力與肌肉外型線條提升到更高的層次。

　　祝福各位讀者都能享受訓練的樂趣並得到相應的成就感！

肌肥大的生理機轉：
造就肌肉成長的
要素為何？

人類展現出的力量、創造力與智力的集合，使得人體許多奧秘背後的機轉至今仍是世上最值得探究的議題之一，其中最為驚豔與獨特的就是人體在面對壓力與各種挑戰所展現的適應能力，即便到現今有許多精巧的人造機械或裝置，也無法做到這種生物性特有的適應能力。

　　簡單來說，人體天生會傾向避免過於頻繁的變化，在正常情況下，身體會自然維持相對穩定的**體內恆定**（homeostasis），只有在受到一定程度的壓力時才會產生脫離原有恆定狀態的適應反應。而肌肉本身也不例外，如同身體其他組織一樣，都會自然維持一定範圍內的恆定性，因此要提升肌肉量就必須設法對目標肌群施予超出當下恆定狀態能力的外在壓力（例如舉起特定負荷），這個概念也就是所謂的**超負荷原則**（principal of overload），是肌肥大與肌力訓練中非常重要的基本原則之一，如果肌肉沒有得到足夠強度與穩定頻率的訓練刺激，就很難產生對應的肌肥大適應。

這也正是健身房每天都在上演的環節。當你舉起足夠重量的負荷時，便等於讓身體受到超出當下能力恆定狀態的壓力，為了能在未來具備因應相同挑戰的能力，身體便會經由訓練產生肌力提升與肌肥大的適應，只要持續規律地給予目標肌群足夠且適當的超負荷刺激，就能讓正向的適應情形持續產生，這也就是肌肉發展的重要基礎。

在阻力訓練介入初期，最主要的適應來自於神經與肌肉控制連結的重整，基本上在特定訓練動作中，肌肉的收縮效率與協調性都會有所提升，原本相對生硬不連貫的動作也會變得更加流暢穩定。隨著訓練時間累積，這些動作就會變得有如習慣般自然，在初期肌肉量的提升相對有限時，這種神經性的適應與變化才是肌力增加的主要因素。

當動作協調性提升後，通常只需要在經過數個月持之以恆的訓練，每下動作所能產生的力量也會持續增加，這時肌肥大適應的效果會開始變得更加顯著，並進一步推動肌力的提升。肌肥大的適應主要包含該動作目標肌群中收縮蛋白（例如肌動蛋白與肌凝蛋白等）數量與橫切面積的增加，肌肉纖維中的收縮蛋白基本上就如同罐頭中的沙丁魚般平行排列，因此隨著收縮蛋白的數量與大小提升，肌肉的外型也會更加壯碩。

然而肌肥大的過程並不是獨立的單行道，在特定情況下肌肉量也有可能往反方向減少，最主要的原因在於肌肉組織的新陳代謝非常旺盛，維持足夠的肌肉量需要消耗非常多的熱量，因此如果停止訓練的時間過長，人體便會啟動**分解代謝** (catabolic processes) 減少肌肉量以節省整體的能量消耗，這種生理變化也稱作**肌肉萎縮** (muscular atrophy)，同時整個過程也詮釋了阻力訓練中的**可逆性原則** (principal of reversibility)。簡單來說，也就是「用進廢退」的道理，因此呼應到前面提過人體追求恆定的傾向，我們必須藉由兼具適當強度與穩定頻率的訓練內容，來創造有利於肌肥大適應產生的身體條件。

誘發肌肉成長

蛋白質是探討肌肉成長必備的要素之一。雖然實際上，水份佔了肌肉組織中最大比例的成分 (約 70% 單位肌肉重)，但由蛋白質所形成的收縮結構才是產生肌肉動作的主要關鍵 (約 25% 單位肌肉重)。下面的內容會進一步探討肌肉蛋白的合成、建構與分解過程間的平衡。當蛋白質的合成速率大於分解速率時，便表示身體處於**合成代謝** (anabolism) 的狀態，進而導致肌纖維數量與體積的提升，形成肌肥大的適應效果。

與多數人想像不同的是，肌肉的生長並不是發生在進行阻力訓練的當下，反而是在訓練以外的休息時間，訓練的過程會造成肌肉組織一定程度的破壞分解，但這種適當的破壞刺激卻會誘發接下來蛋白質的合成代謝，這樣的機轉雖然看似矛盾，但卻是產生肌肥大適應不可或缺的重要環節。

同樣的邏輯如果以翻修家中廚房為例，相信大家都能理解必須先移除原本平價塑料材質的流理臺和櫥櫃，才能接著換上大理石與實木的頂級裝潢，因此唯有透過訓練啟動一連串分解代謝反應，移除舊有老廢的肌肉蛋白結構，才能更進一步誘發新生的肌肉蛋白，形成更強健的組織結構。

總結上述討論，我們知道肌肉組織會在訓練後開始重建，在這段時間內肌肉蛋白合成的速率會大幅提升，同時分解速率也會逐漸降低。較高的蛋白合成效率基本上會在訓練後維持 48 小時甚至更長的時間，肌肉組織會在這段時間內以超補償的形式修復並變得更加強壯。

即便在近年我們對於肌肉發展的機制有許多更深入的了解，但整個適應過程與實務訓練應用仍有很多複雜的因素尚待釐清，以目前普遍認知來說，肌肉組織發展的調節取決於影響肌肉蛋白**合成代謝** (anabolic) 與**分解代謝** (catabolic) 的多種刺激訊號管道，這些通道以多種不同的形式幫助肌肉對於超負荷的刺激產生適應，其中最常見的訊號因子來自於許多刺激肌肉成長的特殊內分泌激素，這些激素所構成的化學傳遞鏈，最終會加速肌肉蛋白生成並同時抑制蛋白分解速率。

從現代運動科學理論的角度來看，訓練相關的肌肉成長主要與三個重要機制有關，分別是**機械張力** (mechanical tension)、**肌肉損傷** (muscle damage) 與**代謝壓力** (metabolic stress)(15)。雖然多數研究均證實這些機制有助於增加肌肉蛋白的合成代謝，然而不同機制個別的影響程度仍尚待釐清，彼此間是否協同作用或者在超出特定閾值後便沒有額外效果等議題也尚未有定論 (26)。下面會探討各項機制背後的原理，以及對於肌肥大適應所能造成的影響。

1. **機械張力**：阻力訓練動作施加於肌肉組織的壓力或張力，基本上被認為是影響肌肉發展最重要的因子之一。舉起負荷所需產生的力量，會刺激並干擾目標肌群肌纖維組織細胞的完整性，造成所謂**機械傳導** (mechanotransduction) 的生理現象。簡單來說，機械傳導是由位於肌膜上的受器偵測肌肉受到的機械性外力，並將其轉化為化學訊號的過程。如同前面的說明，這一連串由各種內分泌激素構成的訊號傳遞鏈，最終會促進肌肉蛋白的合成並使肌肉成長。過去研究也已證實體內許多影響合成與分解代謝反應通道的運作模式，兩種反應彼此間的消長與拉鋸最終會影響肌肉發展的結果。

   如果按照上面對於機械張力的描述，直觀上可能會出現當訓練負荷越大增肌效果越好的想法，畢竟舉起更重的負荷就代表能讓肌肉承受更高的張力與刺激，對吧？

   然而實際情況卻未必如此！

   近期相關的研究結果指出，在一定程度的負荷範圍內，使用大重量與輕重量訓練所能達到的增肌效果其實差距並不顯著 (20)，雖然實際的原因還在推測階段，但目前相對合理的解釋認為，這個情況主要與機械張力會隨著肌肉接近力竭而提升有關。舉例來說，當你使用可以完成 20 下反覆的重量進行二頭彎舉訓練 (也就是 20RM) 時，最初的幾下反覆通常可以輕鬆完成，也代表在這個階段肌肉所受到的張力其實相對較低，然而隨著彎舉次數的累積，肌肉受到的張力也會隨之提

升，每下彎舉動作也會變得更加吃力，到接近力竭的最後幾下反覆時，肌肉所承受的機械張力其實已經與最初有非常大的差距。

因此，下一個值得探究的議題就是能使用到多輕的訓練負荷而不會影響增肌的效果。研究指出，在上肢與下肢的訓練動作中，使用 40%1RM 的負荷反覆至力竭，與使用 80%1RM 負荷訓練的肌肉成長效果其實非常相近，

然而，當訓練負荷低於 20%1RM 時，整體肌肉成長的效果便會受到影響 (8)，代表即便都是以反覆到力竭的方式訓練，機械張力對於肌肥大的效益仍然存在最低訓練負荷的限制。同時，在研究中使用 20%1RM 的受試者，每組動作平均至少都完成了 60 下以上的反覆次數，這個數量基本上也遠大於多數人平常訓練內容所編排的反覆次數，因此在實務應用考量上，過低的訓練負荷也會影響整體訓練的時間與節奏。

2. **肌肉損傷：** 基本上只要有從事過阻力訓練的人，一定會有在訓練後隔天感到肌肉痠痛的經驗，這種現象也就是所謂的**延遲性肌肉痠痛** (delayed-onset muscle soreness，簡稱 DOMS)，一般來說會在高強度訓練後的 24 小時左右開始出現痠痛感，並在訓練後的二到三天達到高峰。DOMS 是由訓練時局部的肌肉損傷所引發，主要包含目標肌群中收縮蛋白以及表層細胞膜 (例如**肌膜** sarcolemma) 上的細微撕裂 (有關造成 DOMS 的原理機轉可以參考第六章「造成訓練後肌肉痠痛的原因？」中的詳細內容)，然而與多數人認知不同的是，這種局部細微的損傷某種程度上卻有助於肌肉發展的成效 (16)。

肌肉損傷所誘發的反應，基本上可以類比為感染所導致的急性發炎反應。當人體受到傷害時免疫細胞 (嗜中性球與巨噬細胞等) 會經由血液匯集到受損組織處，移除破損細胞與代謝廢物並維持受損處的組織結構，過程中身體會釋放**細胞激素** (cytokine) 的訊號分子，來活化有助於組織修復與肌肉發展的生長因子。因此基於這一連串複雜的流

程，我們可以想見訓練後肌肉細微損傷所導致的局部發炎反應(也就是 DOMS 的成因)，某種程度上也能夠誘發後續生長因子的參與，幫助肌肉組織修復並變得更加強壯以應對未來相同強度的挑戰。

也就是說，訓練後的痠痛感絕對不是造就肌肉發展必備的先決條件，因為你的肌肉、結締組織與免疫系統會在經歷過每次高強度的訓練後，逐步提高應對肌纖維細微損傷的恢復效率，這種現象也稱作**重複訓練效應** (repeated bout effect，同樣也屬於身體適應)(10)，同時生理系統與結構的適應變化也會逐漸降低肌肉的痠痛感受。簡單來說，即使每次訓練都會造成一定程度上的肌纖維損傷，但只要你越能規律地從事高強度訓練，身體對於痠痛的耐受度與恢復能力也會隨之提升，這也是為何許多頂尖健美運動員即便在訓練的巔峰期也很少有明顯的肌肉痠痛感，同時也告訴我們為何不能以 DOMS 的反應程度來判斷訓練品質。

此外過度的痠痛感受也可能對肌肉發展造成負面影響，如果你的痠痛感強烈到影響坐下或抬手等簡單動作，則代表肌肉損傷的程度已經超出身體正常恢復的速率，同時也會影響接下來的訓練品質，肌肉成長的效果也會大打折扣。因此，可以合理推斷肌肉損傷的程度，對於肌肥大的效果存在有特定合適的「甜蜜點」，在這個範圍內的損傷有助於肌肉往正向發展，反之過多的損傷則會影響肌肥大的適應效果，當然有關肌肉損傷這個假說對於整體肌肉發展重要性的佔比，仍有待更進一步的研究釐清。

3. **代謝壓力**：運動引發的代謝壓力，或許可以說是影響肌肉發展機制中最耐人尋味的一環。過去研究曾發現健康男性下肢以石膏固定後，日常活動對於腿部近端的壓迫會引發相當強度的代謝壓力，但即使在運動量減低的情況下，這些代謝壓力仍有助於減緩肌肉流失的速率(5)。此外也有研究顯示，藉由**血流阻斷** (blood flow restriction, BRF) 配合低負荷的阻力訓練，即便該負荷大小遠低於正常肌肥大適

應所需的訓練強度，透過血流限制所提高的代謝壓力，仍有助於個案在低負荷訓練下達到肌肉成長的效果 (9)。

因此可想而知，代謝壓力之所以對於肌肉成長有所幫助，背後的原因一定與組織代謝後產生的代謝物質有關，研究顯示這些代謝分子 (包含乳酸、氫離子或無機磷化物等) 某種程度上會間接參與細胞訊號傳遞的調節 (26)。一般來說，代謝壓力會在從事中高反覆次數的訓練中提升，例如你在一組連續 15 下反覆動作的訓練中所感受到的肌肉燒灼感，主要就是因為局部代謝物快速累積所導致 (例如乳酸堆積)。

其中也有部分科學家相信，因為代謝壓力所產生的合成反應與肌肉組織細胞內的水分增加有一定程度的關聯性，這種現象也稱作**細胞腫脹** (cell swelling)。研究發現細胞腫脹有助於提升肌肉蛋白合成同時降低分解速率 (7)，關於細胞腫脹與蛋白合成間的機制尚未有統一定論，但普遍認為可能與人體的**自我保護機制** (self-preservation) 有關。

當訓練導致代謝物濃度上升進而使肌肉充血，細胞中的水分增加壓迫到細胞膜與外層組織結構，就如同充氣過飽的輪胎，為了避免這股壓力影響整體組織結構的完整性，肌纖維細胞會釋放促使蛋白合成加速的訊號分子，來強化整體組織結構，目標肌群會因此變得更強壯。

經過上面的說明，我們能夠理解機械張力、肌肉損傷與代謝壓力都並非完全獨立運作的生理機制，三者參與的程度會隨著訓練方式的不同而有所差異，甚至有很高的機會相互結合來提高肌肉發展的效益，也就是說，你並不需要刻意去考量如何將這些機制應用到自己的課表之中，只需要按照我們後續會討論的內容，因應個人目標安排適當的訓練參數，並確保維持規律訓練，自然便能在過程中充分發揮這些機制帶來的效益。

肌肉的受張力時間 (TUT)

過去有部分體適能訓練專家認為，以肌肥大為主的訓練對於目標肌群本身存在有最適當的**受張力時間** (time under tension, TUT)，簡單來說，

→ 接下頁

TUT 代表肌肉在一組反覆動作中持續收縮的時間長度，單組動作完成時間越久，TUT 也會隨之提升。雖然不同訓練理論派別對於 TUT 見解可能不盡相同，但大多認為有利於肌肥大的適合範圍約落在 30 至 60 秒間，儘管就定義而言，TUT 的概念看似合乎邏輯，但對我們來說真正重要的是背後是否有足夠的研究支持！

這裡筆者分享個人博士論文研究針對這項議題的有趣發現，研究內容主要比較健美式訓練（每項動作完成 3 組每組 10 下）與爆發力訓練（每項動作完成 7 組每組 3 下）兩種處方編排邏輯在肌肥大適應效果上的差異。其中爆發力組每項動作會採取較多組數來確保與健美組有相同的總作功量 (18)，結果顯示在八週訓練介入後，兩組在肌肥大適應的成長表現並沒有顯著差異。

接下來就是探討 TUT 最有趣的部分，研究中爆發力組每組動作的 TUT 明顯少於健美訓練組，但從結果來看，卻並不符合前面提過每組動作持續時間越長效果越好的概念，然而爆發力組在每次訓練基本上都完成接近健美組兩倍的訓練組數，因此兩組在每項動作的 TUT 總合其實並沒有太大差異，也就是說 TUT 的概念比起以單組動作持續時間為單位，或許更適合以當日訓練內容的總和作為比較基準（或者依照訓練頻率規劃擴大到以當週訓練量為基準）。

為了證實這個說法，我們又進行了後續的研究。同樣比較健美組與爆發力組兩種訓練模式，但這次兩大組別每項動作均以完成三組為目標，因此健美組的 TUT 總和便會遠高於爆發力組的 TUT 總和，在經過八週訓練介入後，健美組所呈現的肌肥大效果也顯著優於爆發力組的成果。

雖然單從上述兩個研究的關聯性尚未能證實明確的因果關係，但透過兩者的比對，某種程度上也能夠說明以每次訓練量總和為基準來討論 TUT (per-session TUT)，更能反映出肌肥大適應效果的差異。

此外動作執行的節奏本身也會影響 TUT 的變化，如果在同樣的動作

→ 接下頁

範圍下以相對較慢的速度舉起負荷，勢必會增加整組動作 TUT 的長度，因此按照前面對於 TUT 的定義，我們可以預期如果採取較慢的向心收縮節奏或許會有更好的肌肥大效果。然而在過去採取相同訓練量進行比對的研究中，並沒有得到足以證實上述假設的證據 (19)，而且在實際情況下，過慢的向心收縮節奏反而有可能對肌肉成長造成負面影響（請參考第二章第 38 頁**極慢速訓練**的內容）。除此之外，在 TUT 的定義中並沒有明確區分向心與離心兩種收縮階段的差異，然而在第二章所討論的相關研究中也證實兩種收縮階段在不同動作節奏下，對肌肉發展會產生不同的訓練效果，因此如果以單一數值計算 TUT 而沒有考量實際執行節奏與各階段的時間佔比，反而更容易產生誤解。

　　總結：目前對於適當 TUT 長度與肌肥大效果間的探討過於簡化，同時也缺乏足夠的研究實證，因此更建議將焦點集中在總體訓練量的評估（會在第二章詳述），如果能確實做好訓練量的規劃與監控，基本上自然能夠達到原本計算 TUT 所預期的效果。

召集衛星細胞

肌肉成長的效率基本上與人體合成蛋白質的能力密不可分，因此相關的合成機制必須都能在適當的環境與時機下製造足夠的肌肉蛋白，而人體最關鍵的蛋白合成機制就是發生在細胞核中。

　　有別於人體其他組織多數由單核細胞所構成，構成肌肉組織的骨骼肌細胞屬於多核細胞，也就是在單一肌細胞中含有數十到數百不等的細胞核，這個特性對於肌肉組織來說非常關鍵。體內多數其他類型的細胞通常只會有固定的大小也不具備改變尺寸的能力，然而如同前面所述，肌肉需要透過成長變強才能適應外界的壓力，因此肌細胞本身必須具備強大的合成代謝能力。如果以工廠為例，當廠內只有一條產線時，整體的產能就非常有限，但只要設法在同一個工廠內增加更多產線，整體的產能就能夠以倍數成長。

然而回到肌肉上，問題並非那麼單純！

回顧前面提過人體體內的各種生理機制，會在避免過度浪費的前提下以最低限度的能量去維持體內各種反應的恆定狀態，同樣地，肌細胞也會保持足以維持當下蛋白合成所需的細胞核數量。那麼，當個案開始介入阻力訓練，對於蛋白合成與細胞核數量的需求瞬間提高時，人體會產生什麼反應？這裡就必須介紹本節的主角也就是**衛星細胞** (satellite cells)。

衛星細胞基本上等同於肌肉組織的幹細胞，這些尚未特化的細胞平常散佈於肌纖維表面並維持休眠狀態，唯有在激烈運動、肌纖維損傷或兩個條件同時產生時被激活，一旦衛星細胞受到刺激活化後，便會立刻分裂增殖並特化**為成肌細胞**，接著與肌纖維融合提供肌肉組織修復與後續成長所需的前驅物質。其中更重要的是，特化後的衛星細胞會貢獻出細胞核來協助提升蛋白合成的效率，以利後續肌肉組織的成長 (2,12)。科學家也相信人體肌肉在發展到一定程度後，更進一步的成長勢必得依賴衛星細胞的輔助 (1)。

我們可以從一篇來自阿拉巴馬大學的研究來了解，在追求肌肉發展極限的過程中，衛星細胞所扮演的重要性。該研究針對 66 名男性介入為期 16 週以股四頭肌為目標肌群的阻力訓練 (14)，在訓練結束後，依照股四頭肌肌肉發展程度將受試者分為三個不同級距類別，分別是：

高度發展組 (平均肌肉尺寸增加 58%)

中度發展組 (平均肌肉尺寸增加 28%)

無變化組 (肌肉尺寸無顯著差異)

在所有受試者中約有半數屬於中度發展組；高度發展組佔總人數的 25%，而其餘受試者則沒有顯著變化。經過進一步分析後發現，造成差異背後的原因可能與個案衛星細胞的活化程度有關。相較於無變化組，高度與中度發展組的受試者均呈現出較高的衛星細胞活性 (分別是 23 與 19%)。這項觀察結果顯示出衛星細胞是肌肉發展過程中重要的限制因子，同時增加衛星細胞活性可以更有效地刺激肌肉成長。

與肌肉成長相關的內分泌激素

體內許多內分泌腺體會產出激素 (賀爾蒙)，並藉由血液循環送往目標組織來調節對應的生理機制。在眾多的內分泌激素中有幾種激素與蛋白合成和肌肉成長息息相關，其中最廣為討論的三種激素分別為**睪固酮** (Testosterone)、**類胰島素生長因子 -1** (Insulin-like growth factor-1) 以及**生長激素** (Growth hormone)。

1. **睪固酮：**睪固酮被最多人視為是肌肉生長最關鍵的激素，具備多種促進肌肉成長的反應途徑。首先，睪固酮能夠直接增加肌肉蛋白合成並同時抑制分解速率 (24,27)，此外還能夠活化衛星細胞促進肌肉修復與成長 (4,22)，最後睪固酮也會間接刺激許多促進合成代謝的激素分泌來匯聚更多游離蛋白 (21)。雖然這些合成反映在沒有運動的情況下也會自然產生，但透過阻力訓練可以更有效地提升體內的睪固酮濃度。男性的睪固酮主要由睪丸合成分泌，但女性只能合成少部份非常有限的睪固酮，這也是女性在增加肌肉量上相對困難的主要原因。

2. **類胰島素生長因子 -1：**在肌肉發展激素中除了最廣為人知的睪固酮外，類胰島素生長因子 -1 (IGF-1) 也是在訓練誘發的肌肥大適應中不可或缺的要角。如同這個激素的名稱 IGF-1 擁有與胰島素相似的分子結構，人體中存在有一系列 IGF 的相關激素，這些激素主要受到**生長激素** (growth hormone, GH) 刺激並在肝臟中合成，釋放到肌肉等目標組織中幫助提高合成代謝速率 (23)。

   除此之外，另一種由肌肉特化並透過肌肉收縮來刺激活化的生長因子，稱作**機械生長因子** (mechano growth factor, MGF)，被認為與肌肉適應的產生有極高的關聯性，由於 MGF 主要由該部位的肌肉自行合成而非透過血液運送，因此嚴格來說並不算是典型的內分泌激素，而有關 MGF 的運作原理會在接下來第 13 頁有關**肌肉激素** (myokine) 的內容中進一步說明。

3. 生長激素：即便被稱作生長激素 (GH)，但它在促進合成代謝的表現上其實並不像 IGF-1 或睪固酮般顯著，其主要功能在於負責調節分配人體各項與生長發育相關的生理機制，同時也包含提高脂肪作為能源的使用佔比，以及增加細胞對於胺基酸運用並參與蛋白合成反應。

　　與多數人想像不同的是，相較於促進肌肉成長，生長激素對於減少體脂肪有更關鍵的影響力，此外前面提過 IGF-1 在肝臟的合成也是透過生長激素進行調控 (25)，除了能夠提高 IGF-1 的濃度外也會促進 MGF 的合成，再加上後續 IGF-1 對於運動誘發肌肥大適應的重要性，就能夠明白生長激素對於整體肌肉量成長相關的生理機轉來說，絕對是不可或缺的一環。

即便各位讀者不是運科專家，也能從觀察經驗來理解內分泌激素對於肌肉發展的重要性，只要比較現役職業等級健美運動員與一般自然健體愛好者的體態差異，就能看出合成賀爾蒙對於最終肌肉尺寸大小的影響力。實際上，對於真的採用同化類固醇週期的人，在結束後數週內增重 20-30 磅 (10-14 公斤) 也並不稀奇，單就結果來說確實比自然增肌的訓練方式更有效率。

　　然而有趣的是，研究也發現透過高強度的阻力訓練可以使合成賀爾蒙的濃度在訓練後快速提升，在某些情況下，特定幾種合成激素甚至可以有超出安靜值數倍的成長，因此，依照這個結果將最容易誘發合成賀爾蒙提升的訓練方式納入考量，似乎就是對肌肉發展最有利的作法，對吧？

　　但實際上並沒有那麼單純！

　　多數頂尖的職業健美選手都會配合一定程度的增補劑與藥物輔助，藉由服用相對高劑量的合成賀爾蒙，來讓體內與合成代謝相關的激素隨時處於高濃度狀態，然而經由阻力訓練誘發的賀爾蒙提升反應，通常只會在訓練後一到兩個小時內維持短暫的高峰。因此前後兩者在賀爾蒙作用時間上的差距就非常顯著，而最終肌肉發展的效率與成果也完全不同。

　　過去有許多針對**賀爾蒙假說** (hormone hypothesis) 的研究都曾提出，運動後的合成激素濃度提升是肌肉成長的主要原因，然而其中多數研究結果均

未能證實運動後，短時間合成激素濃度的波動與肌肥大的適應有明確的關聯性 (17)。換句話說，運動後的賀爾蒙濃度變化仍有可能透過提高肌纖維細胞上雄性激素相關受器的敏感度，來增加睪固酮參與合成代謝反應的效益，對於整體肌肉發展仍保有一定程度的幫助 (11)。

但儘管如此，訓練介入對於長期賀爾蒙濃度改變的相關證明仍非常有限，因此這些研究結果通常都不建議刻意將改變賀爾蒙濃度的考量納入訓練編排中，在探究肌肥大適應原理的同時，也應該從更全面的角度去構思實際可行的規劃方式。

肌肉激素相關因子

經過上述的討論，我們知道自然情況下訓練所導致的賀爾蒙變化，並不是造就肌肉合成的主力。這裡就必須接著介紹許多經過研究可能與肌肉發展相關的重要因子，這類物質一般稱作**肌肉激素** (myokines)，是由肌肉細胞在受到特定條件刺激時 (例如前面提過的機械張力、代謝壓力與肌肉損傷) 所分泌的細胞激素。各種類型的肌肉激素在肌肉發展過程中均扮演不同功能的角色，協助完成細胞間的化學訊號傳遞、衛星細胞活化以及其他合成代謝相關的反應。

回顧前面說明的內容，在 IGF 相關類型的激素中，**MGF** (機械生長因子) 是被認為與運動誘發肌肥大適應相關性最高的激素，研究發現活化後的 MGF 可以從許多不同途徑來促進肌肉成長，包含提高肌肉蛋白合成率、活化衛星細胞與增加肌肉內鈣離子濃度等 (3)。研究也指出，MGF 的濃度變化對於肌肉損傷最為敏感，此外代謝壓力的提升也會增加 MGF 的釋放。

除了 MGF 之外，**介白素** (interleukins, 簡稱 ILs) 也是在肌肉發展中常被討論的細胞激素。ILs 基本上是由一系列抗發炎的細胞因子所組成，其中有幾種類型的 ILs 被證實存在於肌肉組織，並且會參與肌肉發展相關的反應機制。雖然過去研究發現高水平濃度的 IL 長期下來會影響體內的分解代謝率，然而由運動誘發短時間的濃度提升反應，卻有助於肌肥大適應產生，研

究也發現在進行阻力訓練時，介白素系列中的 IL-15 濃度會顯著提升，推測該激素與肌肉成長有相當程度的關聯性。

許多其他類型的細胞激素包含**肝細胞成長因子**（hepato growth factor）、**纖維母細胞成長因子**（fibroblast growth factor）與**白血病抑制因子**（leukemia inhibitory factor）等，在過去研究中也都被證實與肌肉成長機制有所關聯。基於上述各類型激素作用與訓練誘發反應的差異，肌肉激素的參與，基本上對於整體肌肉發展可以產生協同作用的效果。

此外，也有部分類型的肌肉激素會增加肌肉組織的分解代謝，其中最常見的例子就是**肌肉生長抑制素**（myostain），該激素在肌肉組織中的運作會影響合成代謝反應，以及衛星細胞的功能，導致肌肉成長速率趨緩 (6)，最有名的例子是一種叫做**比利時藍牛**（Belgian Blue）的動物，該品種的牛隻由於先天在肌肉生長抑制素相關基因的突變，導致其無法正常分泌足夠的肌肉激素，因此牛隻的肌肉外型異常強壯，甚至被譽為是牛界的阿諾史瓦辛格。而回到人體上，在進行阻力訓練時除了會增加合成相關肌肉激素的濃度外，同時也會降低肌肉生長抑制素與其他分解代謝激素的分泌，使體內恆定趨向有利於肌肉合成的發展環境。

總結

經過本節的討論，我們可以知道影響肌肉發展的機制非常繁複，在組織細胞間也包含許多錯綜複雜的訊號傳遞途徑，肌肉成長過程也必須透過衛星細胞活化以及各種合成賀爾蒙與肌肉激素的參與來完成。

為了有效發揮上述因子，則必須藉由適當的訓練編排，讓肌肉能夠從機械張力、肌肉損傷與代謝壓力三個面向均獲得足夠刺激，進而讓神經系統與目標肌群都能產生正向的適應結果，我們在第二章會繼續探討訓練規劃的詳細內容。

M.A.X.極限週期化訓練

增肌的過程毫無疑問需要持之以恆地努力訓練，為了能讓肌肉有效持續成長，必須不斷給予身體超出當下能力的挑戰 (有關超負荷原則的內容可以回顧第一章的說明)。在開始訓練前最容易被看輕或忽略的重要步驟就是擬定適合的訓練規劃，正如俗話說「凡事豫則立，不豫則廢。」

就運動訓練方面來說，事前規劃的重要性更是不在話下。

讀者可以試想當你要移動到某個陌生地點時，一般會透過地圖來找到目的地與適合的移動方式，如果不那麼做就有很高的機會迷失方向，運氣好的時候最多繞個遠路，然而最慘的情況也有可能永遠到不了，而這個簡單的邏輯卻是許多人在從事運動訓練時常犯的錯誤。在健身房中總會有人在器材間游移漫無目的地想著：「現在要練什麼呢？」然而這種不確定性卻是訓練中的大忌，為了盡可能發揮個人先天優勢與潛能，讀者必須依照個人目標規劃適合的訓練處方，所有的動作與對應的訓練量都必須有明確的週期目標，並確保自己能按照計劃規律執行並完成所有內容。

而安排個人化訓練內容最主要的核心概念，就是為了依循訓練的**特殊性原則** (principle of specificity)，該原則說明訓練的適應成果會與訓練動作的選擇與執行方式有特定的關聯性，例如當個案採取每日慢跑兩小時的規律訓練，長期下來自然會提升有氧耐力表現，肌肉組織中的粒線體密度以及各種有氧代謝相關酵素的濃度也會隨之提升。相對地，如果個案規律從事高強度的阻力訓練，在神經系統徵召、力量輸出與肌肉外型尺寸上便會產生正向的適應結果。

★**重點：**無論你的訓練目標為何，都必須盡可能針對目標採取足以產生最佳適應結果的訓練方式。

然而訓練規劃本身並非只是編排一套毫無變化的動作流程，對於許多從事阻力訓練的人來說，最常見的錯誤便是反覆執行一成不變的訓練內容，即便該流程的內容有多完善，身體終究會在一定時間的訓練週期後完全習慣而無法再產生進一步的適應，

而過於單一的訓練也容易使人感到乏味，嚴重時甚至會導致神經肌肉系統的疲乏而產生過度訓練的症狀，最終肌力與肌肥大的進展也會逐漸停滯陷入高原期，甚至反而出現退步情形，因此唯有採取漸進的方式持續給予身體足夠且適當有變化的訓練刺激，才能確保正向的適應持續產生。

理想的規劃方式

經過前面的說明，我們面臨的下一個問題就是，該如何規劃出能夠避免陷入高原期並持續帶來進步的訓練內容？最有效且長遠的方式就是採取**週期化訓練**（periodization），最早是由俄羅斯體能教練運用來幫助國家隊運動員準備奧運競賽，主要的作法是以系統性的方式控制各種訓練參數（反覆次數、組數或組間休息等），來幫助運動員在特定時間點能發揮最好的運動表現，換句話說，週期化的概念是以更系統且科學化的方式去解構並引導訓練的規劃，接下來就是關鍵的地方。

最早傳統的週期化訓練是以**線性週期**（linear periodization）的編排方式，通常會再進一步區分為**大週期**、**中週期**與**小週期**三種規模：大週期一般泛指年度的訓練規劃，時間範圍可以從數月到亞奧運等級的四年不等，大週期往下則是由兩個以上為期數週到數月不等的中週期所構成，接著再進一步細分為一到四週內不等的小週期，而每個小週期則是由複數個獨立的訓練日所組成。

傳統週期化模型經過進一步改良後，則形成現代廣為運用的**波動週期化模型**（undulating periodization），相較於傳統模型以數月到數年作為規劃單

位，波動週期化更強調以非線性的方式在更短的時間週期內去調整各個訓練變項，通常會以週間或不同訓練日間為基準做出波動變化。

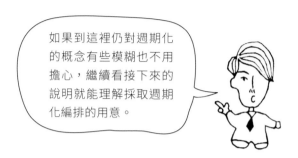

如果到這裡仍對週期化的概念有些模糊也不用擔心，繼續看接下來的說明就能理解採取週期化編排的用意。

週期化的核心概念最早立基於 1930 年代由澳洲科學家 Hans Selye 所提出的**一般適應症候群** (General adapation syndrome, 簡稱 GAS)，Selye 於研究過程中發現人體在面對壓力挑戰時會經歷三個反應階段：在面對外界新的壓力刺激來源時首先會進入**警覺階段** (alarm stage)，誘發最原始的戰或逃反應 (fight-or-flight reponse)，當壓力反覆出現時身體會接著進入**抵抗階段** (resistance stage)，以超補償的形式強化身體能力表現來應對壓力，然而當壓力持續存在超過一定時間時，身體無法繼續適應則會進入**衰竭階段** (exhaustion stage)，如果壓力始終存在，最後則會使身體能量消耗殆盡，無法正常維持生理機能導致過許多慢性症狀產生。

因此，如果將運動訓練視為一種壓力來源，便能將 GAS 的概念應用到訓練規劃上，首先必須設法安排足夠長度的訓練週期來誘發身體產生正向的適應反應 (也就是讓身體產生超補償並達到抵抗階段的頂點)。表現超補償到達新的巔峰時，再接著調整訓練內容提供下個階段的刺激來源，同時在整個波動週期中，高強度訓練與低強度訓練必須適當地交錯安排，來避免陷入衰竭階段產生過度訓練的情況。

然而，在實務上執行週期化訓練時，偶爾讓表現狀態稍微延伸到一小部分的衰竭階段，其實反而對後續適應反應有所幫助，這也就是所謂的**功能性超量訓練** (functional overreaching)。研究發現短時間的超量訓練有助於提升整體表現超補償回復的能力，進而提升整體肌肉發展的成效，而為了確保

正向(功能性)的適應產生,必須適當限縮超量訓練的時間,一般會在數週內完成,如果超量訓練的時間過長,便有可能導致其他非功能性的症狀反應,增加過度訓練的潛在風險。

關於功能性超量訓練的安排,可以想像自己走在懸崖邊欣賞美景,雖然越靠近邊緣的視野越好,然而一旦超出邊界則會導致嚴重的後果。同樣地,回到訓練中就必須盡可能在不造成過度訓練的前提下,讓身體產生最完整的適應效果,雖然在實務上超量訓練的界線並不容易掌握,但只要有任何疑慮,寧可保持相對謹慎的態度重新評估訓練內容。

在此必須強調一個重點:週期化代表的是訓練編排的觀念,而不是指特定的某種訓練內容,可以視為一種隨時間變化的編排架構。設計週期化課表的過程並不一定非得遵守傳統的訓練準則,也不需要刻意讓內容過於繁複,重點在於調整各種訓練變項來給予適當的強度刺激,幫助個案產生正向的表現適應,並持續朝長期的訓練目標邁進。實務上的規劃方式在某種程度上也是科學與藝術的結合,因此包含本書範例在內的所有週期化內容都並非制式的訓練課表,相對地,讀者可以將這些範例內容作為編排樣板,並因應個人的目標與需求擬訂訓練計畫。

極限增肌計畫:週期化應用方式

本書提供的極限增肌計畫是一套為期六個月的週期化訓練內容,透過訓練幫助讀者完整發揮肌肉潛能的極限,編排方式基本上混合了線性與波動性的週期化模型,首先依照線性模型的概念將計畫分為三個中週期,包含**極限肌力期**、**極限代謝期**以及**極限肌肥大期**。

在波動性模型的部分則是採用了**區塊週期模組**(block periodization)的概念,基本上會以半週為單位調整各個訓練變項間的組成,只要確實執行計畫內容,就能幫助讀者在六個月訓練完成後達到肌肉表現狀態的第一個「高峰」。接下來繼續討論在週期化編排過程中會反覆調整的各個訓練變項內容。

訓練量

許多研究均證實適當的訓練量是肌肥大適應的主要推力，部分體適能研究更認為在訓練誘發的肌肉成長變項中，訓練量的調控是最為重要的一環 (5)。

簡單來說，訓練量代表個案在單位時段內所完成的運動總量 (例如以單週訓練量為計算單位)，可以有幾種常見的計算方式：

- **訓練總組數** (set volume) 是研究與實務上最常使用的記錄方式之一，代表特定動作完成的組數總量。
- **反覆總次數** (repetition volume) 代表特定動作完成的所有反覆次數總量。
- **訓練總負荷量** (load volume) 計算方式為該特定動作反覆總次數、組數以及所使用對應負荷的乘積，屬於相對進階的訓練量記錄方式。

然而即便從定義來看，訓練總負荷量能夠反映出動作的總作功量，但過去研究對於總負荷量與肌肥大間的關聯性尚未有明確定論，因此本書在此還是會採用相對簡易明瞭的訓練總組數來探討訓練量的議題，同時也更符合多數研究與健美訓練領域慣用的訓練量記錄方式。

早期在 1940 年代最具代表性的 DeLorme-Watkins 準則，便是採取每項動作完成三組十下並搭配漸進負荷的訓練方式，此準則數十年來被視為是執行阻力訓練的基礎，直到 1970 年代初期才開始有健身體適能領域的專家試圖挑戰傳統多組訓練的準則。

知名健身器材品牌 Nautilus 的創辦人 Arthur Jones 被認為是最早提出單組訓練便能夠有效刺激肌肉成長的代表性人物，Jones 認為只要當肌肉反覆至力竭後再多的組數都不會有額外效果，甚至有可能阻礙肌肉發展，這個概念衍生出後來被 Mike Mentzer 與 Ellington Darden 等業界名宿所推崇的**高強度訓練法** (high-intensity training, 簡稱 HIT，請特別留意避免與第十二章討論的**高強度間歇訓練** (high-intensity interval training) 產生混淆)，時至今日也仍有不少重訓族群習慣採用高強度訓練法的編排概念。

那 HIT 的訓練是否真的有效？答案當然是肯定的，只要能夠確實完成計畫內容，HIT 的訓練方式也足以幫助個案提升肌力與肌肉量。對於作息繁忙的人來說，HIT 的訓練方式更是替代多組訓練最有效的選擇之一，因此筆者也可以直接講明，即便採取低訓練量的作法，只要強度拿捏得宜還是能夠達到一定程度的增肌效果。

但無論如何不可否認的是，為了發揮人體肌肉發展的潛能，訓練量的安排絕對是最關鍵的要素之一。過去針對高訓練量與低訓練量兩者增肌效果比對的回顧性研究顯示，相同肌群在每週訓練量累計 10 組以上的組別，比起每週累計訓練量在 5 組以下的組別增加了接近兩倍百分比的肌肉量 (18)，根據這個結果可以推斷以肌肥大為主要目標的訓練規劃，採取每個肌群每週 10 組以上的訓練量可能是相對有效的編排方式。

此外，近期研究也發現不同個案對於訓練量變化的適應也會有所差異，某些人適合相對較低的訓練組數，而其他人則可能在高組數訓練下有更好的增肌效果 (10)，這項發現也再次強調了個別化訓練編排的必要性。

那麼讀者下一個提問就會是：我該如何編排適合自己的訓練量？筆者認為初學者可以從基本建議訓練組數範圍的下限開始嘗試，再依照身體反應狀態作出調整，雖然在編排時不得不考量到訓練量與肌肥大效果間會因為所謂的**劑量反應關係** (dose-response relationship) 而呈現出倒 U 型的關係曲線 (類似藥理學中的激效作用 hormesis)，代表過高的訓練組數反而有可能妨礙肌肉的發展，因此要將研究結果應用到實務訓練時，每個人都一定會經歷一段反覆試誤與修正的過程。

然而回到實務面，在相對較短的時間內採取較高的訓練量其實也有合理的優勢，因為人體本身具備一定程度的耐受性，可以承受甚至對抗短時間內的高強度壓力，但如果壓力持續存在超過一定時間，終究會超出人體適應能力的範圍而導致負面的影響，因此在相同週期中，以漸進的方式從較低的訓練量 (例如每週每個肌肉群累計訓練 10 組) 逐步提升到高訓練量 (例如每週每個肌肉群累計訓練 20 組)，對於達到功能性超量訓練的狀態會更有幫助，也就是設法在避免陷入過度訓練的前提下，盡可能徹底發揮肌肉的潛能。

　　而另一個值得注意的重點是：過度訓練是指承受超出個案適應負荷高牆的運動，所引發全身性的症狀反應 (詳見第 26 頁「了解過度訓練的成因」專欄)，而不是針對任何特定肌群。

　　讀者可以將訓練量安排想像成自己在規劃財務預算，當你知道在這段時間可以花多少錢，就在這個範圍內按照自己的意願去消費，如果選擇購買一台佔掉一半預算的新車，就必須意識到用在房租和飲食的開銷會受到更多限制，而訓練量的規劃也適用相同的邏輯。雖然前面內容都以每週每個肌群的累計組數來描述訓練量多寡，但這種說法可能會誤導部分讀者認為所有肌群都需要相同的訓練量，而實際上不同肌群對於訓練產生的適應表現通常都有所差異，也因此更需要依照個人需求與個別肌群的反應來分配適當的訓練量。

　　舉例來說，在這個週期中全身主要大肌群規劃的總訓練量為每週完成 100 組，其中胸部肌群與背部肌群每週個別完成 15 組的訓練量，但假設個案本身背部肌群比起胸部肌群的發展進度較為緩慢，便可以考慮將背部肌群的訓練量拉高到每週 25 組，同時胸部肌群調降為每週 5 組，並依照相同的概念去平衡各大肌群的發展進度，有效分配個人適合的訓練量同時也降低發生過度訓練的風險。

　　此外，在平衡訓練量時也必須將動作中輔助肌群受到的訓練刺激納入考量，尤其在以上下肢為主的動作中更是如此，例如在多關節動作的划船、滑輪下拉與胸推中，做為輔助肌群的肱二頭肌與肱三頭肌都會受到相當程度的收縮刺激；同樣地在下肢訓練動作常見的深蹲與前後分腿蹲中，腿後肌群與小腿後側肌群也都會參與收縮；此外在任何需要軀幹穩定的動作中，也都需要腹部與核心肌群維持靜態穩定地收縮；甚至在包含肩關節伸展 (例如俯身划船) 或屈曲 (例如前平舉) 的動作中，也都分別需要胸部肌群胸骨端與鎖骨端的參與輔助。

　　經過上面的說明，我們知道輔助肌群的參與也必須納入訓練規劃考量，但由於相關的研究尚未有明確定論，因此該如何計算輔助肌群的訓練量就會是下一個需要討論的議題。這裡提供一個相對簡單合理的計算方式，在上肢多

關節動作中將肱二頭肌與肱三頭肌的參與以半組為單位納入計算；在下肢多關節動作中將腿後肌群與小腿後側肌群的參與以四分之一組為單位來計算，再依照計算後的結果去調整這些輔助肌群在各自主要單關節動作中的訓練組數。而針對其他參與比例較低的部分肌群（例如後三角肌、上胸肌或下胸肌等），基本上並不需要另外考量作為輔助肌肉所參與的訓練量。

接下來，不同訓練動作所導致的疲勞程度也是訓練量規劃必須考量的關鍵之一。一般而言，相較於多關節動作，執行單關節動作的費力程度通常相對較低，因此即便採取較高訓練量也不至於導致過度的全身性疲勞，例如在站姿肩推（多關節動作）與啞鈴側平舉（單關節動作）兩個肩部訓練動作中，後者誘發的疲勞程度相對較低也因此可以安排更多的訓練量。同樣地，相較於自由重量訓練，執行固定式機台動作的疲勞程度也相對較低，個案也能夠完成較多的訓練組數。

回到本書提供的極限增肌的週期化內容，是依循系統性與漸進的方式由低到高來提升訓練量，這樣的操作趨勢在極限肌肥大期最為顯著，透過每個子階段逐步提升訓練量來達到整體區塊超量訓練的刺激，藉此誘發更顯著肌肥大適應的超補償效果，只要讀者能依照上述作法配合個人反應來調整訓練量，整個階段對於神經肌肉系統的刺激，將能有效在訓練完成時幫助讀者達到肌肉發展的高峰。

訓練頻率

訓練頻率通常可以從兩種不同觀點來描述，首先，訓練頻率可以代表特定時間範圍內從事訓練的次數，一般以次／週為基準單位；另一種在肌肥大規劃中較為常見的方式，則是計算特定肌群在某段時間範圍內受到訓練刺激的次數，通常也是以次／週為單位居多，這兩種描述方法彼此間存在一定程度的關聯性。

然而根據過去部分研究結果顯示，訓練頻率的變化對於肌肉成長效果的影響似乎差異不大 (20)，研究中每週訓練兩次的肌群似乎相較於每週只訓練一

次的肌群只有增加些許的肌肉量，也因此對於調整訓練頻率在實務應用上的效益有所保留。此外，研究也發現超過每週兩次以上的訓練頻率也並無法增加額外的正面效果。

但，上述這些發現其實存在關鍵限制的前提：基本上這些結果只適用於針對每個肌群採取相同訓練量的規劃方式。

研究也進一步指出，當訓練量有所變化時，增加每週針對個別肌群的訓練頻率將有更好的發展效益 (20)，這個情況在高組數訓練量的規劃中尤其顯著，儘管沒有明定出數量，但當個別肌群單次訓練的反覆組數在 10 組以上時，則會建議將該訓練量重新分配到不同的訓練日。舉例來說，在這週預定的股四頭肌訓練量為 20 組反覆動作，比起在單一訓練日內完成 20 組動作，採取每週兩次、每次 10 組反覆的方式會更為理想；同樣地，如果預定的數量是每週 30 組反覆動作，則建議個別分配 10 組到三個獨立的訓練日完成。

儘管訓練頻率與訓練量之間的關聯性尚未完全釐清，但可以推斷上述的這些結果可能與身體在單次訓練所能產生肌肉蛋白合成上限有關。回顧前面提過肌肉發展取決於蛋白合成分解的恆定狀態，要達到肌肥大的效果代表合成代謝的速率必須大於分解代謝，但如果在單次訓練量累計的刺激超過特定的閾值 (例如 10 組反覆次數) 時，額外的組數就無法繼續增加肌肉合成的效果，因此將較高的訓練量合理分散成數個訓練日來完成，相對來說會更有效率，長期下來也會提升整體肌肉發展的成效。

除此之外，讀者也必須注意！當單次訓練時間延長時，個案的努力程度、專注力甚至相關的免疫反應也都會受到影響。相信在多數人的經驗中也是如此，剛開始訓練時都能夠維持相對較高的投入程度，隨著訓練持續進行，專注力與體能也會逐漸消耗，進而影響到訓練後段的動作品質，因此才會建議將每次高強度訓練的時間控制在 60 至 90 分鐘以內來確保維持足夠的專注度。而當每週預定的訓練量較高時，便需要考慮增加訓練頻率讓訓練時間維持在上述的範圍內。

因此在進行訓練規劃時，訓練頻率可以(也應該)被視為一個輔助達成每週預定訓練量的變項選擇，一般來說維持每週三次的訓練頻率是確保最佳化肌肉發展的基礎門檻，單純依靠每週一到兩次的訓練，基本上難以達成刺激全身主要肌群所需的訓練量，換句話說，當預定完成的訓練量較高時，適當地增加訓練頻率能給予肌肉更完整的成長刺激，特別是針對需要強化的部分肌群，更適合提高每週訓練頻率來妥善分配訓練量，以避免在單次訓練中執行超過 10 組以上的反覆動作。

也有部分健身專業人員建議採取每週六到七天的頻率來分配訓練量，降低個別肌群在每次訓練所需完成的組數，而有關這種編排方式的效果在過去最著名的便是在挪威運動科學學校進行的某項研究計畫，一般稱作「挪威訓練頻率計畫」(Norwegian Frequency Project)，研究中將學校健力隊成員隨機分配成兩個組別，一組採用每週三次(非連續日)每次每項動作完成四組反覆組數；另一組則採取每週六次(連續日)每次每項動作兩組反覆的訓練方式，在完成 16 週的訓練後，每週訓練六次的組別肌肉量顯著提升，但每週訓練三次的組別肌肉量並沒有顯著差異。

雖然上述的研究結果乍看之下非常明確，但在將高頻訓練應用到實務規劃前仍必須再三考慮，首先這項研究最早是在 2012 年的研討會中以摘要的形式發布，在本書於 2012 年第一版推出前尚未刊載於任何具備同儕審查的期刊中，因此還無法詳細檢視其中的研究方法與結果間的關聯性。然而，筆者有機會從其中一名研究主導者得知該研究是以健力訓練為主要核心而非健美訓練，訓練動作也是採用典型的健力三項(深蹲、硬舉與胸推)，同時每組動作均在力竭前停止反覆，此外研究者也指出這種訓練編排是以運動員的肌力發展為主，相對地在肌肥大期則會針對個別肌群採取較低訓練頻率並搭配高反覆組數的訓練量，後者也更接近健美訓練的編排方式。值得注意的是，在近期兩篇架構設計相近的研究中顯示，高頻訓練對於肌肥大並沒有顯著效益，甚至有部分觀察證據顯示可能造成反效果 (4,14)。

因此，現代多數阻力訓練指引會建議針對同一目標肌群在兩次訓練間至少安排 48 小時以上的休息恢復，這樣的間隔也更接近實際肌肉合成修復所需

的時間。理論上如果在肌肉完全修復前就執行下次訓練，通常會使該肌群錯失進一步生長的機會，同時也會連帶影響該動作的其他參與肌群的進步，也就是所謂的**協同肌群** (synergisits)。例如在滑輪下拉或划船動作中會需要肘關節屈肌 (例如肱二頭肌) 的輔助；同樣地在推撐系列的動作中也會需要肘關節伸肌 (例如肱三頭肌) 的參與，當這些輔助肌群參與的比例越高時，訓練後也需要更多的恢復時間。

此外疲勞因素也是訓練規劃考量的要點之一，受訓練疲勞影響的範圍除了主要作功肌群外，也包含周邊輔助穩定的結締組織，在恢復不足的情況下也無法在後續的訓練發揮更好的表現，更不用說當身體能力受限時，整體的動作品質與肌肥大的效果自然也會大打折扣。

然而在所有實務應用中，任何規則都會有出現例外的時候，在某些情況下針對部分進度落後的肌群，採取較高的訓練量並壓縮到每週三次以下的頻率內完成反而會有所幫助，必要時甚至得安排連續的訓練日來強化對肌肉的刺激。當然讀者也不用過於擔心，只要將這類型強化的課表限縮在相對較短的週期內 (數週內)，基本上就能避免過度訓練的風險，如同前面提過人體對於短時間內的高強度壓力，能具備相當程度的耐受性與適應能力，關鍵仍在於如何拿捏適當的訓練強度與週期來幫助肌肉持續發展。

★**重點：**在週期規劃中務必確保當肌肉承受相對高強度的訓練後，必須安排充足的恢復時間。

個別肌群的訓練頻率某種程度上取決於讀者採用的訓練編排方式，可採用全身性訓練的作法，在單次訓練中完成所有主要肌群的動作內容；或者以分段訓練的方式將不同肌群進行分組，並安排在不同的訓練日分別執行。相較於分段訓練，全身性訓練的優勢在於所有肌群可以有更高頻率的訓練次數，適合應用在強化肌力適應與多關節自由重量動作表現的規劃中，因為技術含量較高的阻力訓練動作，更適合採取高頻訓練來增加學習適應的效果 (9)。

另外，當訓練量較低時，全身性訓練的模式對於肌肥大為主的訓練規劃也會有所幫助，但當訓練量較高時則更適合採用分段訓練的方式。相較於全身

性訓練，分段訓練更能有效分散較高的訓練量並確保訓練間能有充分的恢復時間。從肌肉發展機轉的觀點來看，分段訓練更能讓個別肌群承受更大的訓練負荷並產生更高的機械張力，同時訓練刺激時間的延長也會增加個別肌群的代謝壓力，而最重要的是分段訓練可以有許多不同肌群的組合變化，可以依照個人在這個週期預定的訓練目標與當下的能力進行適當的編排選擇。

在極限增肌計畫中會運用訓練頻率來妥善分配預定的目標訓練量，多數情況下每週會有三到四天的訓練日，但在極限肌肥大期的最後區塊則會採取每週六練的方式來提高訓練量，徹底發揮後續超補償的效益，在不同階段與週期區塊中會依照適合的訓練節奏，選擇全身性訓練或分段訓練的編排方式。

過度訓練的成因

過度訓練 (overtraining) 一詞更精確的描述是指所謂的**過度訓練症候群**（overtraining syndrome, 簡稱 OTS），是由不當訓練壓力導致的一系列症狀總和，常見於許多規律從事運動的族群。然而由於多數人對於過度訓練的理解相對有限，因此多半均未受到適當的鑑別診斷。

簡單來說，過度訓練的成因與長時間從事高強度的體能活動有關，然而實際上人體對於訓練的承受閾值通常因人而異，某些人可以承受相對較高的訓練量與負荷強度；相對地某些人則在較低強度的訓練中便出現相關症狀。此外營養補充、睡眠品質、內分泌狀態、肌纖維組成以及過往的訓練經驗，也都會影響身體對於訓練的適應與恢復能力，因此這些條件也都與過度訓練的形成有一定程度的關聯性。

過度訓練的症狀會以系統性的形式呈現，並影響全身各種生理機能的運作。整體來說會導致身體處於分解代謝的狀態，相關的分解代謝反應主要受到可體松濃度提升所影響（由腎上腺皮質分泌的壓力賀爾蒙），並從細胞層級干擾肌纖維蛋白的合成與修復功能，甚至會連帶影響其他合成代謝所需的激素分泌（例如睪固酮或 IGF-1），最終導致肌肉蛋白合成

→ 接下頁

速率下降，同時也加速了肌蛋白的分解效率。

除此之外，受過度訓練影響所導致體內**麩醯胺酸** (Glutamine) 的耗損，也會影響人體免疫系統的正常運作 (25)，麩醯胺酸是免疫細胞主要的能量來源，因此維持體內穩定的麩醯胺酸供給，是確保免疫系統正常運作的必要條件，然而當身體承受的訓練量過高時，體內的麩醯胺酸濃度便會急遽下降，同時若缺乏適當的休息與營養補給，就會影響免疫系統產生淋巴球、白血球與細胞激素等重要抗體的功能，最終會導致身體應對病毒或細菌感染的能力下滑，增加人體染病的風險。

下列是過度訓練症候群常見的相關症狀，如果同時符合以下數項，便有可能處於過度訓練的狀態，如果症狀沒有改善則建議暫時停止訓練，並確保充分睡眠與營養補給直到生心理狀態恢復正常：

- 安靜心跳提升
- 安靜血壓提升
- 運動表現下滑
- 食慾不振
- 訓練動機減低
- 傷病機率提升
- 出現流感症狀
- 情緒起伏變化大

部分健身專業人員更提出所謂**局部過度訓練** (localized overtraining) 的概念，係指由過高訓練量所導致的不適症狀只集中在局部肌群而沒有影響其他身體系統運作的情況，通常是由於局部肌群的訓練頻率過高，或在短時間內承受過高的訓練量或強度所導致，然而有關局部過度訓練的現象目前還處於推測階段，並沒有相關的研究文獻可以支持。

但可以確定的是，超過一定程度的訓練量只會對增肌造成反效果，只要該肌群達到單次合理訓練量的上限，再多的組數也無法產生更多效

→ 接下頁

益。此外，針對特定肌群採取過高的訓練量，也會提高其他軟組織受傷的風險，尤其在高負荷的訓練下更是如此。例如肱骨外上髁炎（網球肘）或髕骨股骨疼痛症候群（跑者膝）等惱人的慢性運動傷害，也都與特定部位承受過高的訓練量有關，然而局部過度訓練與真正的過度訓練症候群仍然有所不同，準確來說相對更接近**過度使用**（overuse）的概念。

訓練負荷

本書中使用的訓練負荷，會以個案在特定動作所能完成的反覆次數來表示，一般稱作**反覆範圍**（英文以 repetition range 或 rep range 來表示），通常可以分為三種級距：

- 低反覆範圍（1-5 下）
- 中反覆範圍（6-12 下）
- 高反覆範圍（15 下以上）

不同反覆範圍的訓練內容，所包含的能量系統與神經肌肉系統運用皆有所差異。

相關研究證實，採用低反覆範圍的訓練負荷對於提升肌力的效果最為顯著 [17]，從肌力被定義為肌肉輸出最大力量的能力來看，這樣的結果其實並不意外，雖然肌肉量的提升也會連帶改善肌力表現，但兩者並非完全等比的線性關係，因為肌力的提升同時也包含神經肌肉控制相關的要素，唯有透過足夠強度的負荷才能有效刺激神經肌肉連結的適應，這也是發展力量表現必備的訓練方式。

採取低反覆高負荷的組數會產生高強度的機械張力，在動作過程中會使肌肉受到強大的收縮刺激與神經徵召，由於低反覆組數的動作持續時間較為短暫，基本上會以磷化物系統作為主要的能量來源（也就是所謂的 ATP-PC 系統），再配合部分的無氧醣解系統的輔助，也因此在這類型的訓練中所產生的代謝壓力相對較低。

相對地，高反覆範圍的部分在過去研究被證實有利於提升局部肌肉肌耐力的適應發展 (也就是在非最大負荷的強度下所能完成的最大反覆次數)，在高反覆範圍組數的訓練中以無氧醣解系統作為主要的能量來源，因此會產生相當程度的代謝壓力，同時也因為較低的訓練負荷，使得剛開始反覆時的機械張力相對較低，直到反覆接近力竭時才會隨之提升。

接下來，每組完成 6-12 下的中反覆範圍則融合了高反覆與低反覆範圍的特性，雖然無法產生如大重量訓練般的高機械張力，但相對地也能在整組動作中維持中上程度的機械張力；同時也由於中反覆範圍的訓練更接近無氧醣解的能量系統，即便在有限的反覆次數下也能產生一定程度的代謝壓力。

多年來許多健美運動員與運動科學家都將中反覆範圍的組數奉為肌肥大訓練的圭臬，從研究角度來說，這樣的觀點主要與短期實驗中發現在中反覆範圍訓練後，合成賀爾蒙濃度提升有關，然而如同在第一章提過與賀爾蒙假說的相關研究中，普遍認為阻力訓練後短暫的賀爾蒙濃度提升，其實只能作為肌肉量增加的部分因素 (15)。

實際上真正完美的「肌肥大反覆範圍」並不存在，現代相關議題研究都已證實：在不同負重範圍下的訓練，其實都可以得到相近的肌肉成長效果 (17)。然而，即便採用高負荷或低負荷的訓練都能達到一定程度的增肌效果，但多數肌肥大導向的訓練會選擇中反覆範圍的負荷強度，其實還考量到以下幾點優勢。

首先，採用高負荷訓練會需要完成更多組數，才能達到與中負荷訓練相近的肌肥大效果，因此採用中負荷組數相對會更有效率，此外如果同時執行高負荷與高組數的編排方式，容易提高過度訓練與運動傷害的風險，因此從肌肥大角度而言，中等負荷強度的訓練是相對安全的選擇。反之如果採取低負荷強度的訓練，勢必會大幅延長每組動作的完成時間，肌肉持續受張力時間的增加，也會導致較高程度的**代謝酸化** (metabolic acidosis)，加劇隨之而來的疲勞等不適感受。許多人在高反覆至力竭時也會有相同的訓練經驗，這也是多數人會選擇中反覆範圍的負荷作為肌肥大訓練強度的主要原因。

即便如此，在一個完整的週期訓練規劃中採用不同反覆範圍仍有其優勢，首先採用低反覆範圍的訓練負荷可以強化肌力發展，在以肌肥大為主的中反覆範圍訓練中，可以幫助肌肉適應更高的訓練負荷，並在訓練過程中承受更高的機械張力，藉此提高肌肉的成長適應；相對地，高反覆範圍的訓練可以改善**肌肉緩衝能力** (muscle-buffering capacity)，提高身體對於乳酸堆積的耐受度，幫助個案在中反覆範圍的強度下可以完成更多反覆次數，進而提升肌肥大適應的訓練刺激。

除了上述因素之外，整合不同反覆範圍還有其他重要考量。過去研究發現，人體對於不同負荷強度所產生的適應反應存在個體差異 (21)，某些人在較高的訓練負荷下可以有更顯著的肌肉成長；某些人則適合採取相對較輕的訓練負荷，各部位肌群對訓練的反應也有所不同，即便尚處於推測階段，多數觀點皆認同整合不同反覆範圍變化，更能完整刺激體內不同肌肉蛋白合成的訊號通道，為整體肌肥大適應帶來協同效益。

雖然其中仍有許多尚待釐清的生理機轉，但以週期性的方式調整各項訓練參數，是現階段訓練規劃的普遍共識，只要能適時調整適當的參數內容，就能建構出兼顧安全與效益的肌肥大訓練課表。

是否能依照肌纖維類型編排訓練？

人體骨骼肌的肌纖維可以分為兩大主要類型：分別是慢縮肌纖維（第一類型肌纖維 type I）與快縮肌纖維（第二類型肌纖維 type II）。慢縮肌纖維具備承受高反覆收縮次數的耐受力，但收縮速度與力量較為有限；而快縮肌纖能展現爆發力與速度特質，但對疲勞的耐受度相對較低。

或許正如部分讀者從上述定義所延伸的推測，研究發現相較於慢縮肌纖維，快縮肌纖維具備更大的肌肉成長潛力，最多能夠高出約 50% 左右 (1)，但部分訓練者會因此誤以為慢縮肌纖維無法產生任何肌肥大適應，實則不然，即便在生長潛力上不及快縮肌纖維，但只要經由適當的

→ 接下頁

超負荷刺激還是能產生一定程度的肌肥大效果，在不考慮個體差異的前提下，多數肌群都包含特定比例的慢縮肌纖維，因此慢縮肌纖維的肌肥大適應仍有助於提升整體的肌肉量表現。

有趣的是，研究發現相較於舉重選手，健美運動員在慢縮肌纖維有更顯著的肌肥大程度，推測主要與兩者訓練內容差異有關，健美運動員通常採取相對較高的反覆次數，這種方式某種程度上也說明了為何健美運動員的肌肉外型較為壯碩（雖然這樣的相關性並不能做為科學實證上的因果關係），部分學者認為採取中高反覆範圍的訓練容易徵召到更高比例的慢縮肌纖維，然而在目前比對高低反覆範圍對慢縮肌纖維成長的研究中尚未取得明確的共識 (8)，基於上述研究結果的不確定性，在週期化訓練的過程採用相對較廣的負荷與訓練量變化，才能完整刺激肌肉成長適應並避免過去的努力付諸流水。

在極限增肌計畫中將針對三種主要負荷區間以週期性的方式整合，並採取能在各階段強化肌肥大適應效益的編排方式，讓個案能透過訓練達到最佳的增肌效果：

（一）首先在肌力階段，會以低反覆範圍的訓練讓肌肉承受較高程度的機械張力，幫助個案適應如何操作負荷較大的訓練動作；

（二）接著來到以高反覆範圍為主的耐力階段，將強化對於血乳酸的緩衝與耐受能力，幫助個案在特定非最大負荷下能完成更多反覆次數；

（三）最後到肌肥大階段時，將採取中等負荷強度，讓肌肉能維持相對較高機械張力並同時完成足夠的訓練量，以最有效率方式達成肌肥大適應。

上述的流程基本上運用了所謂**漸進式負荷** (step loading) 的編排技巧，主要由數個漸進提升負荷的小週期，再搭配短期減低負荷的小週期組成的訓練循環，讓訓練負荷呈現波動變化，並在各階段配合適當的反覆範圍，藉此達到足夠的肌肉適應同時避免過度訓練的風險，實際的操作方式會在後續的訓練章節中說明。

組間休息

在一組反覆動作完成後，到下一組動作開始前的這段時間就是所謂的**組間休息** (rest interval)，組間休息可以分為三種常見的時間範圍：

- 短：大約 30 秒或更短
- 中：約一到兩分鐘
- 長：大約三分鐘或更長

多數基於相關研究實證的訓練準則，都建議以肌肥大為主的訓練應採取接近中等組間休息下限的時間長度 (兩組間隔約一分鐘)，這樣的論點主要與研究發現：限縮組間休息能加強訓練後合成賀爾蒙濃度的提升有關。然而如同第一章所述，運動後短暫的合成賀爾蒙濃度變化並非肌肉成長的主要原因，實際上，近期也有研究指出對於有訓練經驗的個案，採取中等組間休息上限的間隔更有助於肌肉成長效果 (7)。該研究認為過短的組間休息，反而會影響後續動作組內所能完成的反覆次數，但實際受到過短組間休息影響的內容以複合式動作居多，而單關節動作在多組反覆的訓練下，受組間休息影響的變化程度則相對較低 (23)。

綜合上述內容，以肌肥大的觀點來說，針對複合式動作在實務上可以採取兩分鐘左右的組間休息以維持完整的訓練量；相對地，60 到 90 秒左右的組間休息則適用於單關節訓練動作，在不影響負荷強度的前提下，運用代謝壓力強化肌肉蛋白的合成反應，提升整體訓練的效益。

在以肌肥大為主的訓練中，無論長短的組間休息都有個別適用的訓練情境，較長的組間休息可以讓肌肉在完成單組動作後充分恢復，一般而言需要約三分鐘左右的組間休息才能完全恢復肌力，使個案能以該反覆範圍下最大的負荷強度進行訓練，確保過程中能維持最大程度的機械張力刺激，因此較長的組間休息能同時兼顧肌力與肌肥大的發展，相對地，訓練過程中可能累積的代謝產物也會在組間休息時消散，雖然有利於整體肌力發展，卻也會減少部分由代謝壓力調控的肌肉蛋白合成路徑。

★重點：以增加基礎肌力為主要目標時，適合採用較長的組間休息來增加訓練效益。

反之，如果採取較短的組間休息則會產生不同的訓練適應。有限的組間休息會使訓練後的代謝物快速累積，除了讓體內處於有利合成代謝的恆定狀態，長期下來更能提高肌肉對於乳酸的耐受度，兼顧肌耐力與肌肥大的適應發展，缺點在於較短的組間休息無法讓肌力完全恢復。實際在研究中發現，當組間休息限縮在 30 秒時，下一組動作遞減的肌力最高會達 50%，影響整體負荷強度與訓練量的完成度，因此較短的組間休息基本上適用於以強化肌肉緩衝能力為主的耐力週期中。

在極限增肌計畫中，會依照個別**中週期**的訓練目標以及動作性質來安排適當的組間休息時間，在**肌力期**會採取較長的組間休息來確保最大肌力表現的恢復；相對地，在**代謝期**則會採用較短的組間休息來運用代謝壓力，並提升局部肌群的耐力適應；到了**肌肥大階段**則會採用一到兩分鐘的組間休息，針對複合式動作中採取較長的組間間隔，並在單關節動作中採用較短的組間休息來發揮最佳效益。

努力程度

個案在每組動作所費的努力程度，會與訓練成果有直接的關聯性。肌肉組織只有在承受超出當下能力範圍的挑戰才能持續成長，這也是在第一章提過有關超負荷原則的核心概念。因此，唯有透過訓練帶給肌肉適當的刺激與挑戰，才能產生後續的肌肥大適應。

長期以來在專業健身與體適能領域中，每組動作是否需要反覆至短暫力竭一直是備受討論的議題，力竭代表將動作反覆執行到肌肉暫時無法產生再次反覆所需力量的狀態，其中一方提倡每組動作都應該反覆至力竭才有效果；另一派說法則否定力竭反覆的必要性並認為會對訓練造成反效果，到底誰對誰錯呢？如果是以增加肌肉量為主要考量的話，理想的方式有可能介於兩種極端操作之間。

相較於一般在力竭前一到兩下停止的訓練，現階段研究尚無法證實反覆至力竭對肌肥大有任何顯著優勢，但如果是以肌力發展為主要目標，採用力竭反覆則有可能造成負面影響，然而其中仍有部分值得探究的論點。

首先到目前為止，比較力竭與非力竭的相關研究為了符合實驗架構，會採取每組所有動作統一反覆至力竭這種相對極端的編排方式，但在實務上，力竭訓練並不是非黑即白的二選一，過去也沒有針對部分組數力竭訓練的相關研究 (例如每項動作的最後一到兩組採取力竭訓練)。此外，多數研究雖然都宣稱以「接受過阻力訓練」的個案為受試對象，但其中多數人其實並沒有具備長期規律且足夠強度的訓練經驗。然而，如果在實務上針對體能水平或訓練經驗較為豐富的個案或甚至運動選手，勢必得需要更高程度的訓練刺激才能再次突破，因此在訓練規劃中便有可能需要整合部分力竭訓練的內容。

採取力竭訓練的優勢之一在於能夠提高對於目標肌群肌纖維的收縮刺激，當個案的疲勞程度增加，會徵召更多目標肌群的肌纖維讓動作能持續進行，此外這些肌纖維在反覆接近力竭時所承受的機械張力也會隨之提升，提供肌肉額外的成長刺激。

在執行中高反覆範圍的訓練時，反覆至力竭也會增加訓練誘發的代謝壓力，這點即便不是運科專家也能在訓練時明顯感受到，因為大量反覆動作出現強烈的肌肉充血感受，代表肌纖維細胞正處於極度腫脹的狀態，相關的試管研究也發現這種暫時性的代謝壓力激增，與肌肉蛋白合成有所關聯，某種程度上被認為有助於長期的肌肉發展效果。

另一方面，力竭訓練也有部分潛在的缺點，其中最顯而易見的就是造成組間休息時間的增加。採取力竭訓練時為了避免負荷強度下滑，勢必需要較長的組間休息，因此會影響整體訓練的效率與節奏。此外，持續每週力竭訓練所造成的疲勞，可能會增加過度訓練或心理倦怠的風險。研究發現過於頻繁的力竭訓練，會使改變安靜狀態時的賀爾蒙濃度 (過度訓練的徵兆之一)，對個案產生負面影響 (12)，因此即便適時配合力竭訓練能強化整體肌肉發展效益，但操之過急則勢必產生反效果。

即便如此，多少的訓練才有可能是過量呢？部分訓練者可以承受比一般個案更頻繁的力竭訓練，關鍵在於妥善安排週期規劃中的各種訓練參數，只要有任何過度訓練的徵兆浮現，就必須立即降低採用力竭組數的頻率並持續觀察身體反應。

接著該如何在非力竭訓練中，量化個案的努力程度呢？其中一個簡單的概念就是所謂的**保留次數** (repetitions in reserve, 簡稱 RIR)，簡而言之，保留次數代表個案自覺認知反覆到力竭前的剩餘次數，若 RIR 為 0 表示已經達到力竭；RIR 為 1 則代表還能多做一下；當 RIR 為 2 則代表尚餘兩下的空間，以此類推。舉例來說，如果個案在完成 10 下反覆後 RIR 為 2，代表在該負荷下，個案最多能完成 12 下反覆後力竭。過去研究已彙整出常用的RIR 量表 (13)，請參考表 2.1，並應用在阻力訓練中來評估每組動作的努力程度，基本上只要越常使用，評估的準確度也會隨之提升。

表 2.1 保留次數量表

RIR	努力強度
0	最大努力
0.5	或許能再完成 1 下反覆
1	一定可以再完成 1 下反覆
1.5	至少能夠再完成 1 下反覆，甚至 2 下
2	一定可以再完成 2 下反覆
2.5	至少能夠再完成 2 下反覆，甚至 3 下
3	一定可以再完成 3 下反覆
3.5	至少能夠再完成 3 下反覆，甚至 4 下
4	一定可以再完成 4 下反覆
4.5	至少能夠再完成 4 下反覆，甚至 5 下
≥ 5	一定可以再完成 5 下甚至更多反覆

在極限增肌計畫中會適時結合並妥善運用力竭訓練的優勢，同時也會採用RIR 的概念來幫助讀者衡量每組動作的努力程度，其中多數動作會在接近力竭前停止反覆，以 RIR 為 1 到 3 左右的強度為主，但在特定幾次週期中會

安排最後一組採反覆至力竭的方式，讓讀者盡最大的努力程度來完成以提高訓練刺激。

訓練節奏

訓練節奏在這裡表示單一下反覆動作的執行速度，基本上與肌肉的三種收縮模式有關：分別是**向心收縮**、**離心收縮**與**等長收縮**。向心收縮代表目標肌群對抗重力舉起負荷時的肌肉收縮模式；離心收縮代表順應重力方向放下負荷時的肌肉收縮模式，而等長收縮(或靜態收縮)則是指肌肉持續收縮但長度維持不變的狀態。

舉例來說，二頭肌彎舉中的向心收縮階段發生在將啞鈴舉起收往肩膀的過程，相對地，離心收縮階段則是指將啞鈴反向放回起點的過程，而等長收縮則會出現在動作起點與頂點時肌肉長度暫時維持不變的收縮狀態中。

訓練節奏可以用四個分開的數字搭配連字符來標示，其中第一個數字代表舉起負荷的向心階段；第二個數字代表停留在頂點的等長收縮階段；第三個數字則是放下負荷的離心階段；最後第四個數字則是指回到動作終點停留的等長收縮階段。以二頭肌彎舉為例，訓練節奏 (1-0-3-0) 代表花 1 秒鐘的時間向心舉起啞鈴；在頂點不做停留並以 3 秒鐘離心放下負荷，回到最低點不做停留直接開始下一次反覆。

過去研究比對快節奏 (1-0-1-0) 與慢節奏 (3-0-3-0) 訓練在肌肥大效果上並沒有顯著差異 (16)，然而不管是運科研究或實務訓練中，都認同比起採用特定節奏來規範實際動作的執行速度，更重要的其實是目標肌群的收縮品質。這裡就必須提到**肌肉感受度**的概念 (mind-muscle connection，與心理學上的內在注意力有關)，也就是個案有意識地在每下動作中專注於目標肌群的收縮感受。

例如在執行俯身槓鈴划船動作中，將槓鈴往上拉向軀幹時，專注感受背闊肌群適當地收縮發力，接著再持續感覺背闊肌群離心延展將槓鈴放回起點，並在整組動作中的每下反覆都專注在目標肌群的收縮感受。

其中多數訓練者最常見的錯誤之一便是只把專注力集中在完成動作的向心階段，卻忽略離心階段肌肉的收縮感受。然而過去研究證實，離心階段對於肌肥大的重要性絕對不亞於向心收縮階段 (19)，原因在於離心階段中肌肉會維持收縮張力並同時延展，肌肉會選擇性地優先徵召部份的快縮肌纖維。

然而，這些在離心階段活化的快縮肌纖維數量相對較少，在承受較大負荷張力時，便會增加肌肉離心延展所造成的微小損傷，因而促使後續目標肌群肌纖維的修復與重建，尤其在肌肉接點 (靠近遠端) 的部分更為明顯。實際上，相同肌群在單一動作中的向心與離心收縮兩者間會相互協同運作，因此兼顧兩者的收縮感受絕對會比側重單一階段更能幫助肌肉完整發展 (6)。為了發揮離心階段效益，個案必須以可控制的方式來放下負重，如果只是任由重力帶動負荷往下，則會錯失必要的肌肉收縮感受。再次強調，比起將自己限制在特定的動作節奏中，更重要的是設法在離心階段維持足夠專注的肌肉感受度，才能讓目標肌群接受到足夠的收縮張力刺激。

相對地從肌肥大的觀點而言，將負重舉到最高點的等長收縮停留並沒有顯著效益，部分健身專家認為在最高點停留一秒左右的時間，可以讓肌肉有完整的最大收縮，然而該論點目前仍缺乏足夠的研究支持，因此現階段讀者能做的就是在動作過程中維持肌肉張力並避免在最高點鎖死關節，只要以流暢穩定控制的方式專注於每下反覆的收縮感受，基本上就不需要刻意強調等長收縮的停留階段。

專注於肌肉感受度是最能有效幫助肌肥大適應的訓練技巧，但如果當下的訓練目標是以肌力發展為主，則適合採取**外在專注** (external focus) 將焦點集中在動作執行的完成度上。以臥推訓練為例，用來提高外在專注的輔助指令會是「將槓鈴推往天花板」，這種作法也正好符合**限制動作假說** (constrained-action hypothesis) 的觀點，藉由將專注力集中在外在具體目標，來提高動作的執行效率與完成度 (26)，同時也特別適用於操作大重量訓練時的肌力表現。

極慢速訓練

極慢速訓練 (super slow training) 技巧受到的關注度在過去多年逐步提升。採取極慢速訓練時，通常每下反覆會需要 15 秒左右的時間來完成（例如：10-0-5-0），基本原理是透過極慢速的訓練節奏來降低動作慣性，強化目標肌群收縮的費力程度。此外，減少動作慣性也代表同時能降低潛在的運動傷害風險，整體而言看似相當理想，但其中仍有部分值得深入討論的要點。

首先，動作慣性可能產生的影響其實經常被過度放大，只要以穩定控制的節奏舉起負荷，就能靠目標肌群完成大部分的作功，慣性影響的比例則相對較低。此外，單純降低動作速度並無法對傷害發生率做出太大改變，實際上只要具備適當的動作技術指引與技巧，即便是正常的訓練模式，受傷機率也相對較低，因此刻意強調極慢速訓練的防傷效益其實並沒有足夠的實證依據。

最後，以增肌觀點來看，極慢速訓練的過程相對枯燥乏味，通常難以作為多數人訓練的首選方式，雖然在過去少部分有限的研究中曾發現極慢速訓練相較於一般訓練節奏的優勢 (3,22)，但目前仍缺乏針對極慢速訓練必要性的有力依據，在實務執行面上也有很高的機率會拖累整體訓練的進度與效益。

在極限增肌計畫中的肌力階段，我們會搭配外在注意力的訓練技巧，幫助個案專注於如何發揮最大速度與力量來舉起負荷。接著來到代謝期與肌肥大期，則會將焦點集中在每下動作的肌肉感受度，將焦點轉移到內在對於每下反覆肌肉在向心與離心階段的收縮感受。

動作選擇

動作選擇在這裡代表編排一套完整訓練流程所整合的動作內容,適時變化不同動作組合對於肌肉發展有許多益處。首先,每條肌肉都有不同的起止點(肌肉與骨骼連接處),在不同訓練動作中對於相同肌群所能產生的力矩結構也會有所改變。

以斜方肌(上背部的肌群)為例共可分為三個區塊:

● 上斜方肌能夠上提肩胛骨

● 中斜方肌負責肩胛骨內收動作

● 下斜方肌則能帶動肩胛骨下壓

因此對應到動作訓練上,聳肩運動能夠強化上斜方肌;划船運動則針對中斜方肌;而滑輪下拉則需要下斜方肌參與動作,其他肌群如胸大肌(胸部主要大肌群)、三角肌以及肱三頭肌等都有各自分散不同的肌肉接點,每個接點都能產生不同的關節角度動作,因此整合多項動作變化才能更完整地刺激肌肉成長。

此外,也並非所有肌肉的肌纖維都是完整分佈在整個肌肉長度範圍上。以腹直肌為例,會由許多纖維束所構成的腱劃,將肌肉區分為不同區塊(也就是劃分出六塊腹肌的結締組織)。同時個別區段的肌肉也會由不同的神經分支支配,其他如縫匠肌、股薄肌以及腿後肌群等,也都有類似由纖維束劃分區段與個別不同支配神經的結構,因此藉由特定訓練動作可以選擇性地針對肌肉中不同區段或分支加強刺激。

★**重點:**完整的肌肉發展不可能只依賴單一訓練動作,必須藉由適當的動作變化整合,才能刺激肌肉在不同角度與平面的收縮,即使只有改變抓握方式或雙腳間距也都能帶給肌肉不同的收縮感受,藉此提高整體發展的平衡與協調性。

阻力訓練的動作主要可以分為兩大類型：分別是多關節動作與單關節動作。多關節動作(也稱作複合式動作)需要兩個以上的關節活動來完成，以胸推為例，同時需要肩關節與肘關節的參與來推起重量；單關節動作每下反覆則只需要單一關節的活動，以二頭肌彎舉為例，主要由肘關節屈伸來完成彎舉動作，在增肌訓練計畫中，這兩種類型的動作模式都有個別適用的訓練情境。

那麼多久該變換訓練動作呢？某種程度需要依照個案的週期規劃來決定，以肌力發展為主的週期必須採用相對有限的動作變化，因為肌力表現高度仰賴神經肌肉控制的適應與協調，必須透過反覆訓練來增加神經肌肉徵召的效率，對於特定動作的練習頻率越高，力量發揮的掌握與熟悉程度也會更加顯著。

相對地，來到肌肥大週期便可以提高動作變換的頻率，透過改變動作的角度方向或活動範圍等參數，來對目標肌群產生多樣的訓練刺激，誘發後續更完整的肌肥大適應。話雖如此，也必須留意過於頻繁地更換動作會影響個案對於該負荷的掌握程度，反而降低機械張力的刺激使訓練效益大打折扣，特別針對技術較為複雜的動作更是如此，包含自由重量、深蹲、划船等操作槓鈴或啞鈴的訓練內容，這些動作具備較高的協調性，需要大量規律的練習才能提高表現穩定度。另一方面，單關節動作或機台類型的訓練技術含量相對較低，即便數個月沒做二頭肌彎舉或腿部伸展練習，基本上都能快速回到先前掌握的表現狀態，因此在編排上的重要原則，便是確保技術含量較高的動作能夠維持一定程度的規律練習；同時搭配相對簡單的動作並經常輪替變化，來加強肌肉收縮刺激的完整性。

在極限增肌計畫中我們會依照個別中週期的訓練目標來選擇動作，在肌力與代謝期會採取相對固定的動作內容，減少複合式動作的變化性以提高對動作的掌握與熟練度。來到肌肥大階段則會整合更多動作變化，從不同角度與活動平面來刺激目標肌群，針對自由重量或多關節等較為複雜的動作，會在整個中週期內規律練習，相對簡單的動作則會以更高的頻率變化輪替。

不穩定平面訓練

在與「功能性訓練」相關的內容中經常會使用到平衡板（wobble board）、抗力球（swiss ball）、平衡盤（DynaDiscs）與半圓平衡球（BOSU）等不穩定平面的訓練器材。部分較為極端的觀點會認為所有動作都需要在不穩定平面上執行才能具備功能性效益。雖然不穩定平面對特定訓練目標有所幫助，但在增肌訓練流程中未必能夠發揮相同的效果。

從增肌的觀點來看，不穩定平面的訓練特性對於肌肉發展可能反而會成為阻礙，在不穩定平面上操作負重需要極高強度的核心穩定能力，增加核心需求看似非常理想，但考量實務效益卻並非如此，高強度的核心參與會降低主要目標肌群（主動肌）的肌肉徵召，使個案無法操作原本在穩定平面能完成的負荷重量。過去研究發現，在不穩定平面上的力量輸出大約只有穩定平面的 70% 左右 (2)，力量輸出的損耗會降低目標肌群承受的動態張力，影響肌肥大適應的效果。

其中當然也有例外：如果是直接針對核心肌群的訓練動作，搭配不穩定平面的方式就能增加肌肥大適應的效果，從不穩定平面對核心徵召的效果來看並不意外，尤其適用於腹部肌群相關的訓練動作。研究顯示，搭配抗力球的捲腹運動相較於平地捲腹，在上下段腹直肌與腹外斜肌有更高程度的肌肉徵召 (24)，因此針對核心肌群為主動肌的訓練動作，可以適時搭配不穩定平面來增加肌肥大的適應效果。

準備開始

到這裡為止，讀者已經具備開始執行極限增肌計畫前的所有背景知識，計畫內容會幫助讀者屏除訓練中的所有臆測，筆者也針對計畫中每個階段每週的訓練內容提供詳盡的編排範例，並以圖表方式彙整動作的組數、次數與組間休息供讀者參考，接下來讀者需要的就是持之以恆地投入訓練。

必須留意！課表範例只是提供一個基本的參考架構，回到個別化原則的內容，讀者必須依照個人的目標需求、心理狀態、年齡、訓練經驗、健康情形以及恢復能力來調整訓練參數，並建議各位對於身體的訓練反應保持警覺並適時作出調整，畢竟每個人都是最了解自己獨一無二的存在。

同時也要了解範例中所提供的訓練內容只是最基本的參考建議，如果對任何動作感到不適或沒有特定的訓練器材，可以採取其他訓練動作來替換，只要確保與原本動作有相近的目標肌群和動作模式。假設原本範例課表中預定執行槓鈴臥推的訓練，但讀者手邊沒有槓鈴與足夠的槓片，可以直接採用啞鈴臥推來替代，即便兩種動作並不相同，但針對的目標肌群與關節活動範圍非常近似，也能夠達到原本預設的訓練刺激。

筆者建議各位讀者必須在開始練習後培養訓練記錄的習慣，記下每次訓練採用的動作內容與個別的反覆次組數，如果能加上其他與訓練相關的日常生活記錄則更加理想，包含睡眠品質、飲食狀態與疲勞感受等，資訊越詳盡越能幫助讀者了解自己當下的進度與狀態，畢竟這些繁瑣的內容很難單靠大腦的記憶力來統整。同時，訓練紀錄也能幫助讀者篩選出真正有效的訓練內容，並作出進一步的調整。

接著，必須定期回顧紀錄內容來評估各種影響動作表現的可能因素，找出可以產生正面影響的變因，並結合與肌肉發展相關的科學理論以及自身訓練經驗，來擬定下一步的訓練規劃。過程中必須設法屏除過多的情緒因素，保持客觀態度來檢視所有訓練反應，才能做出真正有效的決策規劃。

到這裡，讀者應該已經迫不及待想要開始訓練，如果已經做好準備並願意開始努力改變，我們就可以繼續看下去。

CHAPTER 03

背部、胸部與腹部肌群訓練動作

本章會介紹胸部、背部與腹部肌群的訓練動作並附上詳細圖解。背部與胸部肌群是上半身最強而有力的部位，藉由適當的訓練可以有效改善上半身的肌肉體態，加強訓練與日常生活中許多上肢推拉的力量表現。

腹部肌群則是軀幹中段最主要的看點，是許多人希望透過訓練改善的焦點部位，同時也是維持核心穩定的重要肌群，除了搭配適當的體脂控管，腹部肌群的訓練也能夠強化所謂「六塊肌」的肌肉線條，讓腹部的肌肉體態更為緊實。

練習前務必詳閱動作解說內容並搭配圖解來確保姿勢正確，每項動作都會附上技巧補充來強化動作表現。切記！所有動作本身都只是促進特定肌群肌肉發展眾多的訓練方式之一，如果對該動作有所疑慮或訓練過程會誘發特定不適症狀，可以選擇功能相近的動作來替代。

啞鈴仰臥拉舉

目標肌群 仰臥拉舉主要針對背闊肌與胸部中段的肌肉纖維。

起始位置 採取仰臥姿將上背部靠在長椅上，並確實站穩雙腳，雙手抓住啞鈴往上舉起到臉部正上方做準備。

動作流程 保持雙手手肘微彎不鎖死，在不會造成不適且可控制的範圍內伸展肩關節，將啞鈴往頭頂方向放下，感受背闊肌群的充分延展後，反向回到起始位置。

訓練技巧 ● 在不會誘發任何疼痛的範圍內控制肌肉延展，避免過度伸展導致肩關節受傷。

　　　　 ● 過程中保持肘關節微彎，回到起始位置時避免手肘打直（關節不鎖死），以減少肱三頭肌參與影響目標肌群的收縮感受度。

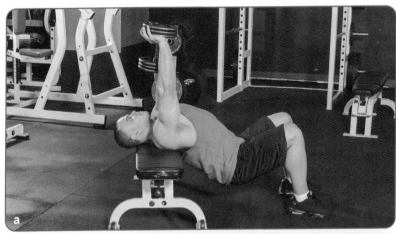

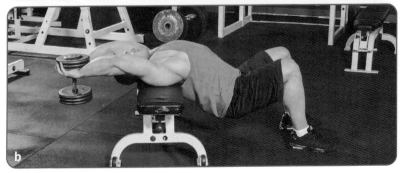

啞鈴單臂划船

目標肌群 單臂划船主要針對背部肌群,能夠有效加強背部內側肌群的肌肉發展。

起始位置 將左手與左膝撐住長椅同時右腳穩定踩著地面,右手手掌朝向內側抓住啞鈴自然伸直往下在軀幹側邊,感受背部肌群延展後準備開始動作。

動作流程 收縮上背部的肌群將啞鈴往上拉起,過程中手肘貼近軀幹側面直到啞鈴靠到髖部外側,再反向放下啞鈴回到起始位置,完成預定反覆次數後,左右側互換重複執行上述動作。

訓練技巧
- 過程中微微收緊核心,保持背部與地面平行。
- 下巴微微抬高,可以避免胸椎屈曲出現圓背的狀況。

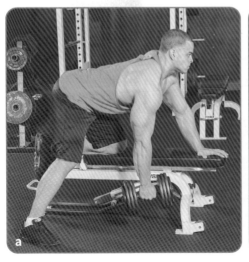
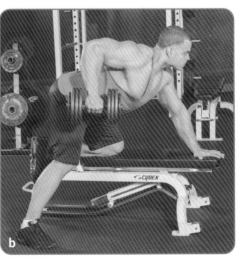

地雷管俯身划船

(目標肌群) 地雷管俯身划船主要針對背部肌群。

(起始位置) 將適當重量的槓鈴槓片裝置到地雷管上,雙腳跨過槓鈴並保持腳掌與肩同寬,膝蓋微彎讓槓鈴置於雙腿中間,雙手上下抓住槓鈴遠端並讓負重可以往下自然延展背部肌群,屈曲髖部讓上半身微微前傾並收緊核心肌群維持穩定。

(動作流程) 收縮上背部肌群將槓鈴盡可能往上拉近軀幹中段,過程中保持雙肘貼近軀幹側邊,到頂點後反向往下放回起始位置並重複動作。

(訓練技巧) ● 過程中保持下背部中立或微微伸展,避免腰椎屈曲導致下背部傷害風險提升。
● 頭部微微抬高避免胸椎屈曲出現圓背情形。
● 居家訓練時可以用毛巾包住槓鈴其中一端,並抵住牆角做支點,避免刮傷牆面。

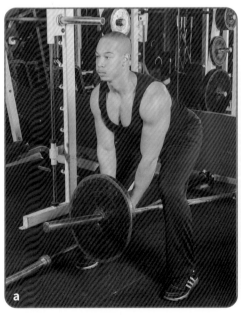 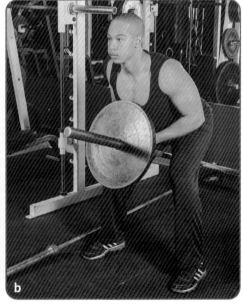

槓鈴反握俯身划船

目標肌群 槓鈴反握俯身滑船主要針對背部肌群。

起始位置 雙手保持與肩同寬並將掌心朝前反握抓住槓鈴，膝蓋微彎讓同時軀幹微微前傾，讓槓鈴自然垂直在肩關節正下方延展背部肌群。

動作流程 收縮上背部肌群將槓鈴盡可能往上拉近軀幹中段，過程中保持雙肘貼近軀幹側邊，到頂點後反向往下放回起始位置並重複動作。

訓練技巧
- 過程中保持下背部中立或微微伸展，避免腰椎屈曲導致下背部傷害風險提升。
- 頭部微微抬高避免胸椎屈曲出現圓背情形。

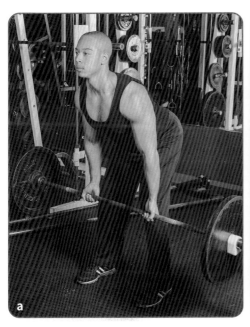 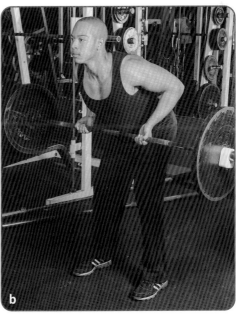

47

槓鈴正握俯身划船

目標肌群 槓鈴正握俯身划船主要針對背部肌群。

起始位置 雙手保持與肩同寬並將掌心朝內正握抓住槓鈴，膝蓋微彎同時軀幹微微前傾，讓槓鈴自然垂直在肩關節正下方延展背部肌群。

動作流程 收縮上背部肌群將槓鈴盡可能往上拉近軀幹中段，過程中保持雙肘貼近軀幹側邊，到頂點後反向往下放回起始位置並重複動作。

訓練技巧
- 過程中保持下背部中立或微微伸展，避免腰椎屈曲導致下背部傷害風險提升。
- 頭部微微抬高避免胸椎屈曲出現圓背情形。

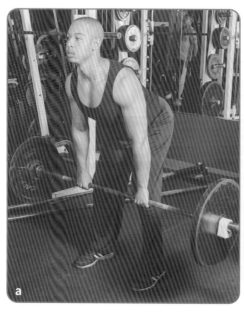
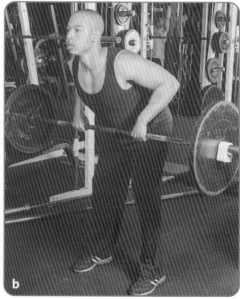

窄握坐姿划船

(目標肌群) 窄握坐姿划船主要針對背部肌群,特別以內側的菱形肌和中斜方肌收縮感受更為明顯。

(起始位置) 調整適當負重與座椅高度後坐上機台,胸口貼住前方靠墊,雙手掌心相對抓住兩側把手後,自然伸直延展背部肌群準備開始動作。

(動作流程) 收縮背部肌群將把手拉向身體,過程中手肘靠近軀幹側邊並保持兩側肩胛骨內收下壓,收緊核心維持下背部中立,拉到最底後反向回到起始位置。

(訓練技巧) ● 雙手拉動把手時避免軀幹過度前後擺動,該錯誤動作會增加下背損傷風險,同時軀幹代償也會影響目標肌群應有的收縮強度。

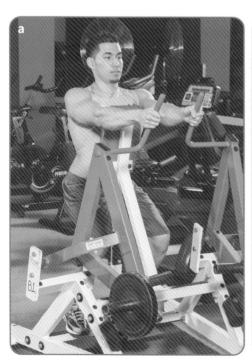
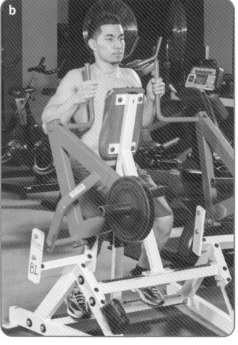

寬握坐姿划船

(**目標肌群**) 寬握坐姿划船主要針對背部肌群與後三角肌。

(**起始位置**) 調整適當負荷與座椅高度後，坐上機台並將胸口貼住前方靠墊，雙手以寬握方式抓住機台兩側把手，自然往前伸直延展背部肌群準備開始動作。

(**動作流程**) 收縮背部肌群與後三角肌將把手拉向後方，保持手肘側抬與兩側肩胛骨內收下壓，收緊核心確保腰椎穩定中立，感受肌肉完全收縮後再反向往前回到起始位置。

(**訓練技巧**) ● 雙手向後拉時避免軀幹前後擺動，這個常見的錯誤代償會提高下背傷害風險，同時也會影響目標肌群應有的收縮強度。

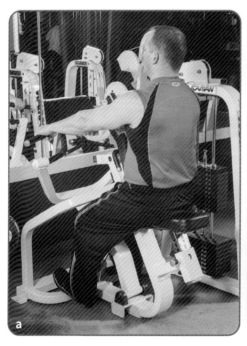
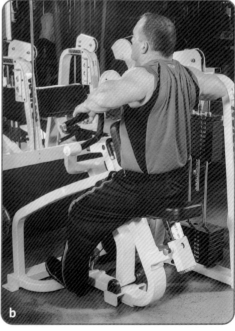

滑輪坐姿划船

| 起始位置 | 滑輪坐姿划船主要針對背部肌群,特別以內側的菱形肌和中斜方肌收縮感受更加明顯。 |

| 起始位置 | 將滑輪調整到適當高度並連接 V 型把手,坐在椅上 (依照機台不同也可能坐在地上) 雙腳往前抵住踏板,雙手掌心相對抓住把手,並自然往前伸直延展背部肌群,確保軀幹與下背穩定中立後準備開始動作。 |

| 動作流程 | 雙腳膝蓋微彎踩穩後收縮背部肌群將把手拉向腹部,過程中維持軀幹穩定並將手肘貼近身體兩側,感受背部肌群充分收縮後,再反向往前回到起始位置。 |

訓練技巧

- 離心往前時避免軀幹前傾,過度的身體擺動代償會減少目標肌群應有的收縮強度。
- 維持脊柱中立避免背部屈曲,減少椎間盤受到夾擠的傷害風險。
- 可依個人需求搭配 V 型把手或曲槓等不同握把來增加動作變化。

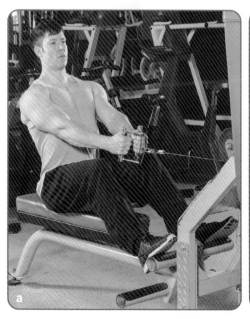
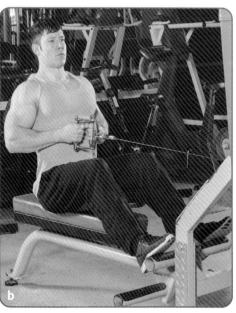

滑輪寬握坐姿划船

目標肌群 滑輪寬握坐姿划船主要針對背部肌群與後三角肌。

起始位置 將機台滑輪調整到適當高度並連接寬握把手，坐在椅上(依照機台類型不同也可能坐在地上)雙腳往前抵住踏板，雙手掌心相對抓住把手並自然往前伸直讓背部肌群適度延展，確保軀幹與下背穩定中立後準備開始動作。

動作流程 雙腳膝蓋微彎踩穩後，收縮背部肌群將把手拉向身體，過程中維持軀幹穩定並確保肩胛骨內收下壓，直到寬握槓輕觸軀幹後，再反向往前回到起始位置。

訓練技巧
- 離心往前時避免軀幹前傾，過度的身體擺動代償會減少目標肌群應有的收縮強度。
- 過程中維持脊柱中立避免背部屈曲，減少椎間盤受到夾擠的傷害風險。

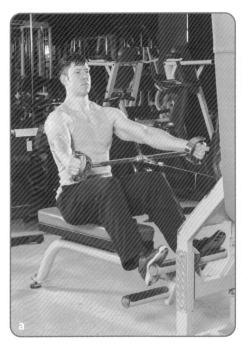
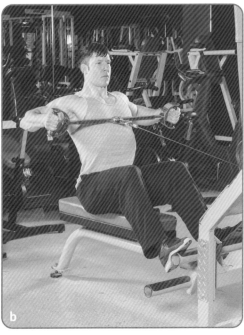

滑輪單臂划船

(目標肌群) 滑輪單臂划船主要針對背部肌群。

(起始位置) 將滑輪調整到適當高度並裝上環形把手,雙腳前後分開站穩後單手抓住握把,另一手往前撐住支架維持身體姿勢穩定。

(動作流程) 收縮單邊背闊肌將把手拉向軀幹側邊,過程中手肘貼近身體並維持軀幹穩定,讓目標肌群完全收縮後再反向回到起點,完成單邊反覆次數後,左右側互換重複動作。

(訓練技巧) ● 過程中核心維持穩定避免軀幹轉動代償,以減少相關骨骼肌肉傷害風險。
● 下巴微微抬高能幫助脊椎維持中立避免圓背情形。

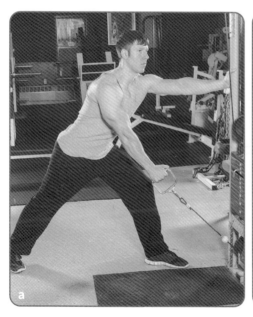
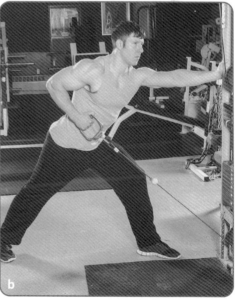

反握引體向上

| 目標肌群 | 反握引體向上主要針對背部肌群，同時也包含肱二頭肌的參與，比起正握引體向上動作強度相對較低。 |

| 起始位置 | 雙手約略與肩同寬並將掌心朝後往上反手抓住單槓握把，屈膝懸空後雙腳交疊，讓雙手自然伸直延展背部肌群，收緊核心穩定軀幹後準備開始動作。 |

| 動作流程 | 收縮背部肌群將身體往上拉起，過程中維持軀幹穩定直到下巴接近單槓水平，接著再反向以穩定控制的速度放下身體回到起點。 |

| 訓練技巧 | ● 過程中避免軀幹過度擺盪代償，專注於目標肌群的收縮感受以維持足夠的張力刺激。 |

● 引體向上對肌力的需求門檻相對較高，必要時可以配合彈力帶或健身房常見的輔助機台來減輕負荷，對於較為進階的個案可以配合腰帶增加負重，或請同伴協助扣住腳踝下拉增加訓練阻力。

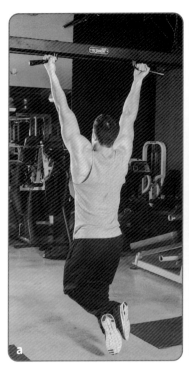
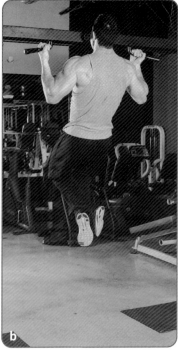

正握引體向上

目標肌群 正握引體向上主要針對背部肌群

起始位置 雙手間距略大於肩寬並將掌心朝前往上正握抓住單槓，屈膝懸空後雙腳交疊讓雙手自然伸直延展背部肌群，收緊核心穩定軀幹後準備開始動作。

動作流程 收縮背部肌群將身體拉向上方，過程中維持軀幹穩定直到下巴接近單槓水平，接著再反向以穩定控制的速度放下軀幹回到起點。

訓練技巧
- 過程中避免軀幹過度擺盪代償，專注於目標肌群的收縮感受以維持足夠的張力刺激。
- 避免雙手抓握寬度過大，導致整體動作範圍縮小影響目標肌群收縮強度，一般建議不要超過 1.5 倍的肩膀寬度。
- 引體向上對肌力需求門檻相對較高，必要時可配合彈力帶或健身房常見的輔助機台來減輕負荷，對於較為進階的個案可以配合腰帶增加負重，或請同伴協助扣住腳踝下拉增加訓練阻力。

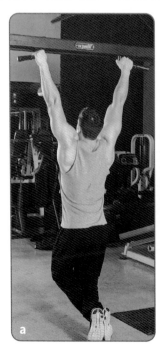
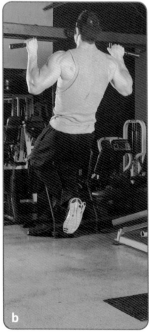

滑輪下拉

目標肌群 滑輪下拉主要針對背部肌群，其中又以背闊肌收縮感受最為明顯。

起始位置 調整適當負荷後裝上滑輪下拉專用握把，採取坐姿將膝蓋抵住靠墊保持軀幹穩定，雙手間距略大於肩寬，掌心朝前以正握方式抓住握把，身體微微後傾並保持下背中立或微微伸展，雙手自然伸直延展背部居群。

動作流程 收縮背部肌群將把手拉到上胸位置，過程中保持兩側肩胛骨內收下壓，同時手肘微微朝向背後，目標肌群完全收縮後反向回到起始位置。

訓練技巧
- 避免軀幹過度後傾，確實區分划船動作與滑輪下拉兩者肌肉的收縮方向差異。
- 過程中維持軀幹穩定避免前後擺盪代償，以確保目標肌群有足夠的收縮張力刺激。

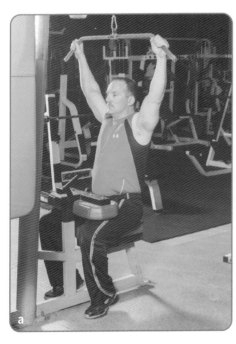
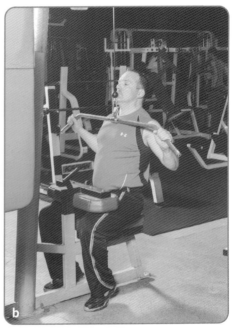

中立把位滑輪下拉

(目標肌群) 中立把位滑輪下拉主要針對背部肌群。

(起始位置) 調整適當負荷後裝上 V 型握把，採取坐姿將膝蓋抵住靠墊保持軀幹穩定，雙手掌心相對往上抓住握把，身體微微後傾並保持下背中立或微微伸展，雙手自然伸直延展背部肌群。

(動作流程) 收縮背部肌群將把手拉到上胸位置，下拉過程中保持兩側肩胛骨內收下壓，同時手肘微微朝向背後，感受背部肌群完全收縮後反向回到起始位置。

(訓練技巧)
● 避免軀幹過度後傾，確實區分划船動作與滑輪下拉兩者肌肉的收縮方向差異。
● 過程中維持軀幹穩定避免前後擺盪，過多的慣性代償會影響目標肌群應有的收縮刺激。

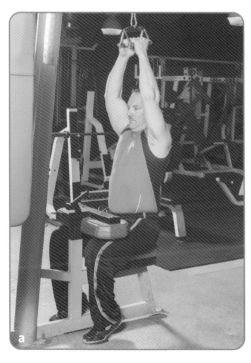
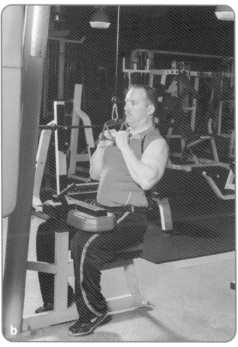

反握滑輪下拉

(目標肌群) 反握滑輪下拉主要針對背部肌群。

(起始位置) 調整適當負荷後裝上滑輪下拉專用握把，採取坐姿將膝蓋抵住靠墊保持軀幹穩定，雙手與肩同寬，掌心朝後往上抓住握把，身體微微後傾並保持下背中立或微微伸展，雙手自然伸直延展背部肌群。

(動作流程) 收縮背部肌群將把手拉到上胸位置，下拉過程中保持兩側肩胛骨內收下壓同時手肘微微朝向背後，當背部肌群完全收縮後反向回到起始位置。

(訓練技巧)
- 避免軀幹過度後傾，確實區分划船動作與滑輪下拉兩者肌肉的收縮方向差異。
- 過程中維持軀幹穩定避免前後擺盪，過多的慣性代償會影響目標肌群應有的收縮刺激。

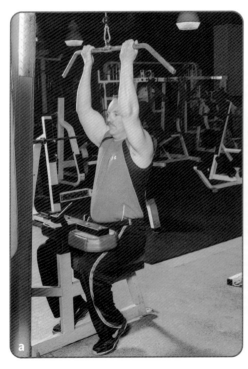
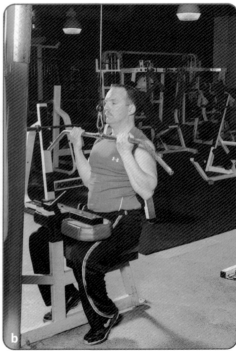

直臂滑輪下拉

目標肌群 直臂滑輪下拉主要針對背部肌群,特別以背闊肌收縮強度更為明確。

起始位置 將滑輪調整到適當高後連接短槓握把,採取站姿雙腳與肩同寬,膝蓋微彎,並收緊核心保持軀幹穩定,雙手掌心朝下抓住握把往前自然伸直延展背部肌群。

動作流程 收縮背部肌群將把手拉向大腿前側,過程中挺直軀幹維持核心穩定,感受背部肌群完全收縮後反向回到起始位置。

訓練技巧 ● 可以搭配拉繩、曲槓或環形把手等不同抓握方式,來增加肌肉收縮角度的變化性

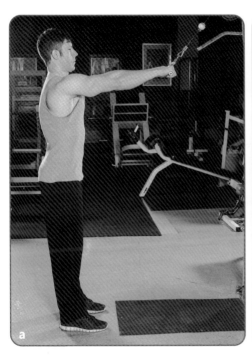
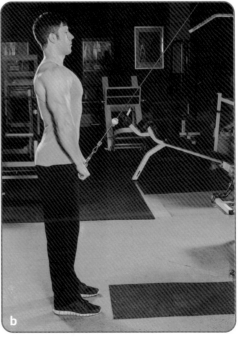

交叉滑輪下拉

(目標肌群) 交叉滑輪下拉主要針對背部肌群，其中以背闊肌的收縮感受更為
明確。

(起始位置) 將兩側滑輪調整到適當高度並連接環形把手，雙手掌心朝前分別
抓住兩側把手，在中心點採雙膝高跪姿，收緊核心維持軀幹穩
定，雙手自然伸直延展背部肌群準備開始動作。

(動作流程) 收縮背部肌群將把手拉向身體兩側，在最低點可以稍微翻轉前臂
增加收縮強度，過程中維持軀幹穩定中立，感受肌肉完全收縮後
反向回到起始位置。

(訓練技巧) ● 過程中保持手肘在額狀動作平面 (將人體切分成前後的平面，
意思就是雙手手肘只在身體兩側移動，不往身體前側或往後側
移動)，避免超出身體前方影響肌肉收縮走向。

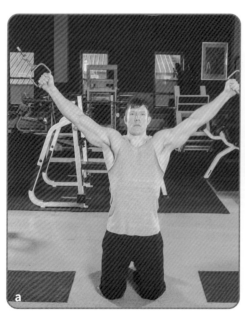
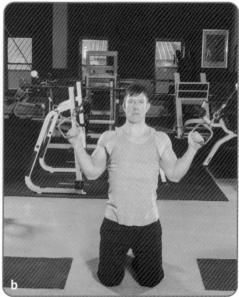

啞鈴上斜胸推

(目標肌群) 啞鈴上斜胸推主要針對胸部肌群，其中以上胸部收縮感受較為明顯，同時也包含前三角肌與肱三頭肌的參與。

(起始位置) 將健身長椅調整到上斜約 30 度左右，採仰臥姿勢雙腳踩穩地面，抓起適當負重的啞鈴後雙手拳眼相對，將手肘側抬到肩線水平，讓啞鈴置於腋下上方做準備。

(動作流程) 雙手同時將啞鈴往上集中推起，到達頂點時可以互相靠攏輕碰，主要重心與收縮感受必須集中在上胸位置並避免肘關節完全鎖死，感受肌肉完全收縮後再反向回到起始位置。

(訓練技巧)
- 過程中保持手肘往外撐開，以維持胸部肌群的收縮強度。
- 上推的過程可以想像倒 V 型的動作軌跡將啞鈴往中間集中，加強目標肌群收縮的完整度。
- 過程中頭部、背部到臀部須貼住椅墊，避免不必要的肌肉代償。
- 到頂點時避免肘關節完全伸直鎖死，保持微彎讓目標肌群能夠維持收縮張力。

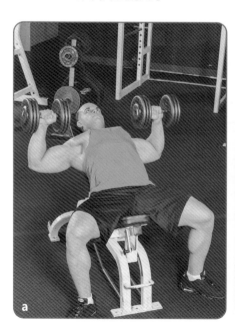
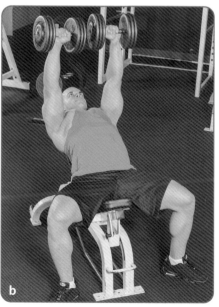

啞鈴下斜胸推

（目標肌群） 啞鈴下斜胸推主要針對胸部肌群，其中以下胸部收縮感受較為明顯，同時也包含前三角肌與肱三頭肌的參與。

（起始位置） 仰臥在下斜板上並用雙腳扣住靠墊維持穩定，雙手抓起適當負重的啞鈴後拳眼相對，手肘側抬到肩線水平讓啞鈴置腋下正上方。

（動作流程） 雙手同時將啞鈴往上集中推起，到達頂點時可以互相靠攏輕碰，負荷重心與收縮感受必須集中在下胸位置並避免肘關節完全鎖死，感受肌肉完全收縮後再反向回到起始位置。

（訓練技巧）
- 過程中保持手肘往外撐開以維持胸部肌群的收縮強度。
- 上推的過程可以想像倒 V 型的動作軌跡將啞鈴往中間集中，加強目標肌群收縮的完整度。
- 過程中頭部、背部到臀部須貼住椅墊，避免不必要的肌肉代償。
- 到頂點時避免肘關節完全伸直鎖死，保持微彎讓目標肌群能夠維持收縮張力。

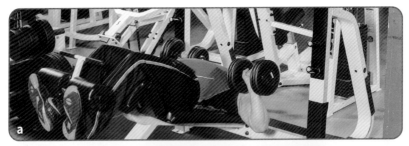

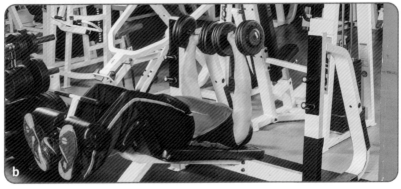

啞鈴臥推

目標肌群 啞鈴臥推主要針對胸部肌群，尤其以胸骨端的肌纖維收縮感受更為明確，同時也包含前三角肌與肱三頭肌的參與。

起始位置 仰臥平躺於長椅上雙腳踩穩地面，雙手抓起適當負重的啞鈴後拳眼相對，手肘側抬到肩線水平讓啞鈴置於腋下正上方。

動作流程 雙手同時將啞鈴往上集中推起，在最頂點時可以互相靠攏輕碰，負荷重心與收縮感受必須集中在胸線位置，並避免肘關節完全鎖死，感受肌肉完全收縮後再反向回到起始位置。

訓練技巧
- 過程中保持手肘往外撐開以維持胸部肌群的收縮強度。
- 上推的過程可以想像倒 V 型的動作軌跡將啞鈴往中間集中，加強目標肌群收縮的完整度。
- 過程中頭部、背部到臀部須貼住椅墊，避免不必要的肌肉代償。
- 到頂點時避免肘關節完全伸直鎖死，保持微彎讓目標肌群能夠維持收縮張力。

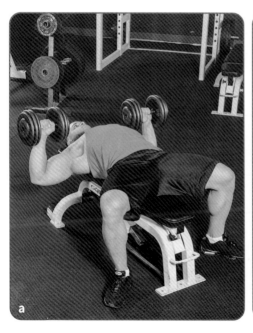
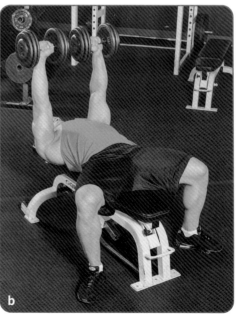

a b

槓鈴上斜胸推

(目標肌群) 槓鈴上斜胸推主要針對胸部肌群，特別以上胸部的肌纖維收縮感
受最為明確，同時也會明顯感受到前三角肌與肱三頭肌的參與。

(起始位置) 仰躺在約 30-40 度的斜板上雙腳踩穩地面，雙手間距略大於肩寬
以正握方式抓住槓鈴，將槓鈴移動到上胸位置做準備。

(動作流程) 雙手將槓鈴直接推往上胸正上方，過程中必須穩定收縮控制，讓
槓鈴重心維持在上胸部的位置，在最頂點避免肘關節完全伸直鎖
死，接著再反向放下槓鈴回到起點。

(訓練技巧) ● 過程中必須保持雙手手肘向外撐開。
● 過程中頭部、背部到臀部須貼住椅墊，避免不必要的肌肉代償。
● 到頂點時避免肘關節完全伸直鎖死，保持微彎讓目標肌群能夠
維持收縮張力。

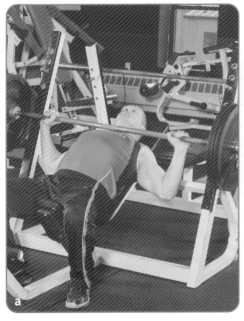
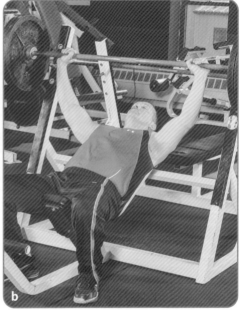

槓鈴臥推

目標肌群　槓鈴臥推主要針對胸部肌群，特別以胸骨端的肌纖維收縮感受最為明確，同時也會明顯感受到前三角肌與肱三頭肌的參與。

起始位置　仰臥平躺於長椅上雙腳踩穩地面，雙手間距略大於肩寬以正握方式抓住槓鈴，將槓鈴移動到胸線位置做準備。

動作流程　收縮目標肌群帶動雙手將槓鈴垂直往上推起，槓鈴重心必須集中在胸部中段的肌纖維上，在頂點避免肘關節完全伸直鎖死，接著反向放下槓鈴回到起始位置。

訓練技巧
- 過程中必須保持雙手手肘向外撐開。
- 過程中頭部、背部到臀部須貼住椅墊，避免不必要的肌肉代償。
- 到頂點時避免肘關節完全伸直鎖死，保持微彎讓目標肌群能夠維持收縮張力。

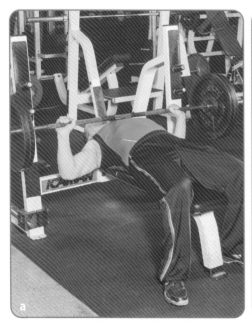
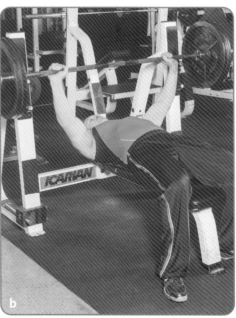

槓鈴下斜胸推

目標肌群 槓鈴下斜臥推主要針對胸部肌群,特別以下胸部的肌纖維收縮感受度更加明確,同時也會明顯感受到前三角肌與肱三頭肌的參與。

起始位置 仰臥在下斜板上雙腳勾住靠墊固定軀幹,雙手略大於肩寬以正握方式抓住槓鈴,並將槓鈴移動到下胸位置做準備。

動作流程 收縮目標肌群帶動雙手將槓鈴垂直往上推起,槓鈴重心必須穩定控制在下胸部的肌纖維上,在頂點避免肘關節完全伸直鎖死,接著再反向放下槓鈴回到起始位置。

訓練技巧
- 過程中必須保持雙手手肘向外撐開。
- 過程中頭部、背部到臀部須貼住椅墊,避免不必要的肌肉代償。
- 到頂點時避免肘關節伸直鎖死,保持微彎讓目標肌群維持收縮張力。

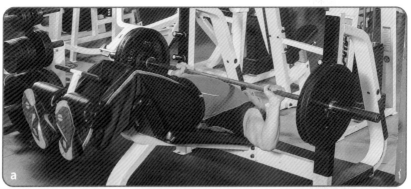

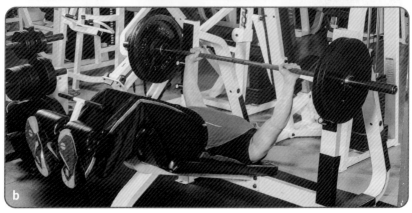

器械上斜胸推

| 目標肌群 | 器械上斜胸推主要針對胸部肌群,特別以上胸部的肌纖維收縮感受最為明確,同時也會明顯感受到前三角肌與肱三頭肌的參與。 |

目標肌群 器械上斜胸推主要針對胸部肌群,特別以上胸部的肌纖維收縮感受最為明確,同時也會明顯感受到前三角肌與肱三頭肌的參與。

起始位置 調整座椅高度使胸推角度往斜上約 40 度左右,並讓握把對齊上胸高度 (若座椅可調),雙手與肩同寬以正握方式掌心朝下抓住握把,並將雙手手肘適度往外撐開。

動作流程 收縮目標肌群將把手推向斜上方,過程中軀幹貼緊椅背維持穩定,在頂點保持手肘微彎避免關節完全伸直鎖死,感受肌肉充分收縮後再反向回到起始位置。

訓練技巧
● 依照機台類型不同,可以針對上斜胸推調整適當的座椅角度,必須確保握把活動軌跡與上斜胸推的方向一致,才能提供目標肌群最完整的收縮刺激。

● 過程中雙手手肘向外撐開,確保在適當的活動平面完成胸推動作。

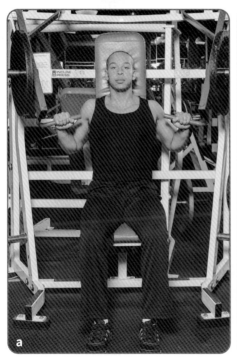
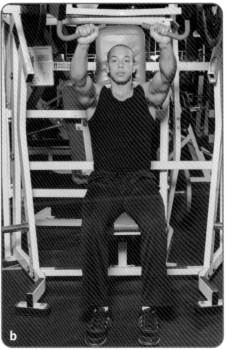

a

b

器械胸推

(目標肌群) 器械胸推主要針對胸部肌群，特別以胸骨端的肌纖維收縮感受最為明確，同時也會明顯感受到前三角肌與肱三頭肌的參與。

(起始位置) 調整適當座椅高度讓握把對齊胸線水平，雙手與肩同寬以正握方式掌心朝下抓住握把準備開始。

(動作流程) 收縮目標肌群雙手同時往前推動握把，過程中避免手肘完全伸直鎖死，感受肌肉充分收縮後再反向回到起始位置。

(訓練技巧) ● 手肘位置過低會影響動作軌跡與目標肌群的收縮角度，過程中必須將雙手手肘向外撐開，使上臂與地面接近平行。

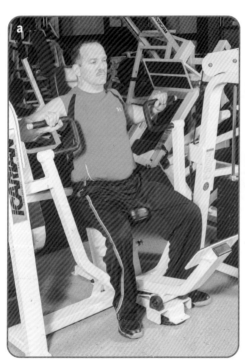
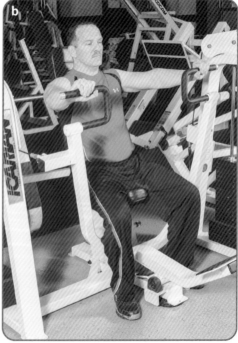

啞鈴仰臥飛鳥

目標肌群	啞鈴仰臥飛鳥主要針對胸部肌群胸骨端的肌纖維，相較於胸推更能明顯孤立胸部肌群收縮，同時也包含前三角肌的參與。

起始位置	雙手抓起適當負荷的啞鈴仰臥在長椅上，雙腳踩穩地面後，雙手外展在身體兩側使上臂平行於長椅平面，雙手掌心朝上手肘微彎不鎖死保持肌肉收縮張力。

動作流程	收縮目標肌群帶動雙臂水平內收，將啞鈴以半圓弧的軌跡往上往中間靠攏，在頂點可以輕輕互相碰觸並將重心維持在胸部肌肉上方，接著再以相同軌跡反向回到起始位置。

訓練技巧
- 保持整體手臂微彎避免完全伸直鎖死關節。
- 向心舉起啞鈴時可以想像抱住一顆海灘球的意象，有助於維持適當的弧形動作軌跡。
- 過程中頭部、背部到臀部須貼住椅墊，避免不必要的肌肉代償。
- 在起始位置須維持肌肉張力，避免肩關節過度外展導致運動傷害。

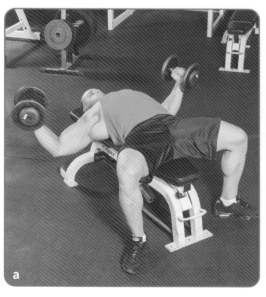
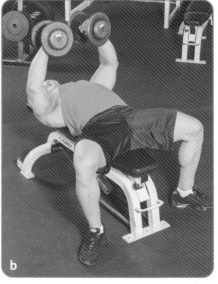

啞鈴上斜飛鳥

目標肌群 啞鈴上斜飛鳥主要針對胸部肌群,特別以上胸部的肌纖維收縮感受最為明確,相較於上斜胸推更能有效孤立上胸部的肌肉,同時也會需要前三角肌的參與。

起始位置 調整長椅上斜約 40 度採取仰臥姿,並將雙腳踩穩地面,雙手抓起適當負重的啞鈴,並往身體兩側張開外展使上臂與長椅高度平行,雙手掌心朝上同時保持肘關節微彎不鎖死。

動作流程 收縮目標肌群帶動雙臂水平內收,將啞鈴以半圓弧的軌跡往上往中間靠攏,在頂點可以輕輕互相碰觸並將重心維持在上胸部的肌肉上,接著再以相同軌跡反向回到起始位置。

訓練技巧
- 保持整體手臂微彎避免完全伸直鎖死關節。
- 向心舉起啞鈴時可以想像抱住一顆海灘球的意象,有助於維持適當的弧形動作軌跡。
- 過程中頭部、背部到臀部須貼住椅墊,避免不必要的肌肉代償。
- 在起始位置須維持肌肉張力,避免肩關節過度外展導致運動傷害。

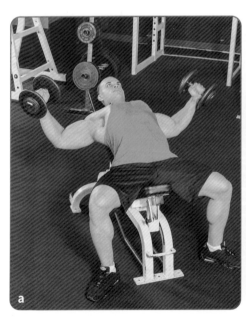
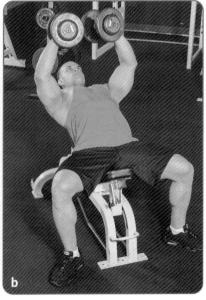

蝴蝶機夾胸訓練

目標肌群 蝴蝶機夾胸訓練主要針對胸部肌群,同時也會包含前三角肌的參與。

起始位置 調整適當負荷與座椅高度,坐下後雙手掌心朝前抓住握把,背部挺直貼緊椅背,雙手手肘微彎準備開始動作。

動作流程 收縮目標肌群帶動雙手同時水平內收做出夾胸動作,雙手在胸口前方互相靠攏輕碰後,再反向回到起始位置。

訓練技巧 ● 許多不同類型的機台或輔助器材都可以達成夾胸的動作模式,讀者可以依照個人目標與偏好選擇適當的訓練方式。

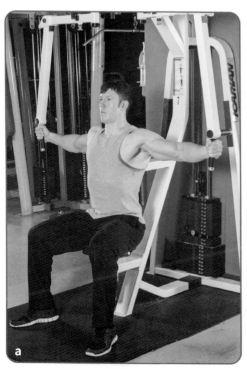
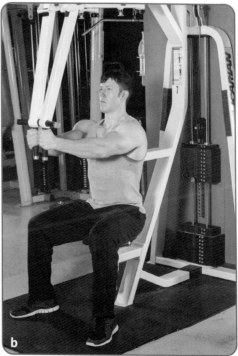

滑輪飛鳥

目標肌群 滑輪飛鳥主要針對胸部肌群，特別以胸骨端的肌纖維收縮感受最為明確，其中也包含前三角肌的參與。

起始位置 調整適當負荷與兩側滑輪高度，雙腳前後分開站穩並將上半身微微前傾，雙手往兩側張開與地面平行後抓住握把準備開始。

動作流程 保持核心與軀幹穩定後，收縮目標肌群帶動雙手以半圓弧的軌跡水平內收往中間靠攏，將兩側把手拉到接近腰部水平的高度，並感受內側胸骨端的肌纖維收縮，接著再反向依相同軌跡回到起始位置。

訓練技巧
- 過程中肘關節必須盡可能保持微彎且固定的角度，多餘的屈伸動作反而容易混淆飛鳥與胸推的肌肉收縮差異。
- 向心往內夾胸時可以想像抱住一顆海灘球的意象，有助於維持適當的弧形動作軌跡。

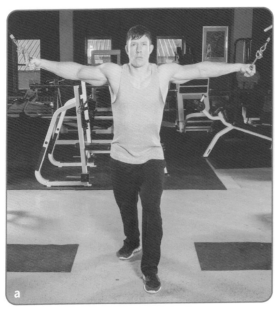
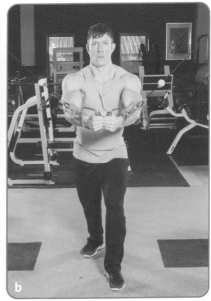

雙槓撐體

(目標肌群) 雙槓撐體主要針對胸部肌群，特別以下胸部的肌纖維收縮感受最
為明確，同時也包含前三角肌與肱三頭肌的參與。

(起始位置) 雙手呈中立位抓住雙槓，往上撐直讓身體懸空同時微微屈髖屈
膝，保持身體穩定後準備開始動作。

(動作流程) 控制軀幹使重心微微前傾，雙手手肘向外撐開，穩定屈曲關節放
下身體，過程中專注感受胸部肌群的離心延展，接著再反向撐起
身體回到起始位置。

(訓練技巧) ● 初學者可以請同伴協助扶住雙腳減輕負荷來增加反覆次數，或
使用附設輔助踏板的雙槓撐體機台來完成。
● 進階者可以用雙腳扣住啞鈴來增加額外負重。

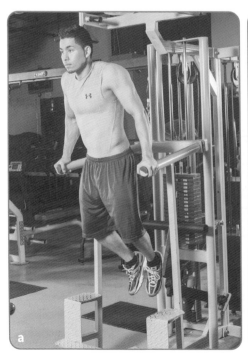
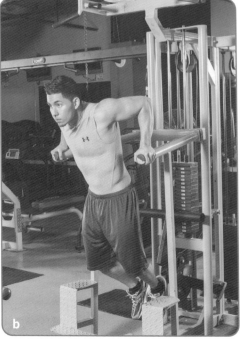

73

捲腹運動

(目標肌群) 捲腹運動主要針對腹部肌群，特別以上腹部的肌肉收縮感受更為明顯。

(起始位置) 仰臥在地面屈膝踩穩雙腳，穩定核心肌群讓下背貼住地面，雙手在胸前交叉準備開始動作。

(動作流程) 收縮上腹部肌群讓肩膀離開地面使胸口靠往膝蓋方向，過程中保持下背部平貼地面並維持脊柱中立，感受上腹部肌肉完全收縮後再反向回到起始位置。

(訓練技巧) ● 放下身體時避免上背完全貼地，維持腹部肌群的收縮張力。
● 雙手可以抱住啞鈴或藥球來增加捲腹的訓練強度。
● 勿將雙手抱在腦後，以免增加上肢肌肉代償與頸部傷害的風險。

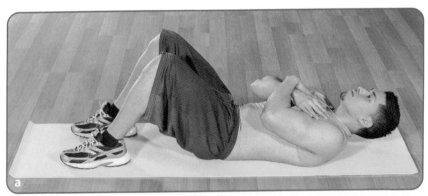

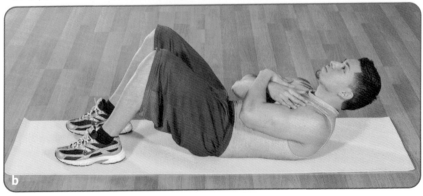

反向捲腹

(目標肌群) 反向捲腹主要針對腹部肌群,特別以下腹部肌肉收縮感受更明確。

(起始位置) 仰臥在地面並將雙手放在身體兩側維持穩定,雙腳屈髖屈膝讓臀部微微離開地面準備開始動作。

(動作流程) 收縮下腹部肌群帶動骨盆收往胸口方向,過程中上背貼緊地面,盡可能將臀部抬離地面,感受肌肉完全收縮後再反向回到起始位置。

(訓練技巧)
- 過程中上背須盡量維持穩定,將活動範圍集中在腰椎與骨盆區段。
- 除了抬高臀部,更要專注於骨盆後傾捲向肚臍的動作控制,藉此加強下腹部肌群的收縮感受。
- 離心下放時避免臀部碰觸地面以維持下腹部肌肉張力。
- 進階者可以用雙腿夾住藥球來增加訓練強度。

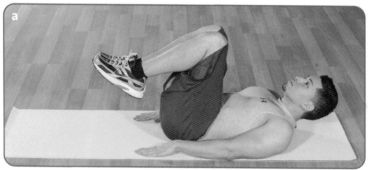

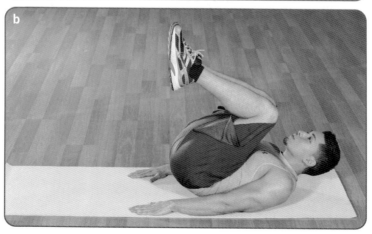

單車捲腹

(目標肌群) 單車捲腹主要針對腹部肌群。

(起始位置) 採坐姿以臀部著地,保持雙腳和軀幹離地約 30 度角左右,雙手放在耳際準備開始動作。

(動作流程) 斜向收縮左側腹部肌群讓左膝與右肘互相靠攏,反向回到起始位置的同時順勢收縮右側腹部肌群,使右膝與左肘相互靠攏,配合穩定節奏如踩踏單車般協調互換左右側的肌肉收縮。

(訓練技巧) ● 避免雙手扣住腦後,該動作會增加頸部壓力與傷害風險。
● 避免刻意追求動作速度,應維持相對穩定協調的訓練節奏,將注意力集中在目標肌群的控制與收縮感受。

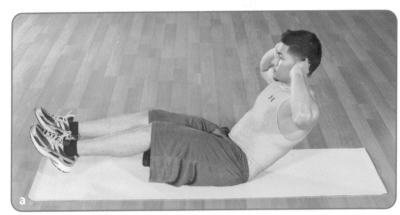

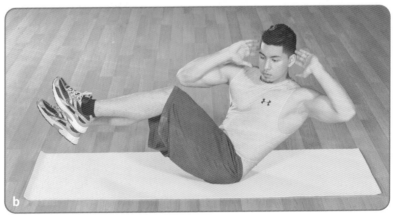

羅馬椅側捲腹

(目標肌群) 羅馬椅側捲腹主要針對側腹部肌群。

(起始位置) 側身坐上羅馬椅並將雙腳抵住靠墊固定下肢，上手手肘向外撐開並將手指輕輕搭住同側太陽穴，下手扶在同側髖部上方，感受側腹部肌群延展準備開始動作。

(動作流程) 收縮側腹部肌群帶動上手手肘往同側髖部靠近，感受目標肌群完全收縮再反向回到起始位置，完成單邊反覆次數後左右互換重複執行。

(訓練技巧) ● 初學者下手可以撐住髖部靠墊協助軀幹維持穩定。

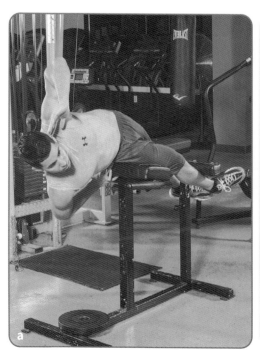
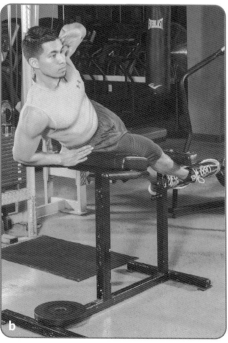

抗力球捲腹

(目標肌群) 抗力球捲腹主要針對腹部肌群。

(起始位置) 坐在抗力球上，雙腳往前移動讓球順勢滑到下背位置，穩定支撐後，上背部往下靠到球面延展腹部肌群，雙手放交叉在胸前準備開始動作。

(動作流程) 收縮目標肌群帶動脊椎屈曲，將上背部和肩膀盡可能抬離球面，感受上腹部肌群完全收縮後再反向回到起始位置。

(訓練技巧)
● 抗力球的支撐點越靠近臀部，捲腹動作的強度也會隨之提升；相對地，支撐點越接近上背部，則越容易完成捲腹動作。

● 過程中必須保持下背部穩定貼住球面，避免屈髖肌群代償影響腹部肌群的收縮強度。

● 保持髖關節在固定的角度，以確保抗力球在過程中不會有過多的位移。

● 雙手可以抱住啞鈴或藥球等負重，來增加捲腹的訓練強度。

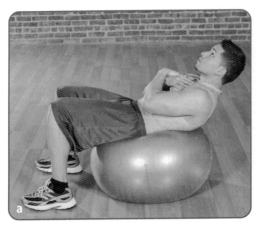
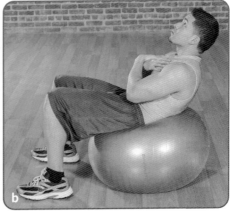

滑輪跪姿捲腹

目標肌群 滑輪跪姿捲腹主要針對腹部肌群,特別以上腹部的肌肉收縮感受最為明確。

起始位置 調整適當負重並連接拉繩(或環形把手),雙手抓住拉繩後雙腳呈跪姿,將手肘抬高到耳際高度並挺直軀幹準備開始動作。

動作流程 保持肩關節固定並收縮上腹部肌群將帶動手肘靠向膝蓋,過程中盡可能保持下背部穩定避免腰椎產生過多活動,當目標肌群完全收縮後再反向回到起始位置。

訓練技巧 ● 捲腹動作範圍必須以上腹部區段為主,保持髖關節與下背穩定以避免屈髖肌群的代償。

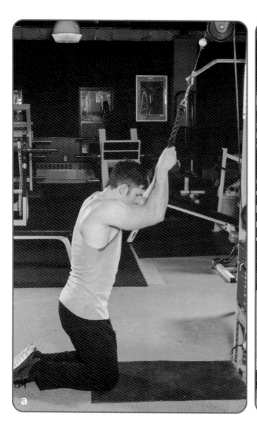
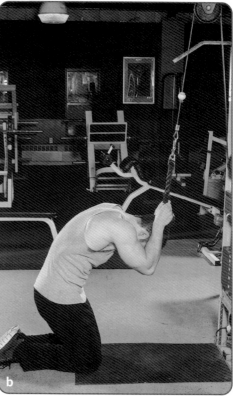

滑輪跪姿斜向捲腹

（目標肌群）滑輪跪姿斜向捲腹主要針對腹內外斜肌。

（起始位置）調整適當負重並連接拉繩（或環形把手），雙手抓住拉繩後雙腳呈跪姿，將手肘抬高到耳際高度後挺直軀幹準備開始動作。

（動作流程）收縮單邊側腹肌群帶動手肘靠向對側膝蓋，反向回到起始位置後收縮對側腹部肌群靠向另一側膝蓋，以穩定的節奏左右交替捲腹，過程中保持下背部穩定直到完成該組反覆次數。

（訓練技巧）● 斜向捲腹的動作範圍必須控制在上腹與側腹部區段，保持髖關節與下背穩定以避免屈髖肌群的代償。

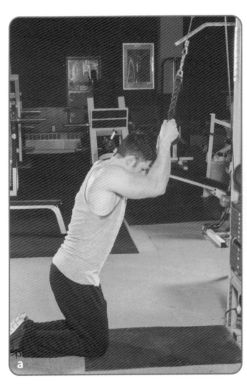
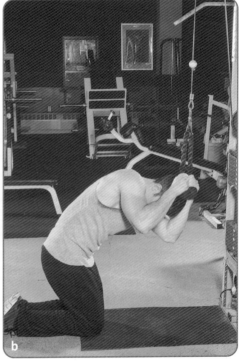

捲腹碰腳尖

[目標肌群] 捲腹碰腳尖主要針對腹部肌群，特別以上腹部區段的肌肉收縮感受最為明確。

[起始位置] 仰臥在地面並將雙手雙腳往上伸直與地面垂直。

[動作流程] 收縮上腹部肌群將指尖盡可能靠向腳尖，過程中下背部貼緊地面並保持脊柱中立，上腹部肌群完全收縮後再反向回到起始位置。

[訓練技巧]
- 過程中微微收起下顎保持頸部穩定，減少頸部肌群的代償與傷害風險。
- 進階者可以雙手抓住啞鈴或藥球來增加動作強度。

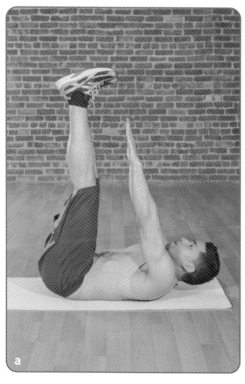
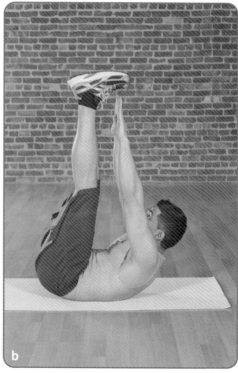

a

b

棒式

(目標肌群) 棒式主要針對深層核心肌群。

(起始位置) 俯臥在地面以前臂和腳尖撐起軀幹並保持脊柱中立。

(動作流程) 過程中收緊核心肌群，保持身體中軸在同一水平線上，配合腳尖
與前臂控制平衡維持適當的等長收縮時間，再放鬆回到地面稍作
休息，隨著核心肌耐力提升可以逐步增加持續時間。

(訓練技巧)
- 過程中必須專注於核心肌群穩定收縮，保持脊柱中立避免過度
屈伸或塌陷的情形。
- 盡可能以能穩定維持 60 秒以上為訓練目標。
- 進階者可以採單腳支撐來增加動作強度。
- 進階者可以搭配 BOSU 球或抗力球等不穩定平面來提高棒式強
度。

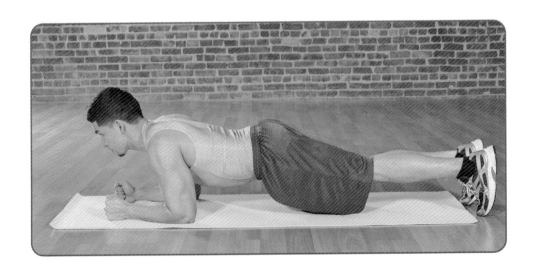

側棒式

腹部

(目標肌群) 側棒式主要針對深層核心肌群，特別以側腹部區段的收縮感受最為明確。

(起始位置) 側臥在地面以下手前臂和下腳腳掌外緣撐起軀幹，雙腳互相重疊並維持脊柱穩定中立。

(動作流程) 右手上臂垂直支撐在肩關節正下方，左手肘屈曲 90 度搭在髖部，在預定時間內維持核心肌群穩定收縮，完成後再換到另一側重複動作。

(訓練技巧)
- 過程中必須專注於核心肌群穩定收縮，保持脊柱中立避免過度側彎或塌陷的情形。
- 下肢主要以腳掌外緣支撐而非腳底。
- 盡可能以能穩定維持 60 秒以上為訓練目標。
- 進階者可以嘗試下方支撐手伸直，並以手掌撐地來提高難度。
- 進階者可以搭配 BOSU 球或抗力球等不穩定平面來提高側棒式的訓練強度。

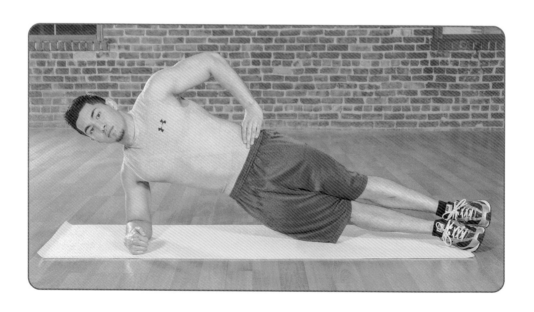

懸吊收腿運動

目標肌群 懸吊收腿運動主要針對腹部肌群。

起始位置 雙手略大於肩寬，掌心朝前正握抓住單槓，穩定軀幹後雙腳微微
屈膝讓身體懸空準備開始。

動作流程 收縮腹部肌群與屈髖肌群將大腿收往腹部，同時帶動骨盆後傾讓
肌肉完全收縮，膝蓋收到頂點後再反向回到起始位置，進階者可
以將膝蓋伸直以直腿方式增加動作強度。

訓練技巧
- 專注於骨盆後傾捲向肚臍的動作控制，可以增加下腹部肌群的
  收縮感受。
- 初學者可以搭配懸吊腹部拉力帶來減輕雙手握力負荷。
- 過程中保持軀幹上段穩定避免透過身體甩動代償來完成動作。

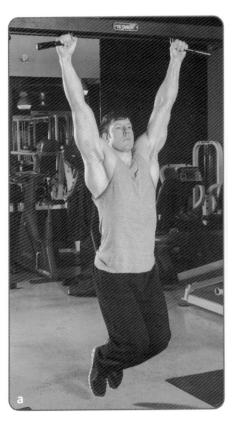
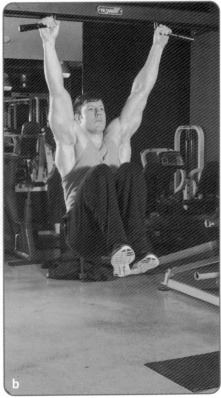

俄羅斯轉體運動

目標肌群 俄羅斯轉體運動主要針對腹內外斜肌。

起始位置 坐在地上保持上半身離地約 40 度角，雙腳屈膝約 40 度角並微微懸空，雙手抓住適當負重的藥球在腹部作準備。

動作流程 收縮側腹部肌群帶動上半身將藥球轉到其中一側，回到起始位置後順勢收縮對側肌群轉到另一側，過程中下半身維持穩定並以固定節奏左右協調交替完成預定的反覆次數。

訓練技巧
- 避免肩膀或髖部的旋轉代償，專注於腹部肌群的收縮控制。
- 視線跟著藥球方向有助於提升轉體動作的協調性。

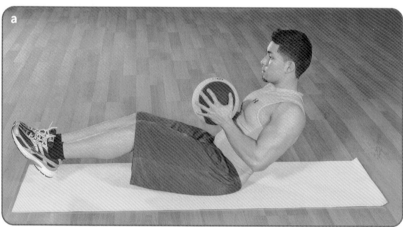

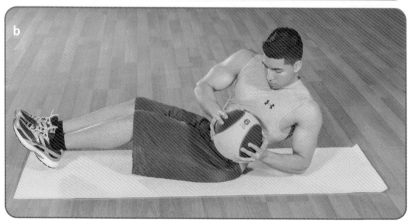

滑輪側彎運動

(目標肌群) 滑輪側彎運動主要針對腹內外斜肌。

(起始位置) 調整適當滑輪高度後連接環形把手，側身面對滑輪並用單手抓住握把，往對側移動一小步讓纜繩承受張力，雙腳與肩同寬並保持膝蓋微彎不鎖死，收緊核心挺直軀幹準備開始動作。

(動作流程) 收縮側腹部肌群帶動腰椎往滑輪對向側彎，感覺肌肉完整收縮後再反向回到起始位置，過程中保持核心穩定收縮，完成單邊反覆後左右互換重複執行。

(訓練技巧) ● 側彎動作僅侷限在腰椎活動，過程中髖關節維持穩定避免出現代償動作。

● 側彎的動作範圍以身體額狀面為主，避免軀幹出現前傾或後傾動作。

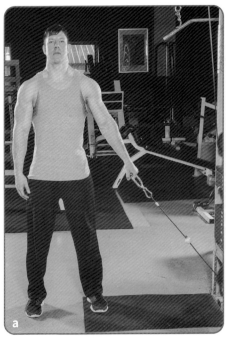

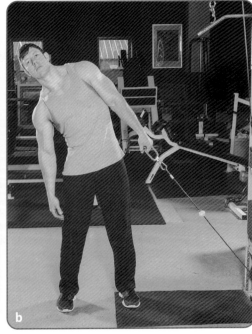

滑輪伐木運動

目標肌群 滑輪伐木運動主要針對腹內外斜肌。

起始位置 將滑輪調整到適當高度(接近胸口水平,或依照不同收縮方向需求調整到高位或低位),側身面對滑輪並用雙手抓住纜繩末端,雙腳與肩同寬並保持膝蓋微彎不鎖死,取好適當距離讓雙手在身體同側延展目標肌群。

動作流程 收縮側腹肌群帶動雙手畫過身體中線到對側(如同伐木動作),過程中維持下肢與骨盆穩定,目標肌群完全收縮後再反向回到起始位置,完成單邊反覆次數後左右交換重複上述動作。

訓練技巧 ● 保持內外斜肌穩定收縮控制腰椎旋轉,避免出現髖關節與骨盆的代償動作。

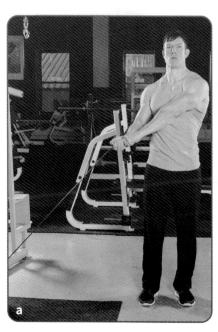

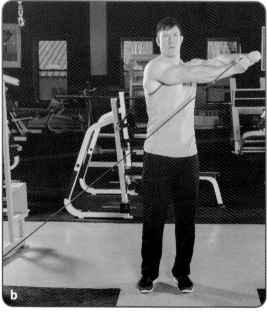

槓鈴腹輪運動

【目標肌群】 槓鈴腹輪運動主要針對腹部肌群。

【起始位置】 在槓鈴兩端裝上直徑較小且具備足夠支撐力的槓片 (例如 5 磅)，採跪姿雙手與間同寬，掌心朝下以正握方式抓住槓鈴，調整距離讓肩膀在槓鈴後方，抬高臀部並收緊核心肌群準備開始。

【動作流程】 固定膝蓋位置並保持核心穩定，在可控制的範圍內雙手推動槓鈴往前滾出，在腹部肌群承受適當張力後反向回到起始位置。

【訓練技巧】
- 盡可能減少髖關節活動以確保腹部肌群有足夠的收縮張力。
- 腹部肌群的向心階段主要在往後回到起始位置的過程中，往前滑出時會離心延展腹部肌群。
- 可依個人習慣使用其他類型的腹部滾輪器材來替代。

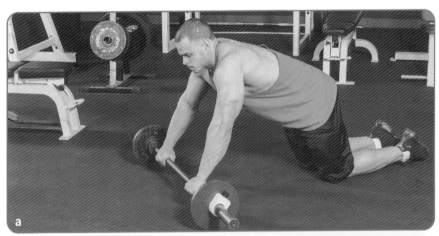

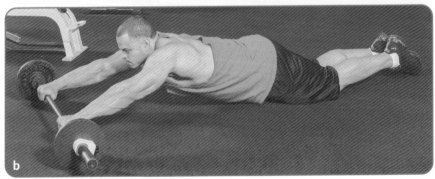

肩部與上肢肌群
訓練動作

本章主要針對肩部與上肢肌群訓練動作作說明與示範。相較於核心與下肢肌群，上肢與肩部肌群經常是多數人第一眼關注的重點部位，因此也是許多人訓練的目標肌群。肩部肌群的肌肉量是打造倒 V 身形不可或缺的區塊，而肱二頭肌與肱三頭肌則是展現臂力與肌肉線條最關鍵的部位。

　練習前務必詳閱動作解說內容，並搭配圖解來確保姿勢正確，每項動作都會附上技巧補充來強化動作表現，切記！所有動作本身都只是促進特定肌群肌肉發展眾多的訓練方式之一，如果對該動作有所疑慮或訓練過程會誘發特定不適症狀，可以選擇功能相近的動作來替代。

槓鈴肩推

(目標肌群) 槓鈴肩推主要針對肩部肌群，特別以前三角肌收縮感受最為明確，其中也包含上斜方肌與肱三頭肌的參與。

(起始位置) 將槓鈴放置於蹲舉架的適當高度，雙腳與肩同寬採站姿，以正握方式抓起槓鈴置於上胸位置準備開始。

(動作流程) 收縮目標肌群將槓鈴垂直往上推至頭頂上方，在頂點維持穩定收縮後反向回到起始位置。

(訓練技巧)
- 盡可能保持手肘朝前以矢狀面 (將人體切分成左右的平面) 活動為主，避免肘關節過度內外翻。
- 在沒有蹲舉架的情況下可將槓鈴從地面上膊到起始位置。
- 坐姿版本的槓鈴肩推可以減少下肢肌群的輔助，增加目標肌群的收縮刺激強度。

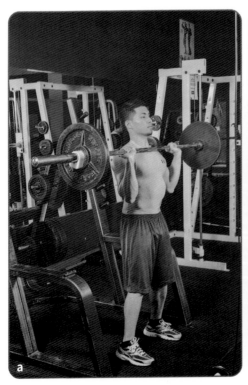
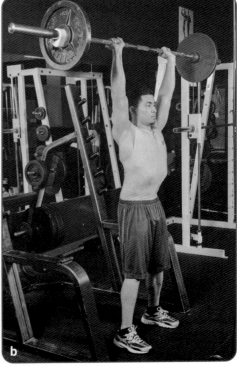

啞鈴肩推

(目標肌群) 槓鈴肩推主要針對肩部肌群，特別以前三角肌收縮感受最為明確，其中也包含上斜方肌與肱三頭肌的參與。

(起始位置) 坐在長椅邊緣，雙手個別抓住適當負重的啞鈴，掌心朝前置於肩部高度準備開始。

(動作流程) 收縮目標肌群將啞鈴垂直往上往中間推起集中，在頂點維持肌肉穩定收縮後，再反向回到起始位置。

(訓練技巧) ● 以倒 V 形的軌跡將啞鈴往上推起集中，避免啞鈴過度往後或往外位移而增加肩關節韌帶負擔。

● 啞鈴肩推也可以採取站姿訓練，但必須適當控制下肢肌群輔助，以免減少目標肌群的收縮強度。

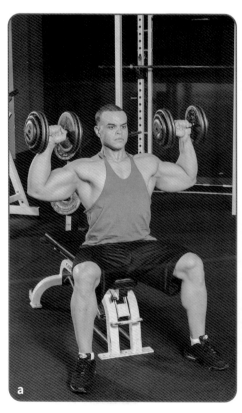
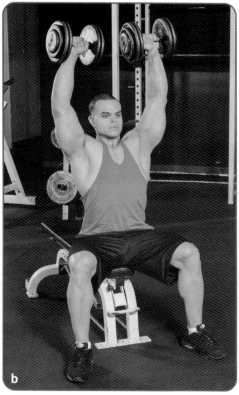

器械肩推

目標肌群 器械肩推主要針對三角肌群，特別以前三角肌收縮感受最為明確，其中也包含上斜方肌與肱三頭肌的參與。

起始位置 調整適當座椅高度後，採坐姿將背部平貼椅墊維持軀幹穩定，調整適當負荷後以正握方式雙手掌心朝前抓住握把，手肘向外撐開保持雙手間距略大於肩寬準備開始動作。

動作流程 收縮目標肌群將把手垂直往上推過頭頂，過程中雙手手肘向外撐開以維持前臂垂直於地面，雙手伸直後再反向離心回到起始位置。

訓練技巧
- 在頂點保持肘關節微彎不鎖死，以維持目標肌群適當的收縮張力。
- 過程中手肘向外撐開，以維持肩推動作在適當的活動平面。

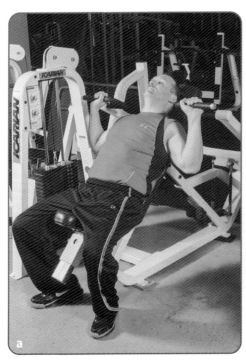
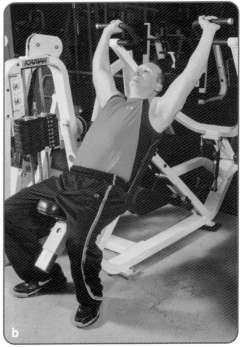

啞鈴側平舉

目標肌群 啞鈴側平舉主要針對中三角肌。

起始位置 坐在長椅邊緣挺直軀幹並維持核心穩定,雙手分別抓住適當重量的啞鈴自然懸垂於髖部兩側。

動作流程 收縮三角肌群帶動雙臂外展至肩線水平,過程中保持肘關節微彎不鎖死,並適度內轉上臂使啞鈴後側槓片略高於前側,讓目標肌群收縮更加完整,到頂點後再依相同動線穩定離心回到起始位置。

訓練技巧
- 側舉過程中想像如倒水般將啞鈴微微前傾,可以增加中三角肌的收縮強度。
- 避免側舉超過肩線水平以減少肩關節夾擠的風險。
- 啞鈴側平舉也可在站立姿勢下訓練,但要留意避免下肢力量代償,以確保目標肌群有足夠的收縮張力。

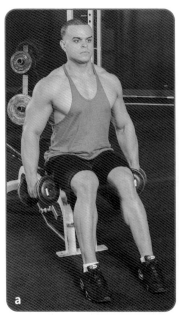
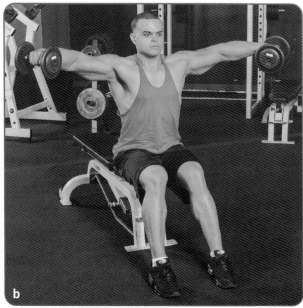

器械側平舉

目標肌群 器械側平舉主要針對中三角肌。

起始位置 調整適當座椅高度與負重後，面對機台坐下並將胸口貼住前方靠墊，雙手抓住兩側握把，並將前臂抵住靠墊準備開始動作。

動作流程 收縮目標肌群將上臂往兩側外展至肩線高度，過程中維持軀幹穩定，並將手肘向外撐開貼緊靠墊，到頂點後再依相同動線穩定離心回到起始位置。

訓練技巧 ● 避免側舉超過肩線高度，以減少肩關節夾擠的風險。

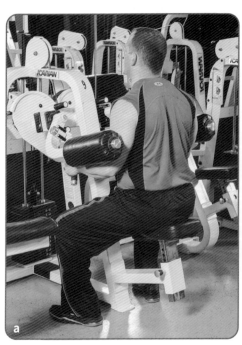
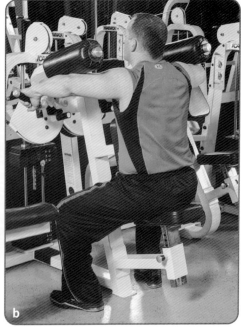

滑輪側平舉

目標肌群 滑輪側平舉主要針對中三角肌。

起始位置 將滑輪調整到適當位置並連接環形握把,側身面對滑輪以對側手抓住握把,雙腳與肩同寬並保持膝蓋微彎不鎖死,收緊核心維持軀幹穩定後準備開始動作。

動作流程 收縮目標肌群拉動把手畫過身體前方,將肩關節外展至水平高度,過程中保持手肘微彎不鎖死,在頂點感受肌肉穩定收縮後再反向回到起始位置,完成該側反覆次數後左右交換重複動作。

訓練技巧
- 側舉過程中可以配合倒水的意象轉動手臂讓小指略高於拇指,能夠帶給三角肌群更完整的收縮刺激。
- 避免側舉超過肩線高度以避免肩關節夾擠的傷害風險。
- 側舉過程中將動作軌跡確實保持在身體額狀面,讓中三角肌能獲得最完整的收縮刺激。

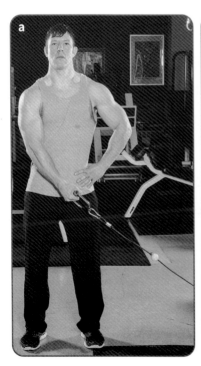
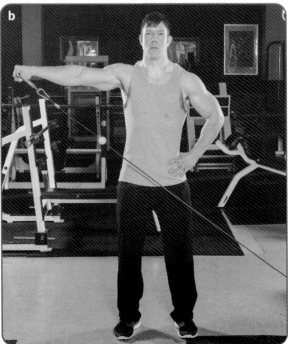

啞鈴坐姿反向飛鳥

目標肌群 啞鈴坐姿反向飛鳥主要針對後三角肌，採坐姿訓練方式會比站姿更能減低下背部的負擔。

起始位置 雙手抓住適當重量啞鈴後坐在長椅邊緣，屈髖前傾軀幹使上半身靠近雙腿，收緊核心保持脊柱中立，讓啞鈴自然懸垂於身體兩側。

動作流程 收縮目標肌群帶動肩關節水平外展，過程中保持手肘微彎並將啞鈴舉到上臂平行於地面的位置，在頂點維持穩定收縮後再反向回到起始位置。

訓練技巧
- 專注於目標肌群的穩定收縮，避免依賴身體慣性甩動代償來完成動作。
- 過程中將手肘向外撐開，讓動作維持在適當的活動平面，以確保目標肌群能獲得最大的收縮刺激。

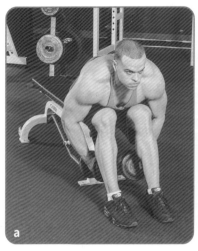

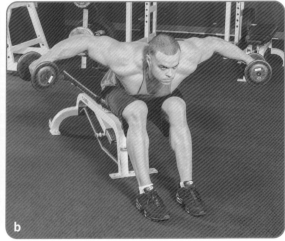

蝴蝶機反向飛鳥

目標肌群 蝴蝶機反向飛鳥主要針對後三角肌。

起始位置 調整適當座椅高度、握把活動範圍與負重後，面對機台採坐姿，並將胸口貼住前方靠墊維持穩定，雙手手肘微彎抓住握把準備開始動作。

動作流程 收縮目標肌群帶動肩關節水平外展，將握把從前方以半弧形軌跡拉到身體兩側，讓雙臂與肩部連成一線，感受肌肉完全收縮後再反向回到起始位置。

訓練技巧 ● 務必調整適當座椅高度，讓雙手在動作過程中能與地面維持平行。

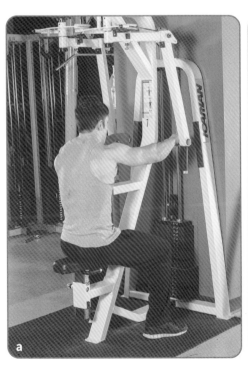
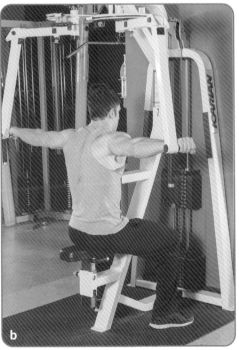

滑輪反向飛鳥

肩部

(目標肌群) 滑輪反向飛鳥主要針對後三角肌。

(起始位置) 將兩側滑輪調整到適當高度後，雙手分別抓住對側握把並在胸前交錯，從機台中間往後一兩步讓肌肉承受適當張力，雙腳與肩同寬，收緊核心準備開始動作。

(動作流程) 收縮目標肌群帶動雙手，同時將握把以半弧形軌跡向後拉到身體兩側，過程中保持肘關節微彎不鎖死，感受目標肌群完全收縮後再反向回到起始位置。

(訓練技巧) ● 過程中保持手肘微彎以減少肱三頭肌的參與，讓目標肌群有更完整的收縮刺激。
● 過程中保持軀幹穩定，避免依賴身體擺動的慣性代償來完成動作。

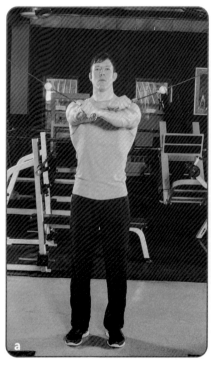
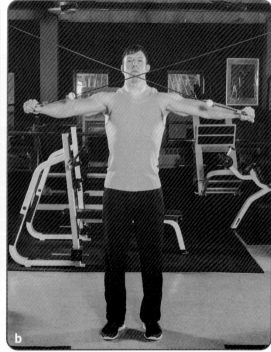

滑輪跪姿反向飛鳥

(目標肌群) 滑輪跪姿反向飛鳥主要針對後三角肌。

(起始位置) 調整適當滑輪高度與負重後側身面對滑輪採四足跪姿，靠滑輪近端手支撐地面維持穩定並用遠端手抓住握把，自然懸垂於身體下方準備開始動作。

(動作流程) 收縮目標肌群帶動肩關節水平外展，將把手拉到上臂與地面平行的位置，過程中肘關節微彎不鎖死並收緊核心維持軀幹穩定，在頂點感受肌肉完全收縮後再反向回到起始位置，完成該側反覆次數後左右互換重複上述動作。

(訓練技巧) ● 過程中手肘向外撐開以確保手臂在適當的活動平面完成動作，讓目標肌群有更完整的收縮刺激。

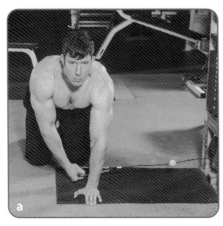
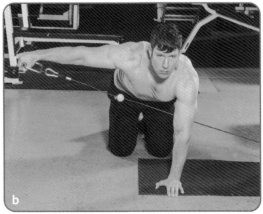

槓鈴直立上拉

目標肌群 槓鈴直立上拉主要針對中三角肌,同時也包含肱二頭肌的參與。

起始位置 雙手與肩同寬,以正握方式抓住槓鈴後自然懸垂於大腿前側,雙腳自然站立保持膝蓋微彎並收緊核心準備開始動作。

動作流程 收縮目標肌群帶動肩關節外展並屈曲手肘,將槓鈴沿著身體前側穩定上拉直到上臂與肩線平行,過程中避免手腕上升超越手肘高度,到頂點後再慢慢放下槓鈴回到起始位置。

訓練技巧
- 避免手肘側抬超出與地面平行的位置,以減少肩關節夾擠與旋轉肌袖損傷的風險。
- 過程中盡可能將槓鈴貼近身體以確保適當的動作軌跡。

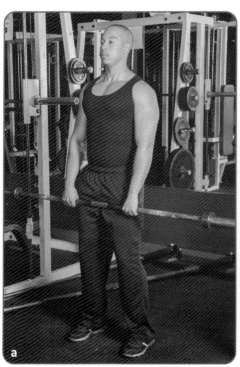 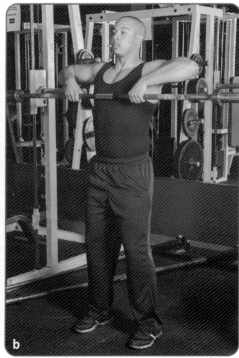

a

b

滑輪直立上拉

目標肌群 滑輪直立上拉主要針對中三角肌，同時也包含肱二頭肌與上斜方肌的參與。

起始位置 將滑輪調整到適當高度並連接拉繩 (或環形握把)，站在滑輪前方並保持雙腳與肩同寬，雙手抓住拉繩兩端，調整距離讓手臂在身體前方自然伸直，保持手肘與膝蓋微彎並收緊核心準備開始。

動作流程 收縮目標肌群帶動肩關節外展並屈曲手肘，將拉繩沿著身體前側穩定上拉直到上臂與肩線平行，過程中避免手腕上升超越手肘高度，到頂點後再慢慢放下拉繩回到起始位置。

訓練技巧
- 專注於手肘側抬的動作並保持手腕放鬆，以確保目標肌群能有完整的收縮刺激。
- 避免手肘側抬超過與地面平行的高度，以減少肩關節夾擠與旋轉肌袖損傷的風險。
- 過程中雙手盡可能貼近軀幹，以確保適當的動作活動平面。
- 滑輪直立上拉也可依個人需求使用短槓或 EZ 槓的握把。

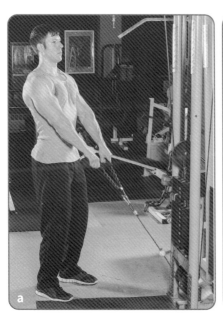
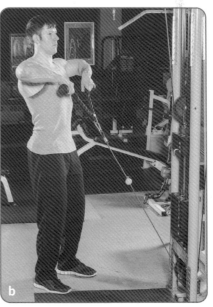

站姿啞鈴二頭彎舉

手臂二頭

目標肌群 站姿啞鈴二頭彎舉主要針對肱二頭肌。

起始位置 雙腳與肩同寬站立並保持膝蓋微彎不鎖死，雙手掌心朝前以反握抓住適當重量的啞鈴，收緊核心並讓雙臂自然懸垂於身體兩側。

動作流程 收縮目標肌群屈曲肘關節將啞鈴舉向肩部，過程中雙手手肘穩定貼緊軀幹以減少動作代償，在頂點感受肌肉完全收縮後再反向回到起始位置。

訓練技巧
- 可依個人習慣在起始位置讓拳眼朝前，接著在向心過程中配合前臂旋後回到反握把位。
- 過程中維持腕關節中立，避免多餘的屈伸動作。
- 二頭彎舉也可採坐姿方式，來減少軀幹擺動慣性的代償影響。

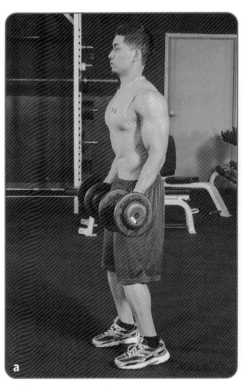
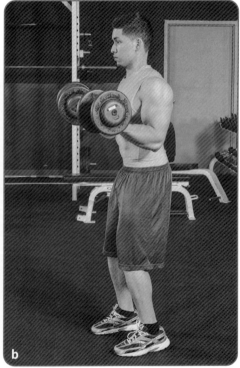

啞鈴上斜二頭彎舉

目標肌群 啞鈴上斜二頭彎舉主要針對肱二頭肌，同時由於斜板角度讓肩關節處於伸展擺位，因此對於肱二頭肌的長頭有更顯著的收縮刺激。

起始位置 將健身椅調整到上斜約 40 度角左右後，雙手抓起適當重量的啞鈴仰臥在躺椅上，讓雙手自然懸垂，並將掌心朝向前方準備開始動作。

動作流程 收縮目標肌群帶動肘關節屈曲將啞鈴舉向肩部，過程中保持上臂與手肘位置穩定不動，在頂點感受肌肉充分收縮後再反向回到起始位置。

訓練技巧
- 確保手肘維持在身體後方以維持肩關節的伸展擺位，讓肱二頭肌長頭能獲得更完整的收縮刺激。
- 過程中保持腕關節中立，避免出現過度屈伸的動作代償。

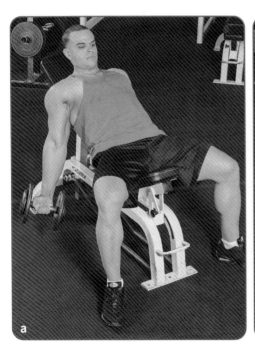
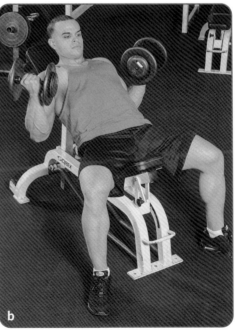

啞鈴斜板彎舉

目標肌群 啞鈴斜板彎舉主要針對肱二頭肌，特別以肱二頭肌短頭的收縮刺激更為顯著。

起始位置 單手抓起適當重量的啞鈴坐在斜板彎舉專用的訓練椅上，將上臂背側抵住前方靠墊，維持身體與肘關節的穩定後準備開始動作。

動作流程 收縮目標肌群屈曲肘關節將啞鈴舉起，過程中上臂貼緊靠墊維持動作穩定，在頂點感受肌肉完全收縮後再反向回到起始位置，完成該側反覆次數後左右交換重複上述動作。

訓練技巧
- 過程中訓練手的上臂必須緊靠椅墊避免手臂懸空。
- 保持腕關節中立，避免出現過度屈伸的動作代償。
- 在沒有專用訓練椅的情況下，也可將健身長椅調整到適當傾角作為輔助器材。

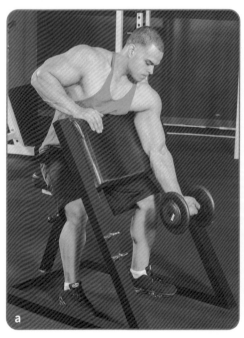 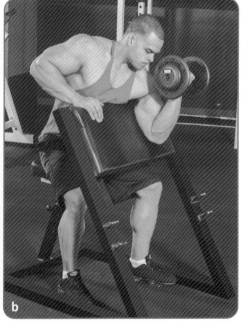

槓鈴斜板彎舉

目標肌群 槓鈴斜板彎舉主要針對肱二頭肌，特別以肱二頭肌短頭的收縮刺激更為顯著。

起始位置 雙手抓住適當重量的槓鈴坐在斜板彎舉專用的訓練椅上，上臂背側緊靠椅墊維持穩定後，雙手手肘自然伸直並避免關節鎖死。

動作流程 收縮目標肌群同時屈曲雙手手肘將槓鈴舉向肩部，過程中上臂貼緊靠墊維持動作穩定，在頂點感受肌肉完全收縮後再反向回到起始位置。

訓練技巧
- 過程中雙手上臂必須緊靠椅墊避免手臂懸空。
- 保持腕關節中立，避免出現過度屈伸的動作代償。
- 可依個人習慣選用一般短板槓鈴或 EZ 槓進行訓練，後者相對能減輕腕關節在訓練過程中所承受的壓力。

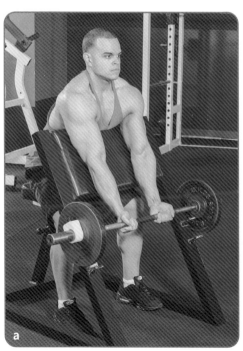

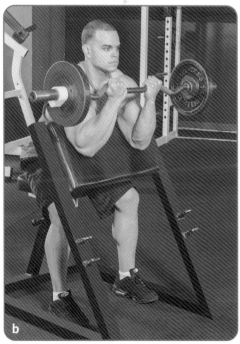

器械斜板彎舉

目標肌群 器械斜板彎舉主要針對肱二頭肌,特別以肱二頭肌短頭的收縮強度更為顯著。

起始位置 調整適當座椅高度,讓腋下和上臂在雙手伸直時,可以自然抵住前方靠墊,坐下後身體往前貼緊椅墊,雙手掌心朝上抓著前方握把準備開始動作。

動作流程 收縮目標肌群屈曲手肘將握把拉向肩部,過程中保持軀幹穩定到頂點感受肌肉完全收縮後再反向回到起始位置。

訓練技巧 ● 過程中確保雙手上臂緊靠椅墊,才能有效獨立出肱二頭肌來完成動作。

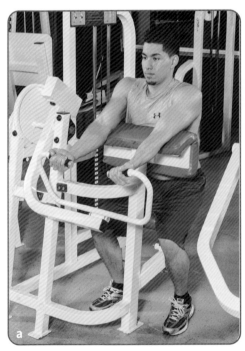
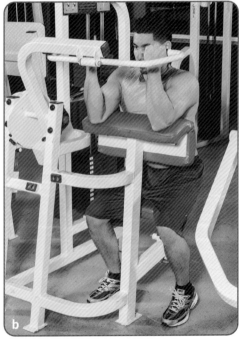

單臂集中彎舉

(目標肌群) 單臂集中彎舉主要針對肱二頭肌，特別以肱二頭肌短頭的收縮強度更加明確。

(起始位置) 單手抓起適當重量的啞鈴坐在健身長椅邊緣並將雙腳向外撐開，將肱三頭肌靠在同側大腿內側，同時對側手撐在同側大腿上維持軀幹穩定，讓啞鈴自然往下懸垂準備開始動作。

(動作流程) 收縮目標肌群帶動肘關節屈曲舉起啞鈴，過程中保持軀幹與肘關節穩定，在頂點感受肌肉充分收縮後再反向回到起始位置，完成該側反覆次數後左右互換重複上述動作。

(訓練技巧) ● 過程中作用手上臂背側必須緊靠大腿內側維持穩定，必要時可配合對側手輔助來完成更多下反覆，同時要留意避免出現身體擺動慣性的代償。

● 保持腕關節中立，避免出現過度屈伸的動作代償。

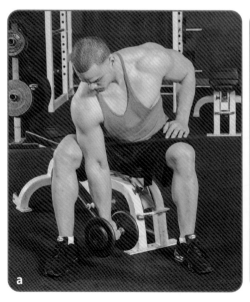
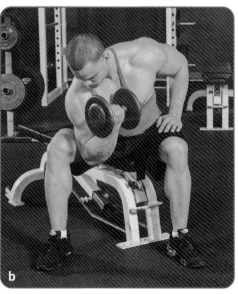

啞鈴站姿錘式彎舉

(目標肌群) 啞鈴站姿錘式彎舉主要針對上臂屈肘肌群，特別以肱肌與肱橈肌的收縮刺激更為顯著。

(起始位置) 雙腳與肩同寬站立並保持膝蓋微彎不鎖死，雙手抓起適當重量的啞鈴，自然懸垂於髖部兩側，掌心朝內保持前臂與腕關節中立準備開始動作。

(動作流程) 收縮目標肌群帶動肘關節屈曲舉起啞鈴，過程中確保雙手手肘固定在身體側邊，並保持前臂與腕關節中立，在頂點感受肌肉充分收縮後再反向回到起始位置。

(訓練技巧) ● 過程中維持手腕中立，避免出現關節屈伸的代償動作。

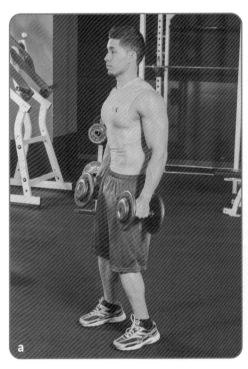
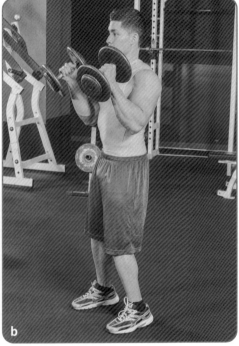

槓鈴彎舉

(目標肌群) 槓鈴彎舉主要針對肱二頭肌。

(起始位置) 雙腳自然站立並保持膝蓋微彎不鎖死，雙手與肩同寬並將掌心朝上，以反握方式抓住槓鈴準備開始動作。

(動作流程) 收緊核心並將上臂貼緊軀幹兩側維持穩定後，收縮目標肌群帶動肘關節屈曲舉起槓鈴，在頂點感受肌肉充分收縮後再反向回到起始位置。

(訓練技巧)
● 過程中避免上臂產生任何位移代償，專注於肘關節活動與目標肌群的收縮感受。
● 除了一般槓鈴外也可使用 EZ 槓進行訓練，後者能有效降低腕關節所承受的壓力。

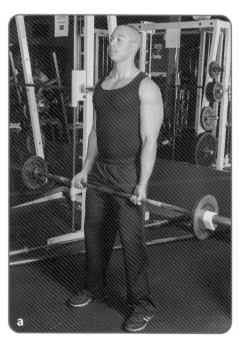
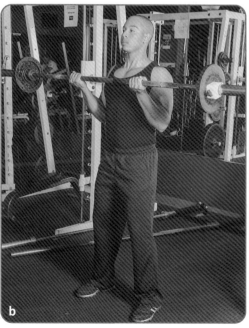

槓鈴拖曳式彎舉

目標肌群 槓鈴拖曳式彎舉主要針對肱二頭肌，特別以肱二頭肌長頭的收縮刺激更為顯著。

起始位置 雙腳自然站立並保持膝蓋微彎，雙手與肩同寬，掌心朝上以反握方式抓住槓鈴，讓手臂自然懸垂於身體前方並保持手肘微彎不鎖死。

動作流程 收縮目標肌群帶動肘關節屈曲，並配合伸展肩關節將手肘頂向身體後方，保持上臂貼近軀幹並將槓鈴沿著身體前方舉起，到頂點感受肌肉完全收縮後再反向回到起始位置。

訓練技巧
- 舉起槓鈴的同時伸展肩關節將手肘頂向後方，可以增加肱二頭肌長頭受到的張力刺激。
- 拖曳式彎舉可採用一般槓鈴或 EZ 槓來訓練，後者能幫助減輕腕關節所受到的壓力。

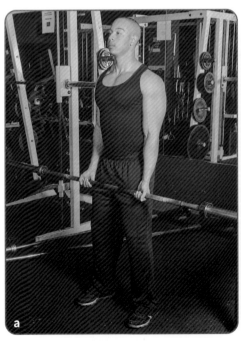
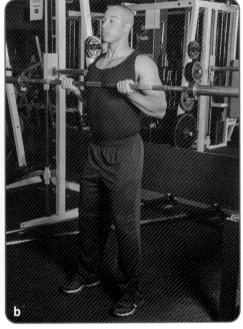

滑輪錘式彎舉

目標肌群 滑輪錘式彎舉主要針對上臂屈肘肌群，特別以肱肌與肱橈肌的收縮刺激更為顯著。

起始位置 將滑輪調整到適當高度後連接拉繩或環狀把手，雙手掌心相對以中立把位抓住拉繩兩端，並將手肘貼近軀幹，雙腳自然站立保持膝蓋微彎，並收緊核心準備開始動作。

動作流程 收縮目標肌群帶動肘關節屈曲拉起負重，過程中上臂貼緊軀幹維持穩定，並保持前臂與腕關節中立，在頂點感受肌肉充分收縮後再反向回到起始位置。

訓練技巧
- 過程中保持前臂穩定貼近軀幹，以確保目標肌群完整的收縮強度。
- 保持腕關節穩定中立，避免出現過度屈伸的代償動作。

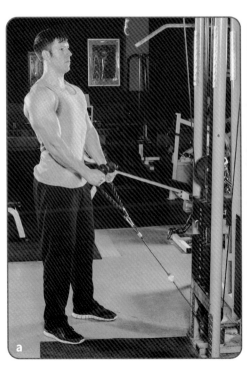
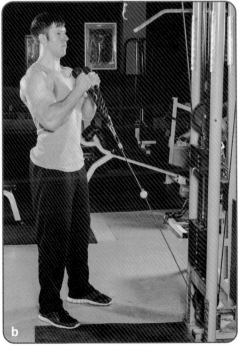

滑輪彎舉

（目標肌群） 滑輪彎舉主要針對肱二頭肌。

（起始位置） 將滑輪調整到適當高度並連接短槓握把，雙腳與肩同寬站立並保持膝蓋微彎，雙手掌心朝上以反握方式抓住把手讓雙臂自然延伸，收緊核心準備開始動作。

（動作流程） 收縮目標肌群屈曲手肘將握把拉向肩部，過程中上臂貼近軀幹維持穩定，在頂點感受肌肉充分收縮後再反向回到起始位置。

（訓練技巧） ● 彎舉過程中保持腕關節中立，避免過多的屈伸動作。
● 向心上拉的過程中避免上臂往前移動，以免影響目標肌群應有的收縮強度。

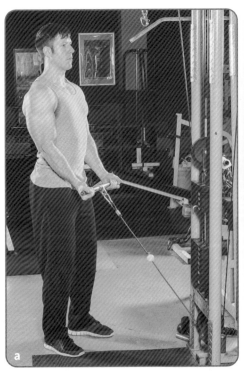
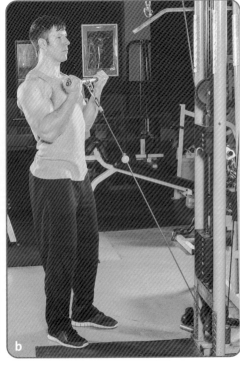

滑輪單臂彎舉

目標肌群 滑輪單臂彎舉主要針對肱二頭肌。

起始位置 將滑輪調整到適當高度並連接環形握把,雙腳與肩同寬站立並保持膝蓋微彎,單手掌心朝下以正握方式抓住握把,讓手臂自然延伸並保持手肘貼近軀幹準備開始動作。

動作流程 收縮目標肌群屈曲手肘拉起握把,過程中保持上臂穩定不動並順勢帶動前臂旋後,將掌心轉向上方讓肱二頭肌完全收縮,將握把拉到肩部後再反向回到起始位置。

訓練技巧
- 過程中保持腕關節中立,避免出現過多屈伸的動作代償。
- 向心上拉的過程中避免上臂往前移動,以免影響目標肌群的收縮強度。

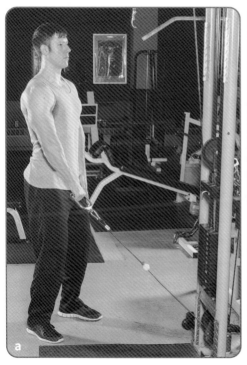
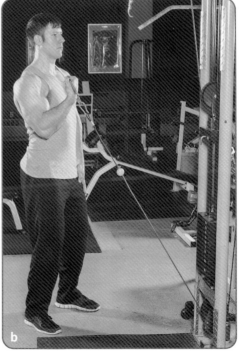

啞鈴過頭屈伸

目標肌群 啞鈴過頭屈伸主要針對肱三頭肌,特別以肱三頭肌長頭的收縮刺激更為明確。

起始位置 拿起適當重量的啞鈴坐在長椅邊緣,雙手虎口扣住槓鈴握把的其中一端,將啞鈴舉過頭並置於頭部後方,屈曲手肘讓肱三頭肌盡可能延展後準備開始動作。

動作流程 收縮肱三頭肌伸展肘關節將啞鈴往上舉起,過程中手肘在頭頂上方維持穩定,在頂點感受目標肌群完全收縮後再反向回到起始位置。

訓練技巧
- 雙手上臂貼近耳際以確保適當動作平面,讓肱三頭肌能有完整的收縮強度。
- 若過程中無法維持核心穩定,可將椅背調高支撐背部與脊柱。
- 可依個人需求採取單邊訓練,能幫助提高單側肌群收縮的專注度並減輕肘關節的負擔。

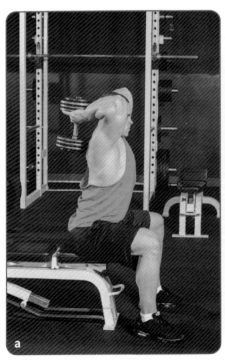 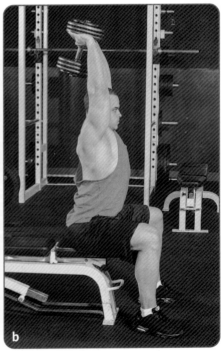

滑輪過頭屈伸

目標 肌群	滑輪過頭屈伸主要針對肱三頭肌，特別以肱三頭肌長頭的收縮刺激更為顯著。

| 起始
位置 | 將滑輪調整到適當高度並連接拉繩（或環形握把），雙手抓住拉繩並背對滑輪往前上步取得適當距離，雙腳前後分腿站開維持穩定，上臂貼近耳際並屈曲手肘，讓拉繩在頭部後方自然延展肱三頭肌，收緊核心並保持膝蓋微彎準備開始動作。 |

| 動作
流程 | 收縮肱三頭肌伸展肘關節將拉繩拉向前方，過程中保持上臂貼近耳際穩定不動，手臂伸直感受肌肉完全收縮後再反向回到起始位置。 |

| 訓練
技巧 | ● 雙手手肘向內夾緊，以確保適當動作平面與肱三頭肌的收縮強度。
● 過程中維持固定的肩關節角度與上臂擺位，以確保肱三頭肌的收縮強度。
● 可依個人需求採取單邊訓練，有助於提升目標肌群的收縮感受並減輕肘關節的負擔。 |

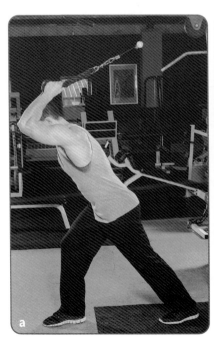
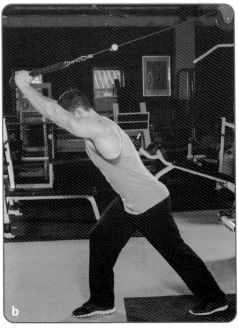

槓鈴仰臥推舉

(目標肌群) 槓鈴仰臥推舉主要針對肱三頭肌。

(起始位置) 仰臥在長椅上雙腳踩住地面維持穩定，雙手掌心朝上以正握方式抓住槓鈴，伸直手臂將槓鈴推到胸口上方讓手臂與軀幹互相垂直，保持槓鈴穩定後準備開始動作。

(動作流程) 保持上臂與肩關節角度穩定後，屈曲手肘將槓鈴下放到額頭上方，感受肌肉充分離心收縮後再反向回到起始位置，過程中專注於目標肌群的收縮感受與穩定的動作節奏。

(訓練技巧)
- 過程中保持手肘向內收緊，以維持適當動作平面與肱三頭肌的收縮強度。
- 可依個人需求搭配啞鈴採取單邊訓練的方式，有助於提高肱三頭肌的收縮感受並減輕肘關節的負擔。

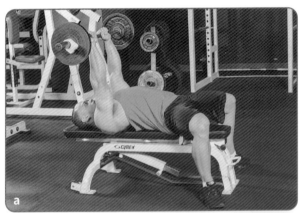

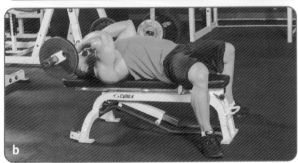

器械肱三頭肌屈伸

(目標肌群) 器械肱三頭肌屈伸主要針對肱三頭肌。

(起始位置) 調整適當負荷與座椅高度後採坐姿,上臂自然抵住靠墊並與地面
保持平行,雙手掌心相對以中立把位抓住前方握把準備開始動
作。

(動作流程) 保持軀幹穩定後收縮目標肌群伸展肘關節往前下壓握把,過程中
上臂抵住靠墊維持穩定,感受目標肌群充分收縮伸直手臂後再反
向回到起始位置。

(訓練技巧) ● 過程中上臂必須緊貼靠墊,以確保肱三頭肌能有最完整的收縮
強度。

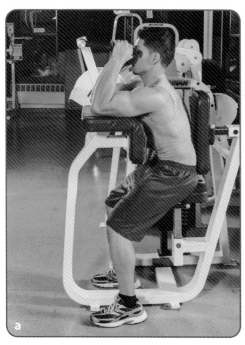
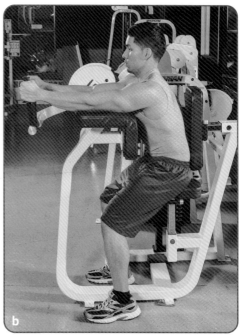

啞鈴肱三頭肌後屈伸

(目標肌群) 啞鈴肱三頭肌後屈伸主要針對肱三頭肌，特別以肱三頭肌中的內側頭與外側頭收縮強度更為顯著。

(起始位置) 單手抓起適當重量的啞鈴後身體前傾，將對側手與膝蓋支撐在長椅上方，作用手肘關節屈曲 90 度角並將上臂靠緊軀幹維持穩定，收緊核心保持脊柱中立後準備開始動作。

(動作流程) 收縮目標肌群伸展肘關節將啞鈴舉向後方，過程中作用手掌心朝內保持腕關節中立，向後伸直手臂並感受目標肌群完全收縮後再反向回到起始位置。

(訓練技巧)
- 過程中避免上臂出現過多位移，以免影響肱三頭肌應有的收縮強度。
- 將啞鈴舉到頂點時避免腕關節出現尺側偏移的代償動作，確保腕部中立以避免前臂肌群過度疲勞，而影響目標肌群的收縮強度。
- 保持脊柱與背部中立或微微伸展，避免出現圓背狀況導致椎間盤壓迫等慢性傷害風險提升。

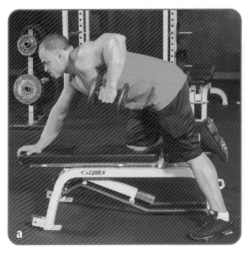
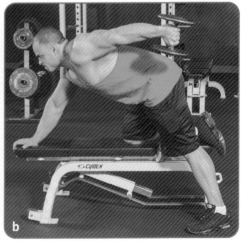

滑輪肱三頭肌後屈伸

目標肌群 滑輪肱三頭肌後屈伸主要針對肱三頭肌，特別以肱三頭肌中的內側頭與外側頭收縮強度更為顯著。

起始位置 將滑輪調整到適當高度並連接環形握把，面對滑輪前後分腿站立並用單手抓住握把，上半身前傾與地面約呈 40 度角，並用對側手撐著前方支架，作用手上臂平行於地面並保持手肘屈曲約 90 度角，收緊核心維持脊柱與背部穩定後準備開始動作。

動作流程 收縮目標肌群伸展肘關節將握把拉向後方，過程中，上臂貼近軀幹維持穩定，讓手臂伸直時能平行於地面，感受肌肉充分收縮後再反向回到起始位置。

訓練技巧
- 過程中避免上臂出現過多位移影響肱三頭肌應有的收縮強度。
- 將握把拉到終點時，避免腕關節出現尺側偏移的代償動作，確保腕部中立以避免前臂肌群過度疲勞，而影響目標肌群的收縮強度。
- 保持脊柱與背部中立或微微伸展，避免出現圓背狀況導致椎間盤壓迫等慢性傷害風險提升。

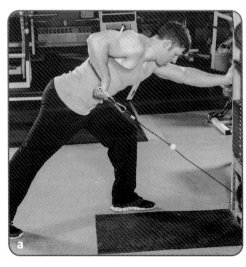
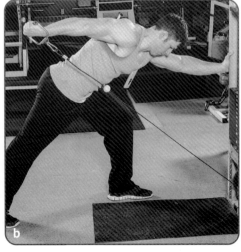

滑輪肱三頭肌下壓

(目標肌群) 滑輪肱三頭肌下壓主要針對肱三頭肌，特別以肱三頭肌中的內側頭與外側頭收縮強度更為顯著。

(起始位置) 將滑輪調整到適當高度並連接拉繩（或環形握把），面對滑輪雙腳與肩同寬站立並保持膝蓋微彎不鎖死，雙手掌心相對以中立把位抓住拉繩兩端，收緊核心保持手肘屈曲約 90 度角準備開始動作。

(動作流程) 收縮目標肌群伸展肘關節往下拉動拉繩，過程中手肘貼近軀幹維持穩定，手臂伸直感受肌肉充分收縮後再反向回到起始位置。

(訓練技巧) ● 確保手肘貼近軀幹以避免胸部肌群代償，而減少目標肌群應有的收縮強度。
● 避免身體過度前傾代償，影響目標肌群應有的收縮刺激。
● 可依個人習慣連接曲槓、短槓或環形握把來進行訓練。

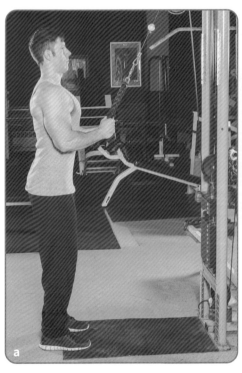
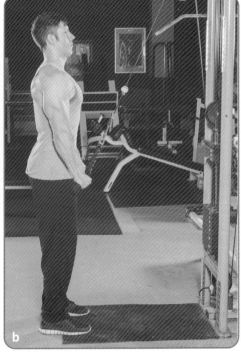

撐體運動

目標肌群 撐體運動主要針對肱三頭肌。

起始位置 將兩張健身長椅平行擺放並拉開適當距離,雙手向後伸直撐住長椅邊緣,接著將雙腳往前以腳後跟為支點搭在另一張長椅上方,確保姿勢穩定後準備開始動作。

動作流程 同步屈曲手肘並伸展肩關節,讓身體下沉使臀部靠向地面,過程中雙臂貼近軀幹以確保適當動作平面,感受肌肉充分離心收縮後再反向撐起身體回到起始位置。

訓練技巧
● 初學者可將雙腳支撐在地面來降低動作難度。

● 可依圖中示範將槓片置於大腿上方來增加負荷強度。

● 後方長椅位置必須盡可能切齊背部,以減少離心過程中肩關節所承受的壓力。

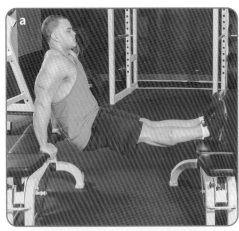

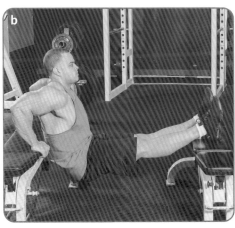

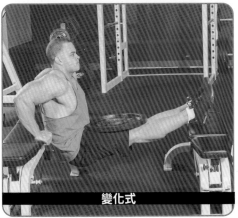

變化式

器械式撐體運動

目標肌群 器械式撐體運動主要針對肱三頭肌。

起始位置 調整適當座椅高度與負荷後坐上撐體機台,並將膝蓋抵住前方靠墊來固定軀幹,雙手掌心朝內呈中立位抓住握把,上臂平行於地面並保持手肘屈曲約 90 度角後準備開始動作。

動作流程 收縮目標肌群伸展手肘並屈曲肩關節將握把下壓,過程中保持軀幹穩定並確保雙手貼近體側,感受肌肉充分收縮後再反向回到起始位置。

訓練技巧
- 過程中保持雙手貼近軀幹以確保適當動作平面,避免影響目標肌群應有的收縮強度。
- 編註: 若讀者的健身房沒有圖中使用的撐體機台,可依現有機台或教練教學指引來調整動作。

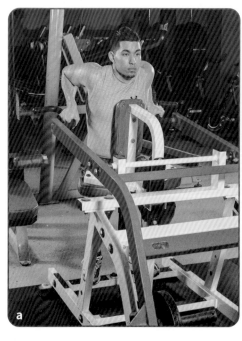
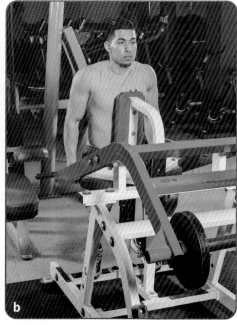

下肢肌群訓練動作

本章將聚焦於下肢肌群相關的訓練動作，主要針對股四頭肌、臀部、腿後與小腿肌群。儘管下肢肌群在運動表現與日常活動都具備相當關鍵的功能性，卻往往僅是許多人課表中附帶加入的訓練內容，甚至有部分個案基於肌肉外顯程度的考量，長期忽略下肢訓練的重要性。

確實，相較於其他部位，下肢肌群的外型線條或許不是多數人目光聚焦的首要區塊，但就整體肌肉發展與外型視覺上的平衡而言，下肢肌群的訓練仍有其必要性。簡單來說，你總不會一年四季都穿著長褲到泳池、海邊或上健身房運動吧，因此無論你追求的是外型體態或動作表現，下肢訓練絕對不是附帶的，而應該是課表編排上不可或缺的一環。

練習前務必詳閱動作解說內容並搭配圖解來確保姿勢正確，每項動作都會附上技巧補充來強化動作表現。切記！所有動作本身都只是促進特定肌群肌肉發展眾多的訓練方式之一，如果對該動作有所疑慮或訓練過程會誘發特定不適症狀，可以選擇功能相近的動作來替代。

弓箭步分腿蹲

目標肌群 弓箭步分腿蹲主要針對股四頭肌與臀部肌群，同時也包含部分腿後肌群的輔助參與。

起始位置 雙手分別抓起適當重量的啞鈴，雙腳與肩同寬自然站立後準備開始動作。

動作流程 單腳向前跨步並順勢以前後分腿姿勢下蹲，配合後腳腳跟離地讓膝蓋往地面靠近，在膝蓋不觸地的前提下，盡可能蹲到前腳大腿平行於地面的高度。接著，後腳推蹬往前上步回復到站姿，並繼續換腳上步，重複上述流程直到完成預定的反覆次數，過程中收緊核心確保軀幹穩定直立。

訓練技巧 ● 避免重心過度前傾導致前腳膝蓋負荷提升，調整好適當跨步距離並確保重心平均分配，盡可能如圖中示範下蹲到前腳屈膝 90 度角左右的位置。

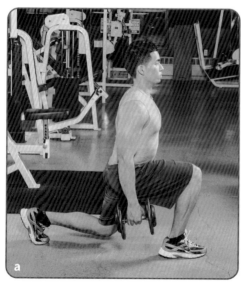
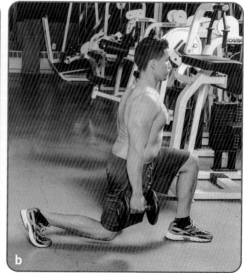

槓鈴分腿蹲

目標肌群 槓鈴分腿蹲主要針對股四頭肌與臀部肌群,同時也包含部分腿後肌群的輔助參與。

起始位置 將槓鈴放置到蹲舉架上適當高度後裝上槓片,雙腳與肩同寬站立,並將槓鈴背在頸後以肩部肌肉支撐,雙手在兩側抓住槓鈴維持平衡並往後移動取得適當距離,目視前方準備開始動作。

動作流程 單腳向前跨步以前後分腿姿勢下蹲,過程中前腳同步屈髖屈膝,並配合後腳腳跟離地讓膝蓋往地面靠近,在膝蓋不觸地的前提下盡可能蹲到前腳大腿平行於地面的高度,並持續收緊核心保持軀幹直立,下蹲到最低點後再反向推蹬回到站姿,換腳重複動作直到完成預定的反覆次數。

訓練技巧
- 下蹲過程中,確保前腳膝蓋與腳尖在相同動作平面,避免出現關節內外翻的情形。
- 避免重心過度前傾導致前腳膝蓋負荷提升,調整好適當跨步距離並確保重心平均分配,盡可能如圖中示範下蹲到前腳屈膝 90 度角左右的位置。

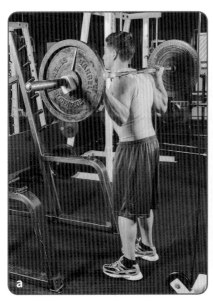
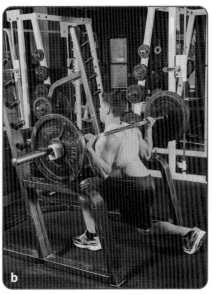

啞鈴分腿蹲

目標肌群 啞鈴分腿蹲針對股四頭肌與臀部，也包含部分腿後肌群輔助參與。

起始位置 雙手分別抓住適當負荷的啞鈴，掌心朝內保持腕部中立讓雙臂自然懸垂於身體兩側，雙腳與肩同寬站立，並收緊核心保持脊柱中立，兩側肩胛內收下壓維持穩定後準備開始動作。

動作流程 單腳往前跨步分腿後同時屈髖屈膝下蹲，後腳腳跟順勢離地讓膝蓋往下接近地面，在膝蓋不觸地的前提下盡可能下蹲至前腳大腿平行於地面的高度，感受肌肉充分離心收縮後，前腳推蹬反向回到站立姿勢，過程中保持核心張力並挺直軀幹，接著換腳跨步並重複上述流程直到完成預定的反覆次數。

訓練技巧
- 下蹲過程中確保前腳膝蓋與腳尖在相同動作平面，避免出現關節內外翻的情形。
- 避免重心過度前傾導致前腳膝蓋負荷提升，調整適當跨步距離確保重心平均，盡可能下蹲到前腳屈膝 90 度角左右的位置。
- 過程中保持視線向前或微微朝上，避免胸椎段出現圓背問題。

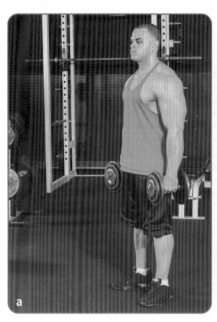
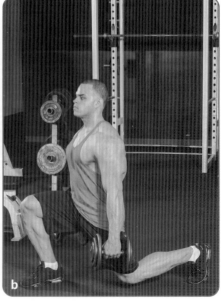

啞鈴反向分腿蹲

| 目標肌群 | 啞鈴反向分腿蹲主要針對股四頭肌與臀部肌群，同時也包含部分腿後肌群的輔助參與。 |

目標肌群 啞鈴反向分腿蹲主要針對股四頭肌與臀部肌群，同時也包含部分腿後肌群的輔助參與。

起始位置 雙手分別抓住適當負荷的啞鈴，掌心朝內保持腕部中立讓雙臂自然懸垂於身體兩側，雙腳與肩同寬站立並收緊核心保持脊柱中立，兩側肩胛內收下壓維持穩定後準備開始動作。

動作流程 單腳向後跨步並配合前腳屈髖屈膝呈分腿姿勢下蹲，在後腳膝蓋不觸地的前提下盡可能下蹲至前腳大腿平行於地面，感受肌肉充分離心收縮後，後腳往前推蹬反向回到站立姿勢，過程中保持核心張力挺直軀幹，接著換腳向後跨步重複流程直到完成預定反覆次數。

訓練技巧
- 跨步的步幅會影響下肢肌群收縮強度的佔比，步幅越大臀部肌群的收縮感受越明顯；縮小步幅則會提高股四頭肌的收縮強度。
- 過程中保持視線向前或微微朝上，避免胸椎段出現圓背問題。

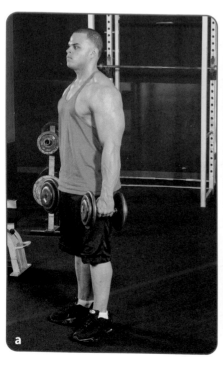
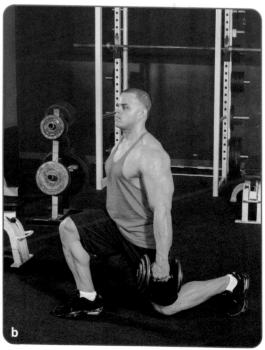

側向分腿蹲

目標肌群 側向分腿蹲有助於強化下肢主要大肌群，特別以位於大腿內側的內收肌群收縮感受更為明確。

起始位置 雙手分別抓住適當負荷的啞鈴，掌心朝內保持腕部中立，讓雙臂自然懸垂於身體兩側，雙腳站立並保持約一步 (30 公分) 或略大於肩寬的間距，收緊核心挺直軀幹後準備開始動作。

動作流程 單腳側向跨步並盡可能下蹲至大腿平行於地面的高度，對側腳保持腳掌貼地並伸直膝蓋配合整體重心轉移，感受肌肉充分離心收縮後再反向推蹬回到站姿，換腳側跨步重複上述流程左右交替直到完成該組反覆次數，過程中收緊核心確保脊柱穩定中立。

訓練技巧
- 下蹲過程中確保前腳膝蓋與腳尖在相同動作平面，避免出現關節內外翻的情形。
- 過程中保持視線向前或微微朝上，避免胸椎段出現圓背問題。

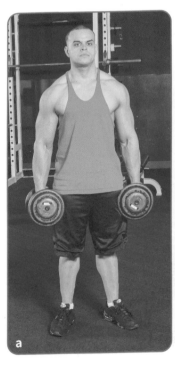

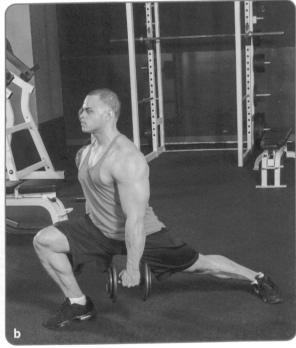

啞鈴登階

(目標肌群) 啞鈴登階主要針對股四頭肌與臀部肌群,同時也包含部分腿後肌群的輔助參與。

(起始位置) 雙手分別抓起適當重量的啞鈴,並讓雙臂自然懸垂於身體兩側,面對長椅側邊雙腳與肩同寬站立,收緊核心保持軀幹直立後準備開始動作。

(動作流程) 單腳踩上椅墊保持穩定後,下腳推蹬離地往上讓身體完全站到長椅上方,接著依先上後下的順序反向回到地面,換腳登階重複流程直到完成該組反覆次數,過程保持核心張力並確保軀幹挺立。

(訓練技巧)
● 登階高度越高對臀部肌群的收縮刺激越大。
● 過程中保持視線向前或微微朝上,避免胸椎段出現圓背問題。

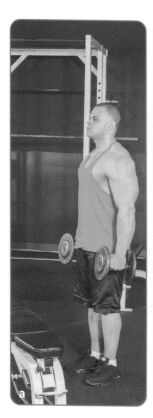 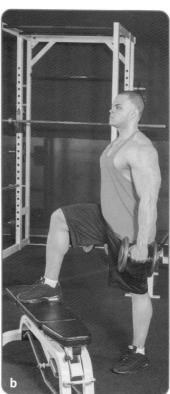 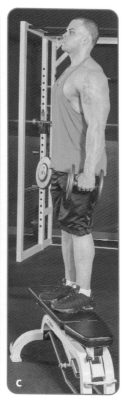

槓鈴前蹲舉

目標肌群 槓鈴前蹲舉主要針對股四頭肌與臀部肌群,同時也包含部分腿後肌群的參與,相較於一般深蹲方式,前蹲舉對於大腿前側肌群有更明確的收縮刺激。

起始位置 調整適當的槓鈴位置與槓片負荷後,以上胸和前三角肌抵住槓鈴,雙手交疊於鎖骨維持平衡後撐起槓鈴並向後取得適當距離,雙腳與肩同寬同時腳掌微微朝外,目視前方收緊核心後準備開始動作。

動作流程 雙腳同步屈曲下蹲,過程中保持核心張力並確保脊柱中立,下背微微伸展並保持腳掌穩定貼緊地面,下蹲至大腿平行於地面的位置後再反向推蹬回到站姿,重複上述動作直到完成預定反覆次數。

訓練技巧
- 蹲舉過程保持膝蓋與腳尖在相同平面,避免關節內外翻的情形。
- 過程中避免腳跟離地以維持重心穩定,必要時可使用厚度在 1 寸左右 (約 2.54 公分) 的小槓片將腳跟墊高來降低難度。
- 過程中保持視線向前或微微朝上,避免胸椎段出現圓背問題。
- 可以使用槓鈴專用的泡棉或毛巾,來減少上胸部與槓鈴的摩擦。

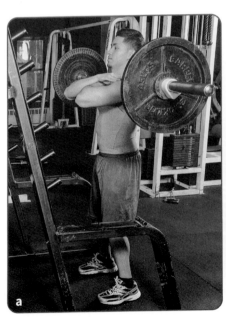
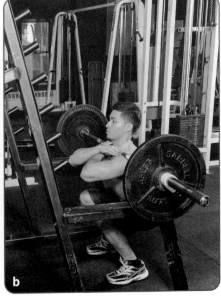

槓鈴深蹲

目標肌群 槓鈴深蹲主要針對股四頭肌與臀部肌群,同時也包含部分腿後肌群的參與。

起始位置 將槓鈴放置到適當高度並裝上槓片,雙腳與肩同寬站立,並將槓鈴背在頸後以肩部肌肉支撐,雙手在兩側抓住槓鈴維持平衡,並往後移動取得適當距離,腳尖微微朝外後目視前方準備開始動作。

動作流程 雙腳同步屈曲下蹲,過程中保持核心張力並確保脊柱中立,下背微微伸展並保持腳掌穩定貼緊地面,下蹲至大腿平行於地面的位置後,再反向推蹬回到站姿,重複上述動作直到完成預定的反覆次數。

訓練技巧
- 蹲舉過程保持膝蓋與腳尖在相同平面,避免關節內外翻的情形。
- 過程中避免腳跟離地以維持重心穩定,必要時可使用厚度在 1 寸左右 (約 2.54 公分) 的小槓片將腳跟墊高來降低難度。
- 過程中保持視線向前或微微朝上,避免胸椎段出現圓背問題。
- 可以使用槓鈴專用的泡棉或毛巾,來減少頸後與槓鈴的摩擦。

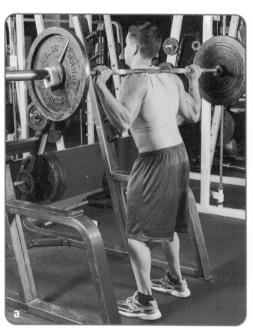

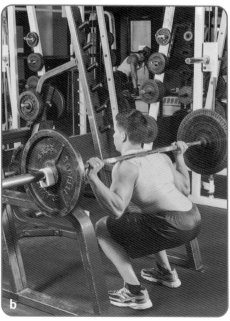

槓鈴原地分腿蹲

多關節

目標肌群 槓鈴原地分腿蹲主要針對股四頭肌與臀部肌群，同時也包含部分腿後肌群的參與。

起始位置 將槓鈴放置到適當高度並裝上槓片，接著將槓鈴背在頸後以肩部肌肉支撐，雙手在兩側抓住槓鈴維持平衡並往後移動取得適當距離，單腳往前跨步並配合後腳腳跟離地呈分腿姿勢預備。

動作流程 前後腳同步屈曲下蹲使後腳膝蓋靠向地面，保持核心張力挺直軀幹並在後腳膝蓋不觸地的前提下，盡可能下蹲至前腳大腿平行於地面的位置，感受肌肉充分離心收縮後，再反向推蹬回到分腿站姿，完成該側反覆次數後前後腳互換重複上述動作。

訓練技巧
- 蹲舉過程保持膝蓋與腳尖在相同平面，避免關節內外翻的情形。
- 過程中保持視線向前或微微朝上，避免胸椎段出現圓背問題。
- 專注於後腳膝蓋往下接近地面的動作控制，有助於避免身體重心過度前傾，降低前腳膝關節的負擔。

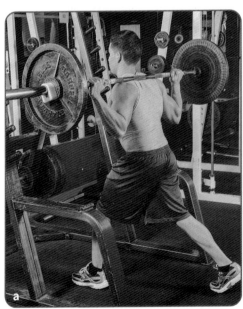
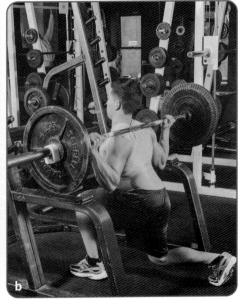

保加利亞蹲

| 目標肌群 | 保加利亞蹲又稱為後腳抬高蹲，主要針對股四頭肌與臀部肌群，同時也包含部分腿後肌群的參與。 |

| 起始位置 | 雙手抓住適當重量的啞鈴後自然伸直懸垂於髖部兩側，前後腳相距約兩步 (約 60 公分) 並配合長椅或專用輔具墊高後腳，重心維持在前腳保持軀幹穩定中立後準備開始動作。 |

| 動作流程 | 收緊核心確保重心平衡後前腳屈曲下蹲，在後腳膝蓋不觸地的前提下，盡可能下蹲至前腳大腿平行於地面的高度，過程中重心集中在前腳並確保腳掌穩定緊貼地面，感受肌肉充分離心收縮後再反向推蹬回到起始位置，完成該側反覆次數後前後腳互換重複上述流程。 |

| 訓練技巧 | ● 初學者練習時建議先調降後腳高度，隨著肌力與穩定度提升後再逐步增加後腳高度。 |
| | ● 過程中保持視線向前或微微朝上，避免胸椎段出現圓背問題。 |

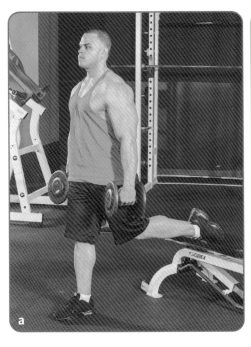

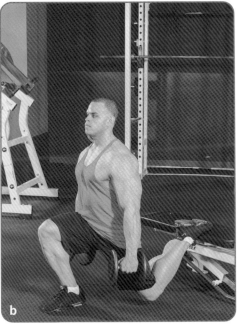

腿推運動

目標肌群 腿推運動主要針對股四頭肌與臀部肌群,同時也包含部分腿後肌群的參與。

起始位置 調整好適當負荷後坐上機台,背部緊貼椅墊保持脊柱中立後雙腳與肩同寬踩住踏板,輕輕推蹬讓雙腿承重後解開兩側卡榫準備開始動作。

動作流程 雙腳同步屈曲將膝蓋收往胸口位置,感受肌肉充分離心收縮後,再反向推蹬回到起始位置,過程中背部與頭頸後側緊靠椅墊,避免膝蓋完全伸直鎖死,並保持穩定控制的動作節奏,減少肌肉彈震代償。

訓練技巧
● 讀者可依個人需求調整雙腳踩踏位置,越接近踏板上緣,臀部肌群的收縮感受越高;反之位置越低則會增加股四頭肌的收縮強度。

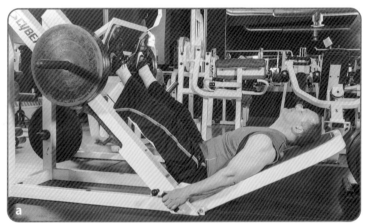

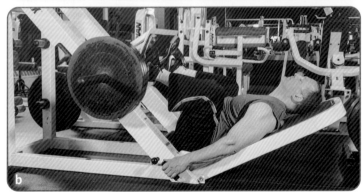

硬舉

目標肌群	硬舉是強化下肢主要大肌群的經典動作，同時也會包含核心與部分上肢肌群的參與。

起始位置 調整好適當重量的槓鈴槓片並置於地面，雙腳與肩同寬站立並與槓鈴保持約 12 到 15 公分的距離，雙腳屈曲下蹲並將雙手前臂搭在大腿外側，雙手掌心一前一後以正反握把位抓住槓鈴 (正反握把位可以避免硬舉負荷受到握力限制)，收緊核心保持脊柱中立後準備開始動作。

動作流程 雙腳推蹬地面同時伸展雙腿將槓鈴沿著脛骨往上拉起，過程中目視前方保持核心與上肢肌群張力，在頂點感受臀部與背側肌群充分收縮後，再反向放下槓鈴回到起始位置。

訓練技巧
- 雙腳脛骨盡可能貼近槓鈴，能減輕上拉時下背部承受的張力。
- 在頂點專注臀部的收縮感受，避免下背過度伸展並保持脊柱中立。
- 配合使用拉力帶可以避免硬舉負荷受到握力限制。

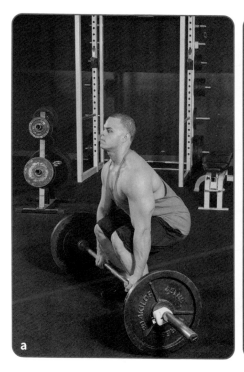
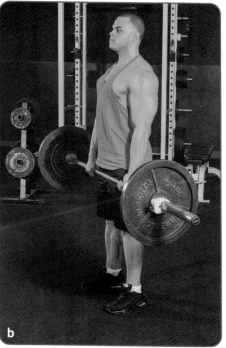

a

b

槓鈴臀推運動

目標肌群 槓鈴臀推運動著要針對臀部肌群，其次也包含腿後肌群的參與。

起始位置 將槓鈴裝上適當重量的槓片與保護泡綿後放置於地面，坐在地上雙腳伸直並將上背倚靠在穩固的長椅邊緣 (或適當高度的木箱、登階箱等)，接著以滾動的方式將槓鈴移動到骨盆上方，雙腳屈膝約 90 度角後腳掌踩住地面，保持肩寬距離後準備開始動作。

動作流程 收縮臀部與腿後肌群伸展髖關節帶動骨盆往上頂起槓鈴，過程中收緊核心確保脊柱中立，持續伸髖直到軀幹平行於地面，在頂點感受臀部肌群充分收縮後，再反向穩穩放下槓鈴回到起始位置。

訓練技巧
- 臀推過程中保持膝蓋對齊腳尖，避免出現關節內外翻的情形。
- 向心過程確保全腳掌平貼地面維持動作結構穩定。
- 建議使用槓鈴保護墊來減少下腹部與骨盆受到的壓迫。

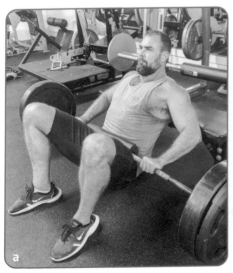

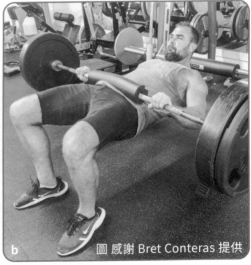

圖 感謝 Bret Conteras 提供

早安運動

(目標肌群) 早安運動主要針對臀部與腿後肌群。

(起始位置) 將適當重量的槓鈴背在頸後以肩部肌群支撐,雙手抓住兩端維持平衡,雙腳與肩同寬站立並保持腿部與核心肌群張力,目視前方確保軀幹穩定中立後準備開始動作。

(動作流程) 收緊核心穩定下背結構後屈曲髖關節,讓上半身前傾到接近與地面平行的位置,感受臀部與腿後肌群充分離心收縮後再反向伸髖回到站立姿勢,過程中保持雙腳膝蓋微彎不鎖死。

(訓練技巧)
- 可以使用槓鈴專用的泡棉或毛巾來減少頸後與槓鈴的摩擦。
- 練習時必須專注於髖關節屈伸的肌肉控制,避免腰椎出現任何代償動作以降低椎間盤損傷風險。
- 軀幹前傾幅度越接近水平,核心與髖部肌群所承受的力矩也會隨之提升 (在早安運動中,支點為髖關節,力臂則是槓鈴到髖關節的水平距離)。
- 有下背部相關傷病史的個案,在從事早安運動前務必接受適當運動醫療評估。

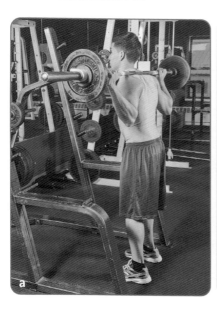
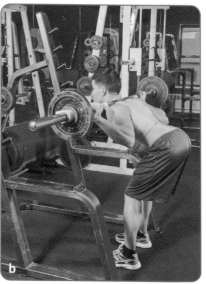

斜向深蹲（西西式深蹲）

目標肌群 斜向深蹲主要針對股四頭肌，特別以股直肌的收縮刺激更為明確。

起始位置 雙腳與肩同寬站立並踮起腳尖，單手扶住椅背或牆壁保持重心平衡後準備開始動作。

動作流程 收緊核心保持軀幹穩定後，屈膝將膝蓋頂向斜下方，並同步配合重心轉移讓軀幹與大腿倒向後方，感受股四頭肌充分延展離心後再反向回到起始位置。

訓練技巧
- 過程中持續踮起腳尖，讓身體重心可以前後靈活轉換。
- 動作熟練後可以雙手抓住啞鈴或槓片來增加訓練強度。
- 有膝關節相關傷病史的個案，在從事斜向深蹲前務必接受適當運動醫療評估。

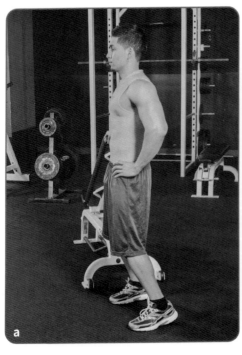 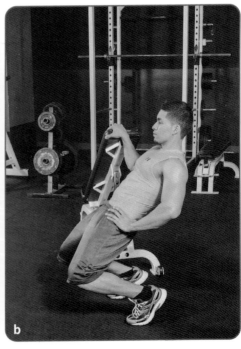

槓鈴直腿硬舉

(目標肌群) 槓鈴直腿硬舉主要針對臀部與腿後肌群。

(起始位置) 雙手抓住適當重量的槓鈴自然伸直懸垂於身體前方，雙腳與肩同
寬站立後收緊核心保持軀幹挺立，目視前方準備開始動作。

(動作流程) 屈曲髖關節使上半身前傾，讓槓鈴沿著大腿前方往下靠向地面，
過程中保持核心張力穩固下背結構，雙腳膝蓋伸直不鎖死，感受
臀部與腿後肌群充分延展離心後，再反向伸髖回到站立姿勢。

(訓練技巧) ● 直腿硬舉必須由髖關節的屈伸動作來完成，避免腰椎出現任何
代償動作，導致椎間盤損傷風險提升。
● 對於柔軟度與肌肉控制能力較佳的個案，可以墊高雙腳增加硬
舉的活動範圍。

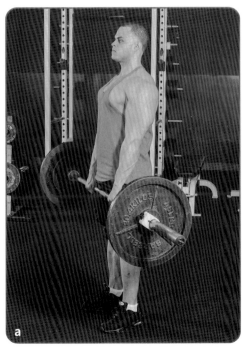
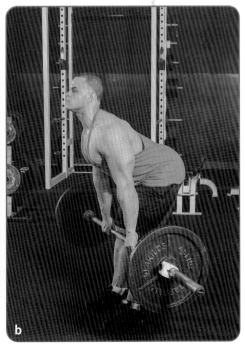

啞鈴直腿硬舉

(目標肌群) 啞鈴直腿硬舉主要針對臀部與腿後肌群。

(起始位置) 雙手分別抓住適當重量的啞鈴自然伸直懸垂於大腿前方,雙腳與
肩同寬站立後收緊核心保持軀幹挺立,目視前方準備開始動作。

(動作流程) 屈曲髖關節使上半身前傾,讓啞鈴沿著大腿前方往下靠向地面,
過程中保持核心張力穩固下背結構,雙腳膝蓋伸直不鎖死,感受
臀部與腿後肌群充分延展離心後再反向伸髖回到站立姿勢。

(訓練技巧) ● 直腿硬舉必須由髖關節的屈伸動作來完成,避免腰椎出現任何
代償動作導致椎間盤損傷風險提升。

● 對於柔軟度與肌肉控制能力較佳的個案,可以墊高雙腳增加硬
舉的活動範圍。

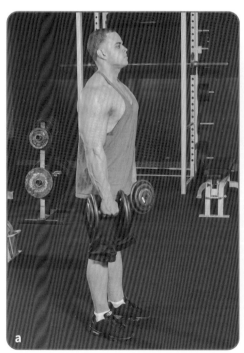
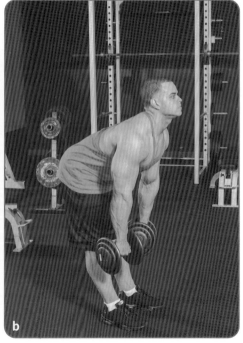

滑輪伸髖運動

(目標肌群) 滑輪伸髖運動主要針對臀部與腿後肌群,特別以臀大肌的收縮刺激更為明確。

(起始位置) 將滑輪調整到適當位置後,連接套環並固定於單腳腳踝後方,面對滑輪站立,雙手扶住前方支架維持穩定後準備開始動作。

(動作流程) 保持軀幹與支撐腳穩定後收縮作用側臀部肌群,伸展髖關節將作用腳往後方延伸,感受目標肌群充分收縮後再反向回到起始位置,完成該側反覆次數後左右腳互換重複上述流程。

(訓練技巧) ● 配合作用腳膝蓋微彎可以減少腿後肌群的參與,增加臀部肌群的收縮強度。

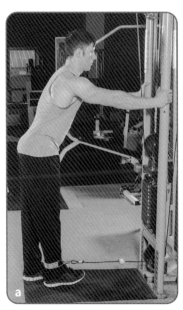

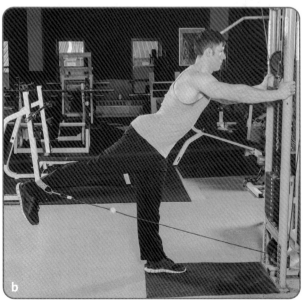

俯臥挺身運動

目標肌群 俯臥挺身運動主要針對臀部與腿後肌群。

起始位置 將羅馬椅調整到適當的間距與高度後俯臥在上方,髖部與腳後跟
分別抵住前後靠墊固定下肢,雙手抱住適當重量的槓片交錯在胸
前準備開始動作。

動作流程 固定下肢後收縮目標肌群伸展髖關節,挺起軀幹直到上半身與下
肢連成一線,頭頸部保持中立或微微伸展,感受肌肉充分收縮後
再穩定下放軀幹回到起始位置。

訓練技巧
- 向心過程中,保持頭頸部穩定中立,避免出現過度伸展的代償
動作,導致頸椎與肌肉損傷。
- 專注於髖關節的屈伸控制,避免下背過度伸展以降低腰椎的損
傷風險。
- 可依個人習慣,雙手抱住適當重量的槓片或藥球來提高訓練強
度。

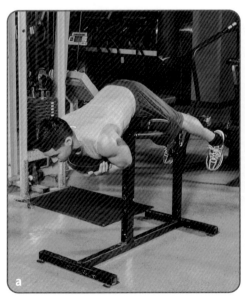
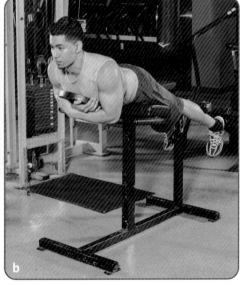

俯臥抬腿運動

(目標肌群) 俯臥抬腿運動主要針對臀部與腿後肌群。

(起始位置) 將羅馬椅調整到適當間距與高度後,反向俯臥到羅馬椅上,腹部
抵住靠墊同時雙手抓住前方握把固定軀幹,雙腳自然伸直懸垂於
後方準備開始動作。

(動作流程) 收縮目標肌群伸展髖關節,往上抬起雙腳直到下肢與上半身連成
一線,在頂點感受肌肉充分收縮後再穩定下放雙腿回到起始位置。

(訓練技巧) ● 抬腿過程中,雙腳膝蓋自然伸直不鎖死,避免依賴膝蓋屈伸擺
盪的慣性來完成動作。

● 向心過程中,避免下背過度伸展以降低腰椎損傷風險。

● 進階個案可以藉由雙腳夾住啞鈴等負重來提高訓練強度。

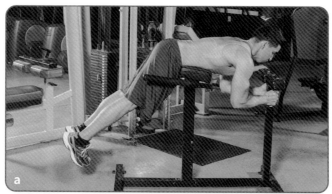

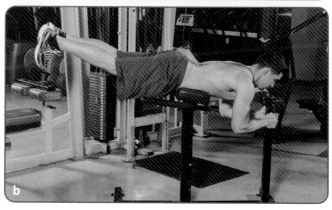

腿部伸展運動

(目標肌群) 腿部伸展運動主要針對股四頭肌。

(起始位置) 調整適當負荷與座椅高度後坐上腿部伸展機台，雙腳屈膝並將腳
踝前側抵住阻力臂上的靠墊，雙手抓住兩側握把、背靠椅墊維持
穩定後準備開始動作。

(動作流程) 保持軀幹與大腿穩定後伸展膝關節，將小腿抬到接近平行於地面
的高度，感受股四頭肌充分收縮後再反向回到起始位置。

(訓練技巧) ● 負重的腿部伸展動作會對膝關節產生一定程度的剪力，曾有膝
關節相關傷病史的個案，在訓練前務必尋求適當運動醫療評
估。

● 向心過程中，腳尖朝前保持在適當的動作平面，過多的內外轉
動作皆容易造成膝關節額外的負擔。

● 整組動作在完成前必須讓雙腳持續承重，避免完全放下負重導
致阻力中斷，影響肌肉收縮張力。

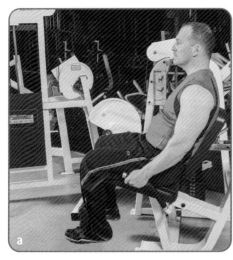
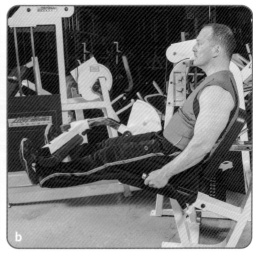

144

單側腿部伸展運動

目標肌群	單側腿部伸展運動主要針對股四頭肌。

起始位置 調整適當負荷與座椅高度後坐上腿部伸展機台,雙腳屈膝並將其中一腳腳踝往前抵住阻力臂上的靠墊,雙手抓住兩側握把、背靠椅墊維持穩定後準備開始動作。

動作流程 保持軀幹與大腿穩定後伸展單側膝關節,將小腿抬到接近平行於地面的高度,感受股四頭肌充分收縮後再反向回到起始位置,過程中另外一腳自然屈膝放鬆,完成該側反覆次數後左右腳互換重複上述動作。

訓練技巧
- 負重的腿部伸展動作會對膝關節產生一定程度的剪力,曾有膝關節相關傷病史的個案,在訓練前務必尋求適當運動醫療評估。
- 向心過程中腳尖朝前保持在適當的動作平面,過多的內外轉動作皆容易造成膝關節額外的負擔。
- 整組動作在完成前必須讓該側肌群持續承重,避免完全放下負重導致阻力中斷影響肌肉收縮張力。

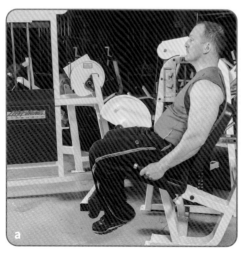
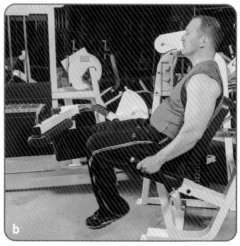

俯臥屈腿運動

目標肌群 俯臥屈腿運動主要針對腿後肌群。

起始位置 調整適當負重與活動角度後採俯臥姿勢，雙手抓住前方握把保持軀幹穩定，雙腳腳後跟抵住阻力臂上的靠墊後準備開始動作。

動作流程 確保軀幹與大腿固定後收縮腿後肌群屈曲膝蓋，勾起小腿讓腳跟盡可能靠向臀部，感受肌肉充分收縮後再反向放下小腿回到起始位置。

訓練技巧
- 整組動作在完成前必須讓雙腿持續承重，避免完全放下負重導致阻力中斷，影響腿後肌群的收縮張力。
- 雙腳腳背繃直 (踝關節蹠屈) 可以減少腓腸肌的參與，提高腿後肌群的收縮強度。

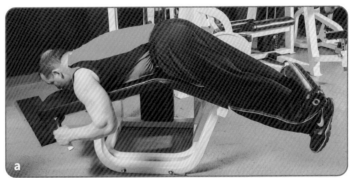

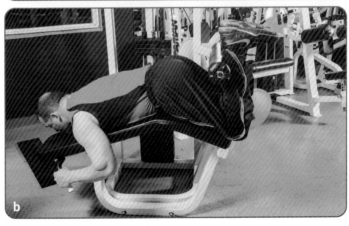

單側俯臥屈腿運動

目標肌群 單側俯臥屈腿運動主要針對腿後肌群。

起始位置 調整適當負重與活動角度後採俯臥姿勢，雙手抓住前方握把穩定軀幹後，單腳腳後跟抵住阻力臂上的靠墊，另一腳自然放鬆伸直準備開始動作。

動作流程 確保軀幹與大腿固定後，收縮作用腳腿後肌群屈曲膝蓋，勾起小腿讓腳跟盡可能靠向臀部，感受肌肉充分收縮後再反向放下小腿回到起始位置，完成該側反覆次數後左右腳互換重複上述動作。

訓練技巧
- 整組動作在完成前必須讓該側腿後肌群持續承重，避免完全放下負重導致阻力中斷，影響肌肉收縮張力。
- 作用腳腳背繃直(踝關節蹠屈)可以減少腓腸肌的參與，提高該側腿後肌群的收縮強度。

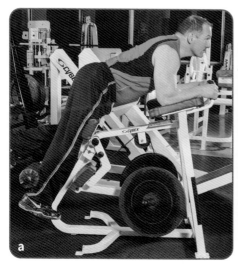
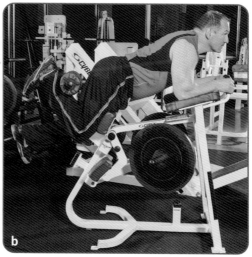

坐姿屈腿運動

目標肌群 坐姿屈腿運動主要針對腿後肌群。

起始位置 調整適當高度與負荷後坐上機台，背部緊貼椅背保持中立，同時雙膝抵住靠墊固定軀幹，將腳後跟壓在阻力臂的靠墊上方，雙手握住握把準備開始動作。

動作流程 保持軀幹與大腿固定後，收縮腿後肌群屈曲膝關節，將腳跟下壓收往臀部方向，感受肌肉充分收縮後再反向伸展膝蓋回到起始位置。

訓練技巧
- 整組動作在完成前必須讓雙腿持續承重，避免完全放下負重導致阻力中斷，影響腿後肌群的收縮張力。
- 雙腳腳背繃直(踝關節背屈)可以減少腓腸肌的參與，提高腿後肌群的收縮強度。

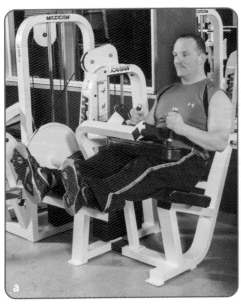
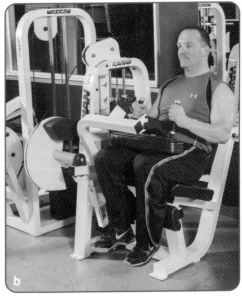

腳尖推蹬運動

目標肌群 腳尖推蹬運動主要針對小腿肌群，特別以腓腸肌的收縮強度更為明確。

起始位置 調整適當負荷後坐上腿部推蹬機台，背部緊貼椅背保持中立，雙腳踩在踏板底端讓腳跟超出踏板邊緣，雙腳自然伸直承重後解開安全卡榫，腳踝背屈延展小腿肌群準備開始動作。

動作流程 保持軀幹與下肢穩定後收縮小腿肌群推蹬腳尖，撐起重量感受腳踝完全蹠屈後，再反向回到起始位置。

訓練技巧
- 離心過程必須保持穩定的動作節奏，避免肌肉快速延展導致跟腱損傷。
- 腳尖朝外推蹬可以增加腓腸肌內側頭的收縮強度；相對地腳尖朝內推蹬則會提高外側頭的收縮強度。

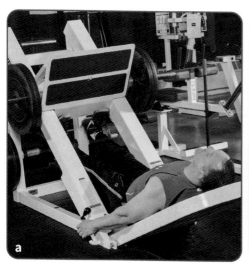
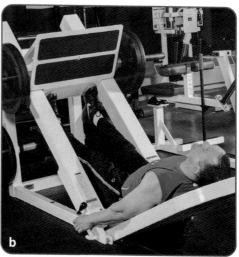

坐姿舉踵

單關節

(目標肌群) 坐姿舉踵主要針對小腿肌群，特別以比目魚肌的收縮強度更為明確。

(起始位置) 調整適當負荷與座椅高度後坐上機台，雙腳大腿末端抵住阻力臂上的靠墊，雙腳踩著踏板並讓腳跟懸空向下延展小腿肌群準備開始動作。

(動作流程) 保持軀幹穩定後收縮小腿肌群往上推蹬腳尖，撐起重量感受腳踝完全蹠屈後，再反向回到起始位置。

(訓練技巧)
● 離心過程必須保持穩定的動作節奏，避免肌肉快速延展導致跟腱損傷。

● 由於坐姿屈膝的緣故，會使比目魚肌相較於腓腸肌有更高的收縮強度，因此並不需要刻意調整腳尖方向，保持腳掌自然朝前就能有效刺激肌肉收縮。

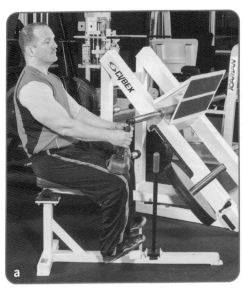
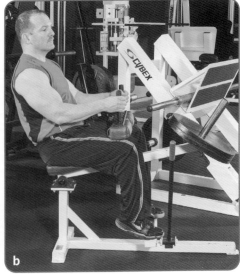

站姿舉踵

目標肌群　站姿舉踵主要針對小腿肌群，特別以腓腸肌的收縮強度更為明確。

起始位置　調整適當負重與阻力臂高度後站上機台，肩膀抵住阻力臂上的靠墊後，雙腳腳尖踩在踏板邊緣，讓腳跟懸空往下延展小腿肌群，保持軀幹穩定中立後準備開始動作。

動作流程　收縮小腿肌群往上墊起腳尖，感受踝關節充分蹠屈後再反向回到起始位置。

訓練技巧　● 離心過程必須保持穩定的動作節奏，避免肌肉快速延展導致跟腱損傷。

　　　　　● 腳尖朝外推蹬可以增加腓腸肌內側頭的收縮強度；相對地，腳尖朝內推蹬則會提高外側頭的收縮強度。

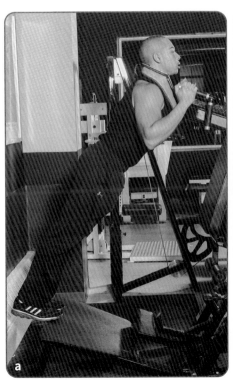
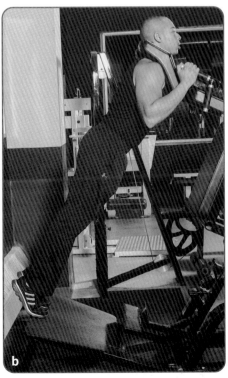

a　b

MEMO

M.A.X. 極限暖身流程

在正式訓練前採取適當的暖身活化，可以幫助身體增加應對高強度訓練的準備程度。完整的暖身流程包含兩個階段，分別是**基礎暖身**與**特定暖身**，接下來會詳細介紹各階段內容與執行方式，幫助讀者建構更安全有效的訓練系統。

基礎暖身流程

基礎暖身一般會由短時間低強度的有氧活動組成，內容涵蓋全身主要大肌群的活化，目的在於提高核心體溫與血液循環，藉此加強神經傳導效率，並加速肌肉養分供給與代謝物的排除，促進血紅素與肌紅素中的氧氣釋放到組織中。

肌肉溫度高低對運動表現狀態有非常直接的影響力：肌肉組織 (在安全生理範圍內) 的溫度越高，延展性與收縮力就越佳，而肌肉的收縮能力會直接反映在力量輸出表現上。因此，透過適當的暖身能提高目標肌群在訓練中所能承受的機械張力，進而促進整體肌肉發展的效果。

此外，透過暖身來提高核心體溫，也能夠刺激關節囊中的滑液膜分泌更多滑液，來潤滑關節接觸面並降低活動時的阻力 (摩擦力)，進而提高關節活動度與整體動作的柔韌性，更能夠有效降低關節相關的可能傷害風險。

說到這裡，相信各位讀者已經充分理解在訓練前執行基礎暖身流程的效益與重要性。

基本上，基礎暖身流程可以採用任何以心肺適能為主的活動項目，搭配飛輪、登階機、跑步機或甚至徒手類型的活動(開合跳或波比跳等)都是常見的暖身選項，只要能達到上述暖身的主要目標，讀者可依照個人偏好與訓練環境來選擇適當的暖身方式。

一般而言，基礎暖身必須採用相對較低的訓練強度，為了更精準客觀地描述強度高低，筆者建議採用範圍從 1 到 10 分的**運動自覺強度量表**(RPE scale，請參考表 6.1)：

表 6.1　10 分級距的 RPE 量表

RPE	自覺強度
1	完全不費力
2	幾乎不費力
3	非常輕鬆
4	輕鬆
5	還算輕鬆
6	稍微費力
7	費力
8	非常費力
9	接近全力
10	盡最大努力

相較於最早由瑞典學者 Gunnar Borg 提出的原版 RPE 量表來說(譯註：原版 RPE 是依照心率換算分級由 6 到 20 分)，10 分級距的 RPE 量表在使用上更加直覺明確，一般建議將基礎暖身的目標強度設定在 5 分左右，接近多數人中等速度行走或輕鬆慢跑時的強度，也可以配合**說話測試**(talk test)來評估當下運動強度。如果在運動過程中你必須停下來喘口氣才能說出完整的語句，則該強度可能超出基礎暖身所需的適當範圍。

一般編排 5 到 10 分鐘的低強度活動便足以達到基礎暖身的目的，讀者可以將時間控制在能讓自己微微出汗，卻又不至於感到疲憊或喘不過氣的範圍

內。只要有任何影響後續訓練表現的疑慮，便需要適度調降強度與持續時間，同時也要謹記！基礎暖身的重點在於提高核心體溫與血液循環效率，避免和以減脂為主的心肺訓練互相混淆，反而對主訓練內容造成負面影響。

特定暖身流程

特定暖身可被視為基礎暖身流程的延伸，透過編排與主訓練動作模式相近的內容，來強化神經肌肉徵召效率，並提高身體對於專項動作的準備程度，所以在競技運動領域也被稱為**專項暖身**，以相對安全且強度較低的動作來活化目標肌群，提高後續執行高強度訓練的動作表現。

為了提高特定暖身與後續訓練內容的連結性，暖身內容必須盡可能貼近並模擬實際訓練的動作需求。舉例來說，如果今日的主訓練內容包含胸推動作，採用低負荷的胸推或者動作模式相近的伏地挺身來作為暖身組，都是非常理想的選擇，當然就動作的轉換效益與特殊性而言，直接採取低強度的動作作為特定暖身是最快速有效的方式，同時也要了解特定暖身的主要目標，在於提升個案在從事高強度活動前生心理狀態的準備程度，因此必須在力竭前停止反覆，以避免目標肌群累積過多疲勞。

對於低反覆範圍的大重量訓練來說，特定暖身的重要性會更加顯著，尤其在極限肌力期更是如此。在開始目標負荷的組數前，通常會先執行一到數個暖身組來提升整體準備程度，一般而言第一組會以 40-50%1RM 的強度為主；第二組則會提升到 60-70%1RM 的強度，並維持每組至少三到四下的保留次數 (RIR)，避免疲勞累積反而影響主要組數的動作表現。完成特定暖身的組數後，基本上就可以正式開始執行當日訓練預定的負荷強度。

然而特定暖身對於中高反覆範圍訓練的必要性目前仍尚未有明確定論，根據過去一篇探討暖身組數對 80%1RM (約可完成八下左右的強度) 深蹲、胸推與二頭肌彎舉反覆至力竭表現影響的研究顯示 (3)，暖身組數對於力竭反覆次數並沒有顯著的正面效益，同時在**疲勞指數** (fatigue index，計算第一組到最後一組力竭反覆次數下滑情形的評估指標) 方面也沒有發現明顯差異。

這樣的結果反映出暖身流程對非最大強度訓練的動作表現並沒有直接幫助，即便多數人普遍認同暖身流程有助於提升運動表現，但在該研究中與無暖身組比較後並沒有發現顯著差異。然而換個角度來看，在非最大強度的訓練中，前幾組的反覆其實某種程度上便等同於後面組數的前置暖身流程，因此在中高反覆範圍的訓練中，藉由暖身來提升核心溫度所產生的效益則相對並不顯著。

但值得注意的是，即便在研究統計上沒有顯著差異，我們仍發現在深蹲訓練前搭配特定暖身內容，可以對表現帶來部分幫助，然而這樣的效果卻無法在二頭肌彎舉訓練中重現，甚至反而可能造成負面影響，因此我們推斷或許特定暖身的效益更適合應用在多關節等較為複雜的動作中，相對地對單關節動作則沒有太大幫助。

綜合上述研究結果與實證考量，筆者建議：在中反覆範圍的訓練中（每組目標反覆次數在 8-12 下），可以在多關節動作前搭配特定暖身組數，基本上只需要編排一組強度為 50%1RM；保留次數（RIR）≥ 4 的動作便足以發揮特定暖身的效益，而針對單關節動作則不需要安排前置的特定暖身內容。

最後針對高反覆範圍（每組 15 下以上）的訓練內容，一般不需要特別安排暖身組數，由於高反覆範圍使用的負荷相對較低，在前面的幾組動作基本上就能達到接近暖身組的輔助效果，此外如果在強調耐力表現的代謝期安排過多暖身組數，反而容易對原本提高訓練密度的主要目標造成負面影響。

伸展運動的必要性？

靜態伸展環節通常會被納入訓練前的暖身階段，將訓練所需的主要關節活動度慢慢延展到個人極限範圍並停留一段時間（通常約在 30 秒左右），過程中可能會感到些許可承受範圍內的緊繃與不適。多數常見的流程會針對每個目標肌群輪流完成一到數組的靜態伸展，同時也相信在暖身階段加入伸展流程，有助於進一步降低運動傷害並提高動作表現。

　　然而，訓練前靜態伸展的實際效益在近年開始受到質疑，許多研究發現運動前的靜態伸展並無法降低傷害發生率 (5)。確實，過度緊繃的肌肉與運動傷害有相當程度的關聯性，因此能合理預期改善活動度與柔軟度有助於降低傷害風險，然而，這樣的預防效果未必只能透過運動前的伸展來達成，關鍵仍在於個案是否能有足夠的活動度來完成所有訓練動作。

　　因此關鍵的前提在於執行靜態伸展前，是否能確實提高肌肉的血液循環與溫度，降低關節表面摩擦力，並提升肌肉等其他連結結締組織承受主動或被動延展的準備程度。

　　看到這裡讀者或許會想：如果要符合提升核心體溫與降低關節摩擦這兩項前提，那將靜態伸展安排在基礎暖身後不就是最恰當的選擇嗎？而這可能也是多數人習慣的運動流程之一。

　　但有趣的是，部分研究發現在開始主訓練前執行靜態伸展反而可能對動作表現產生反效果 (4)，尤其對於強調力量輸出表現的阻力訓練等高強度運動更是如此。研究認為這個現象主要與肌肉肌腱的**勁度** (stiffness) 改變有關，**肌肉肌腱單位** (musculotendinous unit，肌肉與連結的肌腱) 負責輸出並傳遞力量產生關節動作，然而過度的伸展會導致肌肉肌腱單位的鬆弛，進而影響力量傳遞的效率，如同彈性疲乏的橡皮筋，最終使該動作能負荷的強度降低。

　　然而在將這些研究結果應用到實務訓練中，仍有許多值得商榷的地方，首先多數有疑慮的研究通常都採用了過長的伸展時間，甚至有針對單一關節動作花上 30 分鐘伸展的流程！一般常見的伸展流程在每個動作所花的時間約在一到兩分鐘左右，但以研究角度而言，這樣短暫的時間確實不容易評斷伸展可能對運動表現造成的負面影響，此外多數研究都將焦點集中在肌力與爆發力表現的變化上，對於伸展可能造成中高反覆範圍動作表現的影響仍尚未有明確定論。

綜合上述所有實證考量，在主要訓練內容完成後立即執行靜態伸展會是最理想的編排(假設個案有改善柔軟度的需求)，在這個時間點身體還能維持高強度訓練後的核心溫度，同時訓練中反覆收縮的肌肉也能透過靜態伸展緩和放鬆。部分研究也發現即便效果相對有限，但訓練後的伸展某種程度上有助於減緩延遲性肌肉痠痛的情形(詳見下方專欄介紹)(1)。

造成訓練後肌肉痠痛的原因為何？

相信許多人都有在訓練後目標肌群感到肌肉痠痛的經驗，這種在訓練後一到兩天達到高峰並持續超過 72 小時以上的痠痛現象稱作**延遲性肌肉痠痛**(delayed-onset muscle soreness, 簡稱 DOMS)，依照個人體能水平、肌肉動作與訓練強度的不同，所誘發的延遲性肌肉痠痛程度也會有所差異。

有關 DOMS 的成因有許多常見的迷思，其中多數人最容易混淆的是 DOMS 與乳酸堆積的關聯性。一般而言，乳酸濃度的累積會透過進一步的氧化或糖質新生，在運動後一到兩個小時內完全排除，然而 DOMS 卻會在訓練後 24 時才開始出現明顯症狀，因此從作用時間與背後生理機轉來看，兩者並沒有任何直接的因果關係。

那麼造成 DOMS 的原因到底是什麼呢？實際上 DOMS 的成因主要與肌肉組織的微小損傷有關，在高強度訓練中特別又以離心收縮階段(肌肉承受張力同時延展的狀態)更容易使目標肌群產生細微的肌纖維損傷，破壞原本細胞間的恆定狀態，過程中產生的許多代謝物進而與受損肌纖維周邊的末梢神經交互作用，導致肌肉局部的僵硬與痠痛感受。

同時，這些微小損傷也會導致白血球的聚集，並誘發一連串輕微的發炎反應，使整體痠痛等不適感受加劇，依照肌纖維損傷程度的不同會持續數天甚至長達一週的時間。

→ 接下頁

　　因此，不要再把肌肉痠痛歸咎於乳酸堆積，只要個案從事強度較高或尚未熟練的訓練動作都有可能引發 DOMS 的症狀。在訓練後的期間保持適當程度活動是應對 DOMS 最理想的策略，藉由適度活動來提高痠痛肌群的血流供給，增加養分運送與組織修復的效率進而加速緩解不適症狀。此外，即便效果因人而異，訓練後採取伸展、滾筒放鬆、熱敷或按摩等也都是常見紓緩 DOMS 的作法。換言之，這些做法對多數人來說，除了時間成本外並沒有太多潛在風險，因此建議讀者都可以多加嘗試並找到適合自己的放鬆與恢復策略。

　　相對地，如果要在訓練前安排伸展活動，**動態伸展**會是更加理想的選擇：主要會以相對慢速、可控制的節奏來執行完整的關節活動動作，例如甩手、肩部繞環、高抬腿或髖部內外轉都是常見的方式，讀者可以選擇接近訓練內容的動態伸展動作，每項動作反覆執行數組，並以無痛的方式逐步增加每組動作的關節活動範圍來達到動態伸展的效果。

　　與多數人認知不同的是，伸展活動未必是所有訓練流程的必要環節，超出特定範圍的關節活動度在某種程度上也代表關節穩定性越差，因此過度強調柔軟度反而容易提高潛在的傷害風險，必須選擇性地伸展較為緊繃的肌群並改善受限的關節活動度，避免對已具備日常與訓練所需活動度的關節再安排額外的伸展流程。

　　此外，讀者也必須了解阻力訓練本身其實也能改善關節活動度，只要每下反覆都盡可能採取完整的活動範圍，多次訓練後也能有效提升整體關節的活動度，這樣的效果在訓練介入初期相對更加顯著 (2)。換個角度來看，阻力訓練動作在某種程度上也算是另一種型態的動態活動訓練，只是更強調肌肉收縮與延展的控制，因此只要能以適當的方式執行每下反覆動作，長期下來也能幫助維持基本的活動度與柔軟度。經過上述這些說明，相信也破除了讀者對於伸展運動的許多迷思。

MEMO

CHAPTER 07

M.A.X. 極限前置訓練

千萬注意：極限增肌計畫是一套非常紮實完整的訓練規劃，適合具備至少 6 個月以上基礎阻力訓練經驗的個案，如果缺乏基本的肌力與體能條件，計畫中的訓練強度與訓練量則很有可能超出個人恢復能力所能承受的範圍，反而提高過度訓練的風險。

對於阻力訓練初學者或曾停止訓練長達一段時間的個案而言也不用過於擔心，本章會提供一套前置訓練規劃，幫助讀者在投入相對嚴苛的極限增肌計畫前能具備基礎的肌力與體能素質。

當然，如果讀者本身已經具備相當程度的經驗與規律訓練的習慣，可以略過本章內容直接進入下一章極限增肌計畫中的極限肌力期。然而在開始前，仍必須審慎評估自己對於高強度訓練的準備程度，避免錯估能力反而提高過度訓練的風險，影響後續數週甚至數月的進度。如果讀者對於自己當下的準備狀態沒有十足的把握，不妨先從本章的前置訓練開始重新建立基礎，畢竟小心駛得萬年船。

編排概念

前置訓練內容會針對主要大肌群採取全身性訓練的編排方式，由兩個訓練區塊組成為期共八週的中週期，其中各個區塊可再細分為四個為期一週的小週期。

區塊 1 為初階前置訓練，主要針對零經驗的初學者或長期停止訓練後回歸的個案。在這個區塊中除了上肢與小腿肌群外，會盡可能以多關節動作為主要選擇，並在每次訓練中以相對有限的變化，反覆執行這些基礎動作內容。對多數人而言可能會感到枯燥乏味，但這是建立基礎體能的重要階段，主要的適應會反映在神經肌肉徵召的效率上。在第一個月並不會出現明顯的肌肥大適應，透過相對有限的動作變化，讓身體能在反覆練習中習慣並找到最有效率的執行方式，專注於提升動作協調性與神經肌肉控制的掌握程度。

同時，在這個區塊中每組動作會採取相對較高的反覆次數 (15-20 下)，增加練習機會以提高整體動作的熟練度，此外高反覆範圍也對應到相對較低的負荷強度，讓個案能更專注於達成每下動作正確的技術要點，並以提高動作控制與肌肉收縮感受度為首要目標。當個案能完全掌握動作要領並流暢完成每下反覆時，才能更進一步導入肌肥大的適應階段。

區塊 2 的內容主要為初階前置訓練的延伸，此時個案已透過區塊 1 的練習掌握基礎動作模式，並提高神經肌肉控制的協調性，在這個階段會加入更多動作與訓練強度的變化，以典型波動週期的方式輪替低、中、高不同強度的訓練週，並在單週訓練內同時整合單關節與多關節動作的交替變化，整體反覆組數會較上階段更加費力，同時在每項動作最後一組會採取力竭反覆的方式來提高訓練刺激。

在整個前置訓練流程中，每下反覆都必須維持穩定可控制的動作節奏，以提高肌肉感受度為首要目標。只要讀者能越快掌握並提高動作中目標肌群的作功佔比，就能越有效地促進肌肉發展，換言之，更重要的是必須留意避免為了完成組數而過於躁進加快動作節奏，這樣只會形成不良的代償動作而影響後續訓練的進展。

規劃要點

承上文，前置訓練計畫包含兩個主要區塊，接下來會分別詳述個別訓練區塊中的編排重點。

區塊 1

區塊 1 為初階前置訓練流程，由四個為期一週的小週期所組成，前三週的內容會安排在三個非連續的訓練日執行 (例如：週一、週三與週五)，並在每次訓練強化全身主要大肌群，以能活化多組肌群的多關節動作為主，每項動作反覆三組並配合兩分鐘的組間休息，訓練負荷控制在能穩定完成 15-20 下的反覆範圍內，並以週為單位逐步提升個人努力程度完成前三週的訓練進程。

在區塊 1 中的第一個小週期 (訓練週 1) 將目標保留次數 (RIR) 設定在 4 下左右，也就是調整到完成每組動作後仍有 4 下左右餘裕的負荷強度，維持在稍有挑戰卻不會過於費力的程度，避免因為疲勞而影響動作品質，相對地必須將注意力集中在每下反覆目標肌群的收縮感受上，以穩定可控制的節奏流暢地完成每下動作，並將組間休息設定在 2 分鐘左右的長度。

來到區塊 1 的第二個小週期 (訓練週 2) 我們會將目標保留次數設定在 3 下，在不會造成力竭的前提下，稍微提升每下反覆的費力程度，持續以加強動作的神經肌肉控制為主要訓練目標，組間休息時間同樣也設定在 2 分鐘左右的長度。

到了區塊 1 的第三個小週期 (訓練週 3)，所有動作的目標保留次數會設定在 1 到 2 下之內，代表整體負荷強度與費力程度將隨之提升，會帶給個案一定程度的能力挑戰，因此更要留意避免出現完全力竭的情況，維持適當的恢復能力並減少過度訓練的風險，持續專注在加強神經肌肉控制與協調，讓動作執行能更加自然流暢，每項的組間休息同樣維持在 2 分鐘左右的長度。

區塊 1 的最後一個小週期 (訓練週 4) 屬於減量階段，該週會安排兩次訓練，並確保中間間隔 72 小時的休息時間 (例如週一搭配週四或者週二搭配週五的訓練)，並同樣針對主要大肌群採取全身性訓練的編排方式，每項肌群動作反覆三組，每組負荷強度設定在反覆範圍 15-20 下之間，組間休息在 2 分鐘左右並維持保留次數 4 下左右的費力程度，若費力程度顯著提升，則可適時調降訓練負荷以避免疲勞累積。

在最後一個小週期，個案如果能以相對輕鬆的方式正確完成所有動作內容，則可以接著進入區塊 2 的訓練週期。相對地，如果仍感到費力或動作不穩定，則建議重複執行區塊 1 的內容，透過反覆練習持續改善整體協調與控制感受。切記！只要有任何疑慮寧可重新來過，也要避免過於躁進反而影響後續訓練進程。

區塊 2

區塊 2 作為區塊 1 的延伸，同樣由四個單週的小週期所組成。前三週每週會安排三個非連續的訓練日 (例如週一、週三與週五)，每次訓練會針對全身主要大肌群安排對應的訓練動作，每項動作反覆三組並依照每日訓練目標，以非線性波動的方式調整適當的反覆範圍與組間休息，在這個階段會加入更多不同類型的動作變化，來加強神經肌肉系統的適應。在前三週的訓練會逐步提升每週的負荷強度，並在每組動作的最後一組採取力竭反覆的方式來增加訓練刺激 (第三週與第四週除外)。

在區塊 2 的第一個小週期 (訓練週 5，接續區塊 1 的四週) 會以強化肌耐力為主要目標，採用反覆範圍在 15-20 下之間的負荷強度，每項動作的第一組保持 3 下左右的保留次數；第二組保留次數調降到 1-2 下；接著最後一組則持續反覆到自主收縮力竭，同時每項動作的組間休息設定在 30 秒左右。

在區塊 2 的第二個小週期 (訓練週 6) 則會將焦點轉移到肌肥大適應的編排模式，每組動作會採用 8-10 下的反覆範圍 (除了腹部動作會採用較高反覆次數)。其中第一組保持 3 下左右的保留次數；第二組保留次數調降到 1-2 下；接著最後一組則持續反覆到自主收縮力竭，並維持 2 分鐘左右的組間休息長度。

來到區塊 2 的第三個小週期 (訓練週 7) 將以肌力發展為主，提高訓練負荷將每組動作的反覆範圍設定在 3-5 下之間 (除了腹部動作會採用較高反覆次

數），每項動作的第一組保持 3 下左右的保留次數；第二組保留次數調降到 2 下；最後一組則盡可能在接近力竭前停止反覆 (保留次數 1 下)，並維持 3 分鐘左右的組間休息長度。

區塊 2 的最後一個小週期為減量階段 (訓練週 8)，該週會安排兩天訓練日並間隔 72 小時以上的時間充分休息 (例如在週一與週四訓練)，以全身性訓練的編排方式平均強化各個主要大肌群，每項肌群動作反覆三組並採取 15-20 下的反覆範圍，每組反覆以 4 下保留次數的努力程度避免疲勞累積，若費力程度顯著提升則必須適時調降負荷，組間休息設定在 2 分鐘左右的長度。

一般而言，筆者建議初學者在正式投入極限增肌計畫之前，可以反覆多完成幾次前置訓練流程，以確保能具備足夠肌力體能水平應對後續更高強度的訓練，並減少產生過度訓練的風險，同時也必須理解適應反應與進步勢必存在個體差異，在每個階段最後的小週期結束時，必須衡量個人整體的準備程度，來決定是否能夠繼續晉升到下一個訓練週期。

表 7.1 整理出前置訓練階段的基礎編排架構，並在後續內容提供所有小週期所對應的訓練內容範例 (表 7.2 到 7.9)，讀者可依照個人需求與能力，調整範例中的訓練參數與動作變化。

表 7.1 前置訓練編排架構

訓練參數	建議範圍
反覆次數	3-20 下
組數	每項動作完成 3 組
組間休息	30 秒到 3 分鐘
訓練節奏	能確實掌握肌肉收縮感受的速度
訓練頻率	每週 3 天
努力程度	保留次數 0-4 下

表 7.2　前置訓練週 1：區塊 1 第一小週期

目標保留次數設定在 4 下

訓練日	目標肌群	動作	頁碼
週一	全身大肌群	啞鈴臥推（3 組每組 15-20 下）	63
		啞鈴單臂划船（3 組每組 15-20 下）	45
		啞鈴肩推（3 組每組 15-20 下）	91
		站姿啞鈴二頭彎舉（3 組每組 15-20 下）	102
		滑輪三頭下壓（3 組每組 15-20 下）	120
		槓鈴深蹲（3 組每組 15-20 下）	131
		俯臥屈腿運動（3 組每組 15-20 下）	146
		站姿舉踵（3 組每組 15-20 下）	151
		捲腹運動（3 組每組 15-20 下）	74
週二	休息		
週三	全身大肌群	啞鈴臥推（3 組每組 15-20 下）	63
		啞鈴單臂划船（3 組每組 15-20 下）	45
		啞鈴肩推（3 組每組 15-20 下）	91
		站姿啞鈴二頭彎舉（3 組每組 15-20 下）	102
		滑輪三頭下壓（3 組每組 15-20 下）	120
		槓鈴深蹲（3 組每組 15-20 下）	131
		俯臥屈腿運動（3 組每組 15-20 下）	146
		站姿舉踵（3 組每組 15-20 下）	151
		捲腹運動（3 組每組 15-20 下）	74
週四	休息		
週五	全身大肌群	啞鈴臥推（3 組每組 15-20 下）	63
		啞鈴單臂划船（3 組每組 15-20 下）	45
		啞鈴肩推（3 組每組 15-20 下）	91
		站姿啞鈴二頭彎舉（3 組每組 15-20 下）	102
		滑輪三頭下壓（3 組每組 15-20 下）	120
		槓鈴深蹲（3 組每組 15-20 下）	131
		俯臥屈腿運動（3 組每組 15-20 下）	146
		站姿舉踵（3 組每組 15-20 下）	151
		捲腹運動（3 組每組 15-20 下）	74
週六	休息		
週日	休息		

表 7.3 前置訓練週 2：區塊 1 第二小週期

目標保留次數設定在 3 下

訓練日	目標肌群	動作	頁碼
週一	全身大肌群	啞鈴臥推 (3 組每組 15-20 下)	63
		啞鈴單臂划船 (3 組每組 15-20 下)	45
		啞鈴肩推 (3 組每組 15-20 下)	91
		站姿啞鈴二頭彎舉 (3 組每組 15-20 下)	102
		滑輪三頭下壓 (3 組每組 15-20 下)	120
		槓鈴深蹲 (3 組每組 15-20 下)	131
		俯臥屈腿運動 (3 組每組 15-20 下)	146
		站姿舉踵 (3 組每組 15-20 下)	151
		捲腹運動 (3 組每組 15-20 下)	74
週二	休息		
週三	全身大肌群	啞鈴臥推 (3 組每組 15-20 下)	63
		啞鈴單臂划船 (3 組每組 15-20 下)	45
		啞鈴肩推 (3 組每組 15-20 下)	91
		站姿啞鈴二頭彎舉 (3 組每組 15-20 下)	102
		滑輪三頭下壓 (3 組每組 15-20 下)	120
		槓鈴深蹲 (3 組每組 15-20 下)	131
		俯臥屈腿運動 (3 組每組 15-20 下)	146
		站姿舉踵 (3 組每組 15-20 下)	151
		捲腹運動 (3 組每組 15-20 下)	74
週四	休息		
週五	全身大肌群	啞鈴臥推 (3 組每組 15-20 下)	63
		啞鈴單臂划船 (3 組每組 15-20 下)	45
		啞鈴肩推 (3 組每組 15-20 下)	91
		站姿啞鈴二頭彎舉 (3 組每組 15-20 下)	102
		滑輪三頭下壓 (3 組每組 15-20 下)	120
		槓鈴深蹲 (3 組每組 15-20 下)	131
		俯臥屈腿運動 (3 組每組 15-20 下)	146
		站姿舉踵 (3 組每組 15-20 下)	151
		捲腹運動 (3 組每組 15-20 下)	74
週六	休息		
週日	休息		

表 7.4　前置訓練週 3：區塊 1 第三小週期

目標保留次數設定在 1 或 2 下

訓練日	目標肌群	動作	頁碼
週一	全身大肌群	啞鈴臥推（3 組每組 15-20 下）	63
		啞鈴單臂划船（3 組每組 15-20 下）	45
		啞鈴肩推（3 組每組 15-20 下）	91
		站姿啞鈴二頭彎舉（3 組每組 15-20 下）	102
		滑輪三頭下壓（3 組每組 15-20 下）	120
		槓鈴深蹲（3 組每組 15-20 下）	131
		俯臥屈腿運動（3 組每組 15-20 下）	146
		站姿舉踵（3 組每組 15-20 下）	151
		捲腹運動（3 組每組 15-20 下）	74
週二	休息		
週三	全身大肌群	啞鈴臥推（3 組每組 15-20 下）	63
		啞鈴單臂划船（3 組每組 15-20 下）	45
		啞鈴肩推（3 組每組 15-20 下）	91
		站姿啞鈴二頭彎舉（3 組每組 15-20 下）	102
		滑輪三頭下壓（3 組每組 15-20 下）	120
		槓鈴深蹲（3 組每組 15-20 下）	131
		俯臥屈腿運動（3 組每組 15-20 下）	146
		站姿舉踵（3 組每組 15-20 下）	151
		捲腹運動（3 組每組 15-20 下）	74
週四	休息		
週五	全身大肌群	啞鈴臥推（3 組每組 15-20 下）	63
		啞鈴單臂划船（3 組每組 15-20 下）	45
		啞鈴肩推（3 組每組 15-20 下）	91
		站姿啞鈴肱二頭彎舉（3 組每組 15-20 下）	102
		滑輪肱三頭肌下壓（3 組每組 15-20 下）	120
		槓鈴深蹲（3 組每組 15-20 下）	131
		俯臥屈腿運動（3 組每組 15-20 下）	146
		站姿舉踵（3 組每組 15-20 下）	151
		捲腹運動（3 組每組 15-20 下）	74
週六	休息		
週日	休息		

表 7.5 前置訓練週 4：區塊 1 第四小週期

目標保留次數設定在 4 下，組間休息約 2 分鐘

訓練日	目標肌群	動作	頁碼
週一	全身大肌群	啞鈴臥推（3 組每組 15-20 下）	63
		啞鈴單臂划船（3 組每組 15-20 下）	45
		啞鈴肩推（3 組每組 15-20 下）	91
		站姿啞鈴二頭彎舉（3 組每組 15-20 下）	102
		滑輪三頭下壓（3 組每組 15-20 下）	120
		槓鈴深蹲（3 組每組 15-20 下）	131
		俯臥屈腿運動（3 組每組 15-20 下）	146
		站姿舉踵（3 組每組 15-20 下）	151
		捲腹運動（3 組每組 15-20 下）	74
週二	休息		
週三	休息		
週四	全身大肌群	啞鈴臥推（3 組每組 15-20 下）	63
		啞鈴單臂划船（3 組每組 15-20 下）	45
		啞鈴肩推（3 組每組 15-20 下）	91
		站姿啞鈴二頭彎舉（3 組每組 15-20 下）	102
		滑輪三頭下壓（3 組每組 15-20 下）	120
		槓鈴深蹲（3 組每組 15-20 下）	131
		俯臥屈腿運動（3 組每組 15-20 下）	146
		站姿舉踵（3 組每組 15-20 下）	151
		捲腹運動（3 組每組 15-20 下）	74
週五	休息		
週六	休息		
週日	休息		

表 7.6 前置訓練週 5：區塊 2 第一小週期

第一組保留次數 3 下；第二組調降到 1 或 2 下；最後一組反覆至力竭，組間休息 30 秒。

訓練日	目標肌群	動作	頁碼
週一	全身大肌群	槓鈴臥推（3 組每組 15-20 下）	65
		滑輪坐姿划船（3 組每組 15-20 下）	51
		槓鈴肩推（3 組每組 15-20 下）	90
		槓鈴彎舉（3 組每組 15-20 下）	109
		槓鈴仰臥推舉（3 組每組 15-20 下）	116
		保加利亞蹲（3 組每組 15-20 下）	133
		槓鈴直腿硬舉（3 組每組 15-20 下）	139
		站姿舉踵（3 組每組 15-20 下）	151
		滑輪跪姿捲腹（3 組每組 15-20 下）	79
週二	休息		
週三	全身大肌群	啞鈴下斜胸推（3 組每組 15-20 下）	61
		滑輪下拉（3 組每組 15-20 下）	56
		啞鈴肩推（3 組每組 15-20 下）	91
		啞鈴上斜胸推（3 組每組 15-20 下）	103
		滑輪過頭屈伸（3 組每組 15-20 下）	115
		槓鈴前蹲舉（3 組每組 15-20 下）	130
		坐姿屈腿運動（3 組每組 15-20 下）	148
		坐姿舉踵（3 組每組 15-20 下）	150
		單車捲腹（3 組每組 15-20 下）	76
週四	休息		
週五	全身大肌群	槓鈴上斜胸推（3 組每組 15-20 下）	64
		槓鈴正握俯身划船（3 組每組 15-20 下）	48
		滑輪直立上拉（3 組每組 15-20 下）	101
		滑輪彎舉（3 組每組 15-20 下）	112
		啞鈴過頭屈伸（3 組每組 15-20 下）	114
		啞鈴分腿蹲（3 組每組 15-20 下）	126
		早安運動（3 組每組 15-20 下）	137
		腳尖推蹬運動（3 組每組 15-20 下）	149
		反向捲腹（3 組每組 15-20 下）	75
週六	休息		
週日	休息		

表 7.7 前置訓練週 6:區塊 2 第二小週期

第一組保留次數 3 下;第二組調降到 1 或 2 下;最後一組反覆至力竭,組間休息 2 分鐘。

訓練日	目標肌群	動作	頁碼
週一	全身大肌群	槓鈴臥推 (3 組每組 8-10 下)	65
		滑輪坐姿划船 (3 組每組 8-10 下)	51
		槓鈴肩推 (3 組每組 8-10 下)	90
		槓鈴彎舉 (3 組每組 8-10 下)	109
		槓鈴仰臥推舉 (3 組每組 8-10 下)	116
		保加利亞蹲 (3 組每組 8-10 下)	133
		槓鈴直腿硬舉 (3 組每組 8-10 下)	139
		站姿舉踵 (3 組每組 8-10 下)	151
		滑輪跪姿捲腹 (3 組每組 10-20 下)	79
週二	休息		
週三	全身大肌群	啞鈴下斜胸推 (3 組每組 8-10 下)	61
		滑輪下拉 (3 組每組 8-10 下)	56
		啞鈴肩推 (3 組每組 8-10 下)	91
		啞鈴上斜胸推 (3 組每組 8-10 下)	103
		滑輪過頭屈伸 (3 組每組 8-10 下)	115
		槓鈴前蹲舉 (3 組每組 8-10 下)	130
		坐姿屈腿運動 (3 組每組 8-10 下)	148
		坐姿舉踵 (3 組每組 8-10 下)	150
		單車捲腹 (3 組每組 10-20 下)	76
週四	休息		
週五	全身大肌群	槓鈴上斜胸推 (3 組每組 8-10 下)	64
		槓鈴正握俯身划船 (3 組每組 8-10 下)	48
		滑輪直立上拉 (3 組每組 8-10 下)	101
		滑輪彎舉 (3 組每組 8-10 下)	112
		啞鈴過頭屈伸 (3 組每組 8-10 下)	114
		啞鈴分腿蹲 (3 組每組 8-10 下)	126
		早安運動 (3 組每組 8-10 下)	137
		腳尖推蹬運動 (3 組每組 8-10 下)	149
		反向捲腹 (3 組每組 10-20 下)	75
週六	休息		
週日	休息		

表 7.8 前置訓練週 7：區塊 2 第三小週期

第一組保留次數 3 下；第二組保留次數 2 下；最後一組保留次數 1 下，組間休息 3 分鐘。

訓練日	目標肌群	動作	頁碼
週一	全身大肌群	槓鈴臥推（3 組每組 3-5 下）	65
		滑輪坐姿划船（3 組每組 3-5 下）	51
		槓鈴肩推（3 組每組 3-5 下）	90
		槓鈴彎舉（3 組每組 3-5 下）	109
		槓鈴仰臥推舉（3 組每組 3-5 下）	116
		保加利亞蹲（3 組每組 3-5 下）	133
		槓鈴直腿硬舉（3 組每組 3-5 下）	139
		站姿舉踵（3 組每組 3-5 下）	151
		滑輪跪姿捲腹（3 組每組 10-20 下）	79
週二	休息		
週三	全身大肌群	啞鈴下斜胸推（3 組每組 3-5 下）	61
		滑輪下拉（3 組每組 3-5 下）	56
		啞鈴肩推（3 組每組 3-5 下）	91
		啞鈴上斜胸推（3 組每組 3-5 下）	103
		滑輪過頭屈伸（3 組每組 3-5 下）	115
		槓鈴前蹲舉（3 組每組 3-5 下）	130
		坐姿屈腿運動（3 組每組 3-5 下）	148
		坐姿舉踵（3 組每組 3-5 下）	150
		單車捲腹（3 組每組 10-20 下）	76
週四	休息		
週五	全身大肌群	槓鈴上斜胸推（3 組每組 3-5 下）	64
		槓鈴正握俯身划船（3 組每組 3-5 下）	48
		滑輪直立上拉（3 組每組 3-5 下）	101
		滑輪彎舉（3 組每組 3-5 下）	112
		啞鈴過頭屈伸（3 組每組 3-5 下）	114
		啞鈴分腿蹲（3 組每組 3-5 下）	126
		早安運動（3 組每組 3-5 下）	137
		腳尖推蹬運動（3 組每組 3-5 下）	149
		反向捲腹（3 組每組 10-20 下）	75
週六	休息		
週日	休息		

表 7.9 前置訓練週 8：區塊 2 第四小週期

目標保留次數設定在 4 下，組間休息約 2 分鐘

訓練日	目標肌群	動作	頁碼
週一	全身大肌群	啞鈴臥推（3 組每組 15-20 下）	63
		啞鈴單臂划船（3 組每組 15-20 下）	45
		啞鈴肩推（3 組每組 15-20 下）	91
		站姿啞鈴二頭彎舉（3 組每組 15-20 下）	102
		滑輪三頭下壓（3 組每組 15-20 下）	120
		槓鈴深蹲（3 組每組 15-20 下）	131
		俯臥屈腿運動（3 組每組 15-20 下）	146
		站姿舉踵（3 組每組 15-20 下）	151
		捲腹運動（3 組每組 15-20 下）	74
週二	休息		
週三	休息		
週四	全身大肌群	啞鈴上斜胸推（3 組每組 15-20 下）	64
		槓鈴正握俯身划船（3 組每組 15-20 下）	48
		槓鈴肩推（3 組每組 15-20 下）	90
		滑輪彎舉（3 組每組 15-20 下）	112
		槓鈴仰臥推舉（3 組每組 15-20 下）	116
		槓鈴前蹲舉（3 組每組 15-20 下）	130
		槓鈴直腿硬舉（3 組每組 15-20 下）	139
		坐姿舉踵（3 組每組 15-20 下）	150
		滑輪跪姿捲腹（3 組每組 15-20 下）	79
週五	休息		
週六	休息		
週日	休息		

MEMO

M.A.X. 極限肌力期

極限增肌計畫將會從肌力階段開始執行，採用較高的訓練負荷搭配低反覆範圍的編排，以增加肌力為首要目標，雖然在本階段不會強調肌肥大的訓練效果，但依照個別訓練適應的差異，肌肉量也會有部分提升。

相信讀者會好奇，為何以肌肉發展為終極目標的訓練必須從肌力階段開始執行呢？簡而言之，肌力是發展肌肥大適應不可或缺的基礎，好比建造房屋所需要的地基，想要越高的樓層就必須建構更深更穩固的地基。讀者可以把肌力視為肌肉發展的根基，肌力的提升代表個案在訓練時可以操作更大的負荷強度，因此在進入肌肥大為主的中反覆範圍訓練時，肌肉也能夠承受更大的機械張力，藉由更強的訓練刺激提升整體肌肥大的適應效果。

採取大重量訓練帶來最關鍵的適應效果，主要發生在神經系統層面，從微觀角度來看，關節動作是由肌肉收縮產生，而作用肌群肌纖維的活化，是由運動神經元傳遞的電流與化學訊號所控制。單一運動神經元與其支配的肌纖維形成一個完整的**運動單位**（motor unit），因此一條肌肉會由複數個運動單位協同控制產生收縮，其中控制主要大肌群的運動單位甚至會多達數千個。

那麼上述這些生理機轉如何影響肌肉發展呢？從神經肌肉控制層面來看，與肌肉收縮產生的力量大小有關機制主要有三項：分別是**徵召率**（recruitment）、**編碼速率**（rate coding）與**同步率**（synchronization），接下來會一一說明高強度的肌力訓練與這些機制間的關聯性。

★**徵召率**代表神經系統活化運動單位的能力。運動單位的徵召順序會依循所謂的**大小法則**(size principle)，當肌肉開始收縮輸出力量時，較小的運動單位(主要掌控耐力型的慢縮肌纖維)會被優先徵召，隨著收縮張力持續提升才會繼續活化較大的運動單位(主要掌控速度力量的快縮肌纖維)，即便研究顯示在接近 80-90% 最大自主收縮強度時，就會徵召多數大肌群中幾乎所有的運動單位 (2,4)，部分研究認為大重量訓練有助於調節徵召閾值較高的運動單位，提高這些運動單位參與低負荷動作的比例，因此可以假定能同時刺激到目標肌群中更高比例的肌纖維數量，帶來更進一步的肌肉成長效果。

★**編碼速率**代表在肌肉收縮時，運動神經傳遞動作電位的頻率。動作電位傳遞的頻率越高，就會刺激產生更高的肌肉張力，因此編碼速率被視為是發力大小的關鍵指標，研究發現阻力訓練可以有效提高神經肌肉動作電位的傳遞頻率，並延長整體電位刺激活化的時間，進而在每下收縮反覆產生更大的機械張力。

★**同步率**則可表示單一肌肉中不同運動單位間彼此協調活化的時間點(**肌內協調** intramuscular coordination)，或不同肌群間彼此的協同運作(**肌間協調** intermuscular coordination)。以交響樂團做比喻，肌內協調就好比弦樂組中每把小提琴間的連結配合；而肌間協調則可想像成弦樂組與打擊樂組之間的連結配合，當所有樂器都能在適當的時間點精準演奏，就能融合成完美的音樂。同樣地，如果肌肉中各個運動單位接收的動作電位不夠同步，勢必會影響整體肌肉收縮的協調與力量，透過阻力訓練可以有效改善主動肌與協同穩定肌在肌內與肌間協調的同步性，提高整體肌肉收縮發力的效率。

　　極限肌力期將藉由提升神經肌肉的徵召率、編碼速率與同步率來奠定未來肌肉發展的基礎，這是肌肉成長適應必經的歷程，讀者只要依照接下來的內容確實規劃，並按部就班完成每次訓練，就能最大化個人肌肉發展的潛能。

編排概念

極限肌力期是由兩個訓練區塊組成為期共八週的高強度訓練中週期，每個訓練區塊可再細分為四個單週的小週期，區塊 1 以全身性訓練的編排方式強化所有主要大肌群；區塊 2 則會個別針對上下半身分部位編排訓練 (除了第八週的全身性減量訓練)，個別區塊將會在維持足夠負荷強度的前提下，逐步提升整體訓練量。

除了部分輔助動作外，所有訓練內容皆採用一到五下的反覆範圍，每項動作反覆三組並將組間休息設定在三到五分鐘之間，以提高每下高強度反覆的力量輸出為主要目標。然而必須留意的是，接近最大強度的訓練內容，勢必會對身體帶來相當程度的挑戰，長期下來容易造成神經系統的疲勞，並增加骨骼關節的負擔。為了降低這些潛在風險，必須審慎規劃各階段所使用的訓練負荷，並適時安排減量訓練內容確保足夠的休息恢復。

此外，由於力竭訓練方式對於肌力表現並沒有正面幫助，因此本階段的所有動作基本上都會在力竭前完成反覆 (1)，將注意力集中在接近 1RM 強度的反覆組數上來確實刺激肌力成長。當然也必須再次強調！任何需要在較高的負荷強度下反復至力竭的訓練，都必須更謹慎地評估訓練效益與潛在風險間的平衡。

整體規劃的動作內容可以概分主要動作與輔助動作兩大類別，主要動作包含針對各大目標肌群編排的多關節動作，需要能夠輔助目標肌群完成動作的**協同肌** (synergists) 以及在過程中維持軀幹平衡的**穩定肌** (stabilizers) 共同參與。換言之，能同時刺激到全身許多重要肌群。常見的範例包含深蹲、硬舉與胸推等動作，這些動作在接近最大或次最大的強度下將能有效促進目標肌群的肌力提升。

相對地，輔助動作則是指涵蓋肌肉範圍較少的單關節訓練動作，主要目的在於減少肌肉失衡的情形，避免整體動作動力鏈中出現弱鏈區塊。因為多數多關節動作帶給個別肌群的收縮刺激並不相同，以深蹲動作為例，過程中腿

後肌群約只有股四頭肌 50% 的收縮強度 (3)，如果沒有安排對應的輔助訓練，長期下來容易過於依賴股四頭肌主導動作，並影響整體下肢肌肉的平衡，因此讀者可以將輔助動作視為降低主要動作潛在風險的配套措施。

★**警語：**由於多數輔助動作會由單一關節承受大部分的扭力，並不適合使用強度過高的訓練負荷，因此即便在肌力階段也會採取相對較高的反覆範圍 (每組約 6 到 8 下之間)。

在肌力階段會限縮整體動作的選擇與變化，雖然適度的動作變化是產生肌肥大適應不可或缺的條件之一，但對於肌力發展則並非如此，原因在於肌力成長與前面提過的許多神經肌肉控制機轉高度相關，需要反覆且規律地執行相同動作模式，才能有效改善肌間與肌內協調，提升神經肌肉控制與力量輸出的效率，因此勢必得在相對有限的動作變化下，才能達到足夠的反覆訓練量。

在肌力階段訓練必須留意每下反覆向心與離心過程的速度，以確保適當動作節奏。

向心過程必須盡可能以快速爆發的形式舉起負荷，即便在接近最大反覆的負荷強度下並不容易達成 (通常超過最大反覆次數後，便無法再次舉起或維持適當的動作模式)，讀者可能覺得即使用盡全力也無法非常快速地舉起重量，但只要能盡可能有意識地維持最大的爆發速度，就能更完整地刺激前面提過與肌力發展有關的各種生理機制。

接著在離心放下負重的過程，則必須維持相對穩定緩慢的速度，通常會需要兩到三秒的時間來放下負荷，以穩定控制的節奏來減少動作代償，避免在底點藉由彈震的方式啟動下一次反覆，雖然這種作法或許能讓你多完成一到兩下反覆，但相對地也會增加關節與肌肉肌腱的負擔。

有別於肌肥大訓練著重肌肉感受度的內在注意力，在肌力階段更適合採用外在注意力的技巧來提高動作執行效果。簡單來說，外在注意力更強調動作在外觀視覺上的完成度，是提升動作肌力與爆發力表現的關鍵技巧之一，讀

者必須將注意力集中在動作各階段外在呈現的技術要點，例如在深蹲動作中專注於「雙腳同時穩定往地面推蹬」；或在肩推動作中專心想著「將槓鈴垂直推向天花板」等，這些都是外在注意力技巧在肌力訓練中常見的應用方式。

讀者可能會注意到，在後面的課表中並沒有安排獨立出手臂肌群的訓練動作，同時也縮減了腹部核心肌群的訓練量，在你提出質疑前，且容我說明背後的編排理念。肌力階段的首要目標是提升力量表現，在整體恢復與適應能力有限的前提下，必須將焦點集中在參與大重量訓練的主要大肌群上，為確保能夠最大化肌力表現的發展，勢必得適度縮減部分單關節與小肌群的訓練內容，並記得在面對高強度的訓練內容時，更需要審慎評估自身體能與恢復能力。

當然，讀者可能對在肌力階段沒有直接訓練到的肌群是否會退化有所疑慮，其實不用過於擔心，在許多閉鎖式的大重量訓練中，肱二頭與肱三頭肌等上肢肌群也會受到相當程度的收縮刺激，同時幾乎所有動作也都會需要核心肌群參與維持穩定，因此在肌力階段，這些肌群的肌力與肌肉量得以維持甚至有所進展。

在筆者過去的研究中也屢屢證實，許多具備阻力訓練經驗的個案，只透過上半身的多關節訓練動作便足以讓上肢肌肉量顯著提升 (5,6)。當然在本書最後的肌肥大階段，將更針對性地強化這些肌群，確保讀者能鍛鍊出粗壯手臂與鮮明的腹部線條。

規劃要點

如前文所述，極限肌力肌階段是由兩個訓練區塊組成為期共八週的中週期，每個區塊會採用所謂**漸進式負荷** (step loading) 的編排技巧，在個別區塊的前三週會依照適用於強化肌力的反覆範圍與負荷，逐步提高訓練強度，並在第四週安排強度較低的減量訓練，讓肌肉、關節與韌帶等相關組織得以休息恢復，並降低潛在的慢性傷害風險。以下是各訓練區塊涵蓋的編排細項。

區塊 1

區塊 1 包含四個單週的小週期，前三週會在週間安排三個非連續的訓練日(例如週一、週三與週五)，並針對主要大肌群採全身性訓練的編排方式，每項動作都會有對應的目標肌群，每次訓練完成三組並將組間休息設定在三到五分鐘之間，以週為單位逐步提升訓練負荷。

在區塊 1 的第一個小週期(訓練週 1)會採用每組能完成 4 到 5 下的負荷強度(反覆範圍 4-5 下)，並將保留次數設定在 2 到 3 下，代表整體訓練會有一定程度的費力感受。

來到區塊 1 的第二個小週期(訓練週 2)則會將負荷提升到能完成 2 到 3 下左右的強度(反覆範圍 2-3 下)，同時每組動作的保留次數調整為 1 或 2 下，在不造成力竭的前提下提升整體訓練的費力程度。

在區塊 1 的第三個小週期(訓練週 3)會以遞減次數的方式安排 1 至 5 下反覆範圍間的負荷強度，第一組採用反覆範圍 4 到 5 下的重量；接著第二組則提升到反覆範圍二到三下的強度；最後一組則會採取接近 1RM 的重量，其中第一組動作的保留次數為 2 下；第二組為 1 下；最後一組則會挑戰接近向心收縮力竭的費力程度，或者也可以試想保留 0.5 下左右的餘力(例如：體感上可以再多完成一下反覆，但無法保持相同動作品質的程度)。

區塊 1 的最後一個小週期(訓練週 4)為減量階段，該週會安排兩天訓練日，並確保間隔 72 小時的恢復時間(例如週一搭配週四或週二搭配週五訓練)，同時針對主要大肌群採全身性訓練的編排方式，每個肌群的對應動作皆完成三組，每組採 15 至 20 下反覆範圍的負荷強度並預留 4 下的保留次數，如果最後一組的費力程度明顯提升則必須適時調降負荷，以確保足夠的減量與恢復效果。

區塊 2

區塊 2 同樣是由四個單週的小週期組成，前三週將會在一週內安排四天的訓練日，可依個人作息安排練二休一再練二休二 (例如在週一、週二、週四與週五訓練)，或者練二休一再重複兩次練一休一的方式 (例如在週一、週二、週四與週六訓練)，並採分段訓練的編排方式，在訓練日 1 與訓練日 3 執行上半身訓練內容；在訓練日 2 與訓練日 4 執行下肢訓練內容，每個目標肌群將個別對應一個主要訓練動作與一個輔助訓練動作，每個動作個完成三組，並將主要訓練動作的組間休息設定為五分鐘；輔助訓練動作的組間休息為兩分鐘，並比照區塊 1 採漸進式負荷，在固定反覆範圍內以週為單位逐步提升負荷強度。

在區塊 2 的第一個小週期 (訓練週 5) 中，主要訓練動作會採取反覆範圍 4 到 5 下的負荷強度；輔助訓練動作則會以反覆範圍 6 到 8 下的重量為主，同時兩者的保留次數皆控制在 2 或 3 下，代表整體訓練將會有一定程度的費力感受，卻不會造成過度的壓力或疲勞。

來到區塊 2 的第二個小週期 (訓練週 6)，主要訓練動作會採用反覆範圍 2 到 3 下的負荷強度；輔助訓練動作則同樣維持反覆範圍 6 到 8 下的重量，整體保留次數將下修到 1 或 2 下，在不造成力竭的前提下提高整體訓練的費力程度。

進入區塊 3 的第三個小週期 (訓練週 7) 時，主要訓練動作會以次數遞減的方式安排反覆範圍 1 到 5 下的負荷強度：第一組設定在 4 到 5 下反覆並預留 2 下保留次數；第二組完成 2 到 3 下並預留 1 下保留次數；最後一組則執行接近 1RM 的負荷強度，以接近力竭或試想保留能再多完成 0.5 下的餘力 (例如：體感上能勉強再多完成 1 下反覆，但無法保持相同動作品質的程度)。輔助動作則同樣維持反覆範圍 6 到 8 下的重量，並預留 1 或 2 下的保留次數，並留意避免在執行輔助動作時出現力竭的情況。

區塊 2 的最後一個小週期 (訓練週 8) 為減量階段，該週會安排兩天訓練日，並確保間隔 72 小時的恢復時間 (例如週一與週四訓練)，同時針對主要大肌群採全身性訓練的編排方式，每個肌群的對應動作皆完成三組，每組採 15 至 20 下反覆範圍的負荷強度並預留 4 下的保留次數，如果最後一組的費力程度明顯提升，則必須適時調降負荷，以確保足夠的減量與恢復效果。

表 8.1 整理出極限肌力期的基礎編排架構，並在後續內容提供所有小週期對應的訓練內容範例 (表 8.2 到 8.9)，讀者可依照個人需求與能力，調整範例中的訓練參數與動作變化。

表 8.1 極限肌力期編排架構

訓練參數	建議範圍
反覆次數	主要訓練動作：1-5 下
	輔助訓練動作：6-8 下
組數	每項動作完成 3 組
組間休息	主要訓練動作：3-5 分鐘
	輔助訓練動作：2 分鐘
訓練節奏	向心階段：快速爆發地舉起負荷
	離心階段：穩定下放 2-3 秒
訓練頻率	每週 3-4 天

表 8.2 肌力期訓練週 1：區塊 1 第一小週期

每組動作保留次數為 2 或 3 下

訓練日	目標肌群	動作	頁碼
週一	全身大肌群	槓鈴肩推（3 組每組 4-5 下）	90
		槓鈴反握俯身划船（3 組每組 4-5 下）	47
		槓鈴臥推（3 組每組 4-5 下）	65
		硬舉（3 組每組 4-5 下）	135
		槓鈴深蹲（3 組每組 4-5 下）	131
週二	休息		
週三	全身大肌群	槓鈴肩推（3 組每組 4-5 下）	90
		槓鈴反握俯身划船（3 組每組 4-5 下）	47
		槓鈴臥推（3 組每組 4-5 下）	65
		硬舉（3 組每組 4-5 下）	135
		槓鈴深蹲（3 組每組 4-5 下）	131
週四	休息		
週五	全身大肌群	槓鈴肩推（3 組每組 4-5 下）	90
		槓鈴反握俯身划船（3 組每組 4-5 下）	47
		槓鈴臥推（3 組每組 4-5 下）	65
		硬舉（3 組每組 4-5 下）	135
		槓鈴深蹲（3 組每組 4-5 下）	131
週六	休息		
週日	休息		

表 8.3　肌力期訓練週 2：區塊 1 第二小週期

每組動作保留次數為 1 或 2 下

訓練日	目標肌群	動作	頁碼
週一	全身大肌群	槓鈴肩推（3 組每組 2-3 下）	90
		槓鈴反握俯身划船（3 組每組 2-3 下）	47
		槓鈴臥推（3 組每組 2-3 下）	65
		硬舉（3 組每組 2-3 下）	135
		槓鈴深蹲（3 組每組 2-3 下）	131
週二	休息		
週三	全身大肌群	槓鈴肩推（3 組每組 2-3 下）	90
		槓鈴反握俯身划船（3 組每組 2-3 下）	47
		槓鈴臥推（3 組每組 2-3 下）	65
		硬舉（3 組每組 2-3 下）	135
		槓鈴深蹲（3 組每組 2-3 下）	131
週四	休息		
週五	全身大肌群	槓鈴肩推（3 組每組 2-3 下）	90
		槓鈴反握俯身划船（3 組每組 2-3 下）	47
		槓鈴臥推（3 組每組 2-3 下）	65
		硬舉（3 組每組 2-3 下）	135
		槓鈴深蹲（3 組每組 2-3 下）	131
週六	休息		
週日	休息		

表 8.4　肌力期訓練週 3：區塊 1 第三小週期

第一組保留次數 2 下；第二組保留次數 1 下；最後一組提高到接近力竭的負荷強度（保留次數 0.5 下）。

訓練日	目標肌群	動作	頁碼
週一	全身大肌群	槓鈴肩推（3 組；依序為 4-5 下、2-3 下、1 下）	90
		槓鈴反握俯身划船（3 組；依序為 4-5 下、2-3 下、1 下）	47
		槓鈴臥推（3 組；依序為 4-5 下、2-3 下、1 下）	65
		硬舉（3 組；依序為 4-5 下、2-3 下、1 下）	135
		槓鈴深蹲（3 組；依序為 4-5 下、2-3 下、1 下）	131
週二	休息		
週三	全身大肌群	槓鈴肩推（3 組；依序為 4-5 下、2-3 下、1 下）	90
		槓鈴反握俯身划船（3 組；依序為 4-5 下、2-3 下、1 下）	47
		槓鈴臥推（3 組；依序為 4-5 下、2-3 下、1 下）	65
		硬舉（3 組；依序為 4-5 下、2-3 下、1 下）	135
		槓鈴深蹲（3 組；依序為 4-5 下、2-3 下、1 下）	131
週四	休息		
週五	全身大肌群	槓鈴肩推（3 組；依序為 4-5 下、2-3 下、1 下）	90
		槓鈴反握俯身划船（3 組；依序為 4-5 下、2-3 下、1 下）	47
		槓鈴臥推（3 組；依序為 4-5 下、2-3 下、1 下）	65
		硬舉（3 組；依序為 4-5 下、2-3 下、1 下）	135
		槓鈴深蹲（3 組；依序為 4-5 下、2-3 下、1 下）	131
週六	休息		
週日	休息		

表 8.5　肌力期訓練週 4：區塊 1 第四小週期

每組動作保留次數為 4 下

訓練日	目標肌群	動作	頁碼
週一	全身大肌群	啞鈴上斜飛鳥（3 組每組 15-20 下）	70
		滑輪下拉（3 組每組 15-20 下）	56
		槓鈴直立上拉（3 組每組 15-20 下）	100
		保加利亞蹲（3 組每組 15-20 下）	133
		俯臥屈腿運動（3 組每組 15-20 下）	146
		站姿舉踵（3 組每組 15-20 下）	151
		棒式（3 組每組 30 秒）	82
週二	休息		
週三	休息		
週四	全身大肌群	滑輪飛鳥（3 組每組 15-20 下）	72
		滑輪坐姿划船（3 組每組 15-20 下）	51
		啞鈴側平舉（3 組每組 15-20 下）	93
		啞鈴反向分腿蹲（3 組每組 15-20 下）	127
		坐姿舉踵（3 組每組 15-20 下）	148
		腳尖推蹬運動（3 組每組 15-20 下）	149
		側棒式（3 組每組每邊 30 秒）	83
週五	休息		
週六	休息		
週日	休息		

表 8.6　肌力期訓練週 5：區塊 2 第一小週期

每組動作保留次數為 2 或 3 下

訓練日	目標肌群	動作	頁碼
週一	上半身肌群	槓鈴肩推（3 組每組 4-5 下）	90
		啞鈴側平舉（3 組每組 6-8 下）	93
		槓鈴反握俯身划船（3 組每組 4-5 下）	47
		滑輪下拉（3 組每組 6-8 下）	56
		槓鈴臥推（3 組每組 4-5 下）	65
		啞鈴上斜飛鳥（3 組每組 6-8 下）	70
週二	下半身肌群	硬舉（3 組每組 4-5 下）	135
		槓鈴深蹲（3 組每組 4-5 下）	131
		早安運動（3 組每組 6-8 下）	137
		俯臥屈腿運動（3 組每組 6-8 下）	146
		站姿舉踵（3 組每組 6-8 下）	151
週三	休息		
週四	上半身肌群	槓鈴肩推（3 組每組 4-5 下）	90
		滑輪側平舉（3 組每組 6-8 下）	95
		槓鈴反握俯身划船（3 組每組 4-5 下）	47
		引體向上（3 組每組 6-8 下）	54
		槓鈴臥推（3 組每組 4-5 下）	65
		滑輪飛鳥（3 組每組 6-8 下）	72
週五	下半身肌群	硬舉（3 組每組 4-5 下）	135
		槓鈴深蹲（3 組每組 6-8 下）	131
		槓鈴直腿硬舉（3 組每組 6-8 下）	139
		坐姿舉踵（3 組每組 6-8 下）	148
		腳尖推蹬運動（3 組每組 6-8 下）	149
週六	休息		
週日	休息		

表 8.7　肌力期訓練週 6：區塊 2 第二小週期

每組動作保留次數為 1 或 2 下

訓練日	目標肌群	動作	頁碼
週一	上半身肌群	槓鈴肩推 (3 組每組 2-3 下)	90
		啞鈴側平舉 (3 組每組 6-8 下)	93
		槓鈴反握俯身划船 (3 組每組 2-3 下)	47
		滑輪下拉 (3 組每組 6-8 下)	56
		槓鈴臥推 (3 組每組 2-3 下)	65
		啞鈴上斜飛鳥 (3 組每組 6-8 下)	70
週二	下半身肌群	硬舉 (3 組每組 2-3 下)	135
		槓鈴深蹲 (3 組每組 2-3 下)	131
		早安運動 (3 組每組 6-8 下)	137
		俯臥屈腿運動 (3 組每組 6-8 下)	146
		站姿舉踵 (3 組每組 6-8 下)	151
週三	休息		
週四	上半身肌群	槓鈴肩推 (3 組每組 2-3 下)	90
		滑輪側平舉 (3 組每組 6-8 下)	95
		槓鈴反握俯身划船 (3 組每組 2-3 下)	47
		引體向上 (3 組每組 6-8 下)	54
		槓鈴臥推 (3 組每組 2-3 下)	65
		滑輪飛鳥 (3 組每組 6-8 下)	72
週五	下半身肌群	硬舉 (3 組每組 2-3 下)	135
		槓鈴深蹲 (3 組每組 2-3 下)	131
		槓鈴直腿硬舉 (3 組每組 6-8 下)	139
		坐姿舉踵 (3 組每組 6-8 下)	148
		腳尖推蹬運動 (3 組每組 6-8 下)	149
週六	休息		
週日	休息		

表 8.8 肌力期訓練週 7：區塊 2 第三小週期

主要訓練動作第一組保留次數為 2 下；第二組保留次數為 1 下；最後一組提高到接近力竭的負荷強度（保留次數 0.5 下），輔助訓練動作則將保留次數控制在 1 或 2 下。

訓練日	目標肌群	動作	頁碼
週一	上半身肌群	槓鈴肩推（3 組；依序為 4-5 下、2-3 下、1 下）	90
		啞鈴側平舉（3 組每組 6-8 下）	93
		槓鈴反握俯身划船（3 組；依序為 4-5 下、2-3 下、1 下）	47
		滑輪下拉（3 組每組 6-8 下）	56
		槓鈴臥推（3 組；依序為 4-5 下、2-3 下、1 下）	65
		啞鈴上斜飛鳥（3 組每組 6-8 下）	70
週二	下半身肌群	硬舉（3 組；依序為 4-5 下、2-3 下、1 下）	135
		槓鈴深蹲（3 組；依序為 4-5 下、2-3 下、1 下）	131
		早安運動（3 組每組 6-8 下）	137
		俯臥屈腿運動（3 組每組 6-8 下）	146
		站姿舉踵（3 組每組 6-8 下）	151
週三	休息		
週四	上半身肌群	槓鈴肩推（3 組；依序為 4-5 下、2-3 下、1 下）	90
		滑輪側平舉（3 組每組 6-8 下）	95
		槓鈴反握俯身划船（3 組；依序為 4-5 下、2-3 下、1 下）	47
		引體向上（3 組每組 6-8 下）	54
		槓鈴臥推（3 組；依序為 4-5 下、2-3 下、1 下）	65
		滑輪飛鳥（3 組每組 6-8 下）	72
週五	下半身肌群	硬舉（3 組；依序為 4-5 下、2-3 下、1 下）	135
		槓鈴深蹲（3 組；依序為 4-5 下、2-3 下、1 下）	131
		槓鈴直腿硬舉（3 組每組 6-8 下）	139
		坐姿舉踵（3 組每組 6-8 下）	148
		腳尖推蹬運動（3 組每組 6-8 下）	149
週六	休息		
週日	休息		

表 8.9　肌力期訓練週 8：區塊 2 第四小週期

每組動作保留次數為 4 下

訓練日	目標肌群	動作	頁碼
週一	全身大肌群	啞鈴上斜飛鳥（3 組每組 15-20 下）	70
		滑輪下拉（3 組每組 15-20 下）	56
		槓鈴直立上拉（3 組每組 15-20 下）	100
		保加利亞蹲（3 組每組 15-20 下）	133
		俯臥屈腿運動（3 組每組 15-20 下）	146
		站姿舉踵（3 組每組 15-20 下）	151
		棒式（3 組每組 30 秒）	82
週二	休息		
週三	休息		
週四	全身大肌群	滑輪飛鳥（3 組每組 15-20 下）	72
		滑輪坐姿划船（3 組每組 15-20 下）	51
		啞鈴側平舉（3 組每組 15-20 下）	93
		啞鈴反向分腿蹲（3 組每組 15-20 下）	127
		坐姿舉踵（3 組每組 15-20 下）	148
		腳尖推蹬運動（3 組每組 15-20 下）	149
		側棒式（3 組每組每邊 30 秒）	83
週五	休息		
週六	休息		
週日	休息		

M.A.X. 極限代謝期

極限代謝期是進入肌肥大訓練前最後的準備階段，在有限時間內完成更多動作內容來強化整體訓練效率。以提高訓練密度的做法為例，訓練時會採取高反覆次數 (每組動作反覆 15-30 下) 搭配低組間休息 (約在 30 秒以內) 的編排方式，並隨著每次訓練逐步調降各個循環的組間休息長度，幫助個案提升肌耐力與代謝相關的身體適應。

雖然經由代謝訓練所能產生的肌肥大效果相對有限，但對於整體肌肉發展仍有相當正面的效益。首先，代謝訓練有助於提高乳酸閾值，該數值代表作用肌肉中乳酸濃度開始快速提升的轉捩點。從增肌觀點來看，乳酸可以說是一把雙面刃，其一是在過去相關的動物實驗中，乳酸被證實有助於刺激肌肥大產生 (5,7)，雖然機制尚未明朗，但部分研究認為乳酸可作為活化細胞間合成通道的重要信號因子之一。

然而在另一方面，過多的乳酸累積(尤其是其中伴隨產生的氫離子)卻會阻礙肌肉的正常收縮，導致每組動作的反覆次數下降。這裡便可以進一步說明代謝訓練的重要性，其中最關鍵的適應包含肌肉組織內的微血管增生 (負責交換養分與代謝物的末梢細小血管)，有助於提升肌肉組織與血液的緩衝能力，藉此延緩運動時乳酸堆積的速度。反映到訓練上，便可幫助肌肉在相同強度的負荷張力下，延長收縮的次數與時間，並兼顧到乳酸對於肌肥大的刺激效益，同時這些經由高反覆訓練所得到的耐力適應，也是後續步入肌肥大階段不可或缺的重要能力。

長期介入代謝訓練的同時也會提升肌肉的肝醣儲存能力。肝醣是人體碳水化合物儲存的主要形式，其中大部分的肝醣儲存於體內的肌肉組

織，其餘則儲存在肝細胞中，重點來了：肌肉組織中每克的肝醣儲存會伴隨約三克的水分儲存，因此提升肌肉肝醣存量的同時也會增加整體肌肉大小，也就是所謂的**肌漿肥大**（sarcoplasmic hypertrophy），雖然相較於典型的肌原纖維肥大，肌漿肥大與肌力表現的關聯性較低，但仍有助於改善肌肉的外形尺寸，讓體態線條變得更加壯碩，因此在追求極致肌肉發展的前提下，絕對不能輕忽肌漿肥大所能帶來的應用效益。

代謝訓練也能有效提升運動後的恢復能力，主要原因同樣與前面提過的微血管增生適應有關。肌肉組織中的微血管網絡主要負責養分與代謝物的交換（其中也包含氧氣與賀爾蒙等物質），當整體微血管網絡的密度經由訓練適應而提升，也會同時改善肌肉組織的養分供給效率，包含高強度訓練後輸送受損組織修復所需的重建物質，因此將有效縮短訓練後的整體恢復時間。

最後，代謝訓練也被認為有助於更完整地刺激慢縮肌纖維的發展（例如：type I 第一型肌纖維）(4)，即便過去研究尚未有統一定論，仍有部分證據顯示基於慢縮肌纖維的收縮特性，對於高反覆範圍的訓練能產生更好的適應結果。雖然就增肌觀點而言，慢縮肌纖維不會是首要考量的目標，但絕不可輕忽它對整體肌肉發展的重要性，部分研究甚至認為慢縮肌纖維的肥大，是區隔健美運動員與舉重選手在肌肉外型上差異的關鍵因素 (3)，因此為了追求極致的肌肉肥大，須盡可能刺激包含慢縮肌纖維在內所有收縮特性的肌群。

看完上述代謝訓練的適應機制，在正式將循環課表納入訓練前，務必理解本階段的主要目標是為整體肌肉發展建立更穩固的基礎，而非單純追求肌肉肥大。實際上，若代謝訓練的介入時間過長，甚至會影響前一階段累積的肌力表現，因此必須將代謝訓練的介入巧妙限縮在適當的時間範圍內（例如四週），才能在確保足夠耐力適應的同時也避免對力量輸出表現造成負面影響。

除此之外，相較於肌力期，本階段所使用的負荷相對較輕，但並不代表訓練會變得更加輕鬆，相反地，代謝訓練在體能與心理層面的挑戰某種程度上甚至可能超越大重量訓練。高反覆循環組數所帶來的肌肉燒灼感，將極度考驗個案的體能與耐受度，因此心態上絕對不容有些許的輕忽怠慢。

編排概念

極限增肌計畫中的代謝訓練期是單一訓練區塊，為期四週的低強度中週期，此介入時間長度能在不影響肌力表現的前提下，確保足夠的耐力適應。開頭連續三週將依序採用以下三種代謝訓練的編排策略，逐步強化耐力適應的效益。以下將依序說明各階段策略的編排邏輯。

1. **線性組合代謝訓練 (straight set metabolic training)：** 與一般常見典型肌力訓練的編排邏輯相似，針對單一動作完成預定組數後，再接著換到下一項訓練動作 (以本階段目標為例，每項動作必須完成三組反覆)，**以線性順序的方式依序完成**每項訓練動作。

   聽起來並不複雜，對吧？差別在於代謝階段的線性組合會採取相對較高的反覆次數 (每組 15-30 下) 與較短的組間休息 (間隔 30 秒)，帶給作用肌群更高的代謝壓力與強烈的肌肉燒灼感。此外，由於組間休息短暫，肌肉表現勢必無法完全恢復，因此必須在第二與第三組動作適度減輕負荷以維持目標反覆範圍。為免讀者有所疑慮，記住前面提過代謝階段的目標是為了提高乳酸閾值並促進慢縮肌纖維的肥大，因此負荷強度高低並非首要的考量參數。

2. **配對組合訓練 (paired set training)：** 當兩組不同動作以連續不間斷的方式執行，便可形成一個**超級組合** (superset)，就增進代謝與耐力適應的目標而言，採用**「主動 − 拮抗」配對的超級組**是常見理想的做法之一。主動−拮抗關係代表其中單一肌群向心縮短時，對側肌群必須對應產生離心延展，過去研究顯示主動−拮抗的超級組能加速代謝性疲勞的產生，特別在搭配短暫組間休息的條件下更為顯著 (1)，雖然常見的組合方式會針對解剖位置相對的肌群 (如胸部與背部肌群、肱二頭與肱三頭肌、股四頭和腿後肌群等)，但可以嘗試從相對的關節動作來編排執行會更加容易，如「屈曲−伸展組合」或「外展−內收組合」等。其中必須留意的是腳踝蹠屈 (例如舉踵) 或腰椎屈曲 (例如捲腹) 動作並不適

合採取主動－拮抗配對組合，因為這兩者相對應的拮抗動作 (分別是腳踝背屈與腰椎伸展) 對以肌肥大為主的訓練規劃幫助相對有限。

為了盡可能提升耐力適應的效益，在開始訓練前必須依照動作組合順序，準備適當負重的器材與訓練空間，才能在完成第一項動作後立刻接著執行配對的組合動作。每個超級組各組組間休息約 30 秒，完成該組反覆後再接著轉換到另一組主動－拮抗的配對組合，以此類推完成該次訓練規劃的所有動作內容。

3. **循環訓練 (circuit training)：** 在同一組內以最短間隔 (最好在 10 秒以內) 連續執行複數個不同肌群的訓練動作，為確保訓練時動作轉換的流暢度，必須事前規劃適當的輪替順序。可依照動作推拉方向交替編排，並從上肢動作開始過渡到下肢動作，最後以腹部訓練收尾 (例如從胸部、背部、肩部、肱二頭肌、肱三頭肌、股四頭肌、腿後肌群、小腿肌群到腹部肌群為一個循環)，依序完成每項動作預定的反覆次數後，再回到第一個動作重複執行，每組循環間休息 1 到 2 分鐘。

基本上每次訓練會針對主要大肌群採全身性訓練的編排方式，每個肌群各完成三組訓練動作，為了提高耐力適應的效果，必須在高反覆範圍的負荷下達到一定的費力程度，但並非以力竭為訓練目的，關鍵在於每組最後的幾下反覆，必須感受到作用肌群的「燒灼感」，代表肌肉中開始累積相當程度的代謝壓力 (例如乳酸等代謝物)。如果練習時的強度或反覆次數無法誘發適度的肌肉燒灼感，則耐力與代謝適應的效果也會受到影響。

此外在編排循環訓練時建議盡可能納入多關節訓練動作，研究顯示運動時的代謝消耗與作用肌群數的多寡呈正相關 (2)。換言之，單一動作中涵蓋越多作用肌群，將有助於產生更高的代謝壓力，因此除了小腿或前臂等以單關節動作居多的部位外，其他部位則建議盡量以深蹲、划船或胸推等多關節動作作為主要循環內容。

器械式的訓練動作也是本階段理想的編排選擇之一，透過器械提供相對穩定的活動軌跡，可以避免動作品質受到高反覆的代謝疲勞所影響。然而，實

務上在一般健身房要同時使用所有循環需要的器材並不容易，又或者採取居家訓練的個案沒有足夠的器材資源，因此必要時可以將部分循環內容替換為自由重量動作，但就必須特別留意每組最後幾下反覆的動作品質，避免為了多完成一到兩下反覆，而忽略應有的動作水平與技術要點，特別在容易受代謝疲勞影響的情況下更是如此。

為了盡可能動員更多肌群肌纖維，本階段會比肌力期編排更多的動作變化，表示需要用到的器材較多，在健身房的尖峰時段執行循環訓練確實有困難，因此必須準備好對應相同肌群的替代動作，以維持最短組間休息為目的，才能達成足夠的耐力適應效果。當然在相對極端的條件下，也只能適度地限縮動作選擇上的變化性。

最後，在訓練時盡可能專注於每下反覆從向心到離心階段肌肉收縮控制的內在感受，藉此提高耐力適應的效果並精進目標肌群的控制能力，為後續肌肥大階段奠定更穩健的基礎。

規劃要點

極限代謝期包含為期四週的單一訓練區塊，前三週會保持相近的訓練量，並逐步減少組間休息來提高整體的代謝壓力，並逐步調降各個小週期中三次訓練的負荷強度。最後一週則是強度最低的減量訓練週，讓身體在進入下一階段前能夠充分休息恢復，以下是各個小週期詳細的編排內容。

在第一個小週期中(代謝期訓練週 1)我們採取線性組合代謝訓練的編排方式，每項動作第一組保留次數(RIR)為 3 下；第二組保留次數 2 下；最後一組保留次數為 1 下，每組反覆範圍設定在 15-30 下之間，若在反覆範圍下限的次數感到吃力，則建議調降負荷；反之，如果到反覆範圍上限都覺得相對輕鬆，便可適度增加重量，每項動作組間休息約 30 秒，接近能夠稍微喘口氣的程度，完成三組反覆後盡快移動到下一項訓練動作，動作間轉換同樣維持在 30 秒以內完成。

來到第二個小週期(代謝期訓練週 2)將採取推拉動作組合的超級組訓練，每個超級組第一組保留次數為 3 下；第二組保留次數 2 下；最後一組保留次數為 1 下，並將反覆範圍設定在 15-30 下之間，若在反覆範圍下限的次數感到吃力則建議調降負荷；反之，如果到反覆範圍上限都覺得相對輕鬆，便可以適度增加重量，每組超級組間隔休息約 30 秒，完成三組反覆後盡快移動到下一項超級組組合，組間轉換控制在 30 秒內完成。

第三個小週期(代謝期訓練週 3)則會進階到循環訓練的編排方式，每個循環中的動作第一組保留次數為 3 下；第二組保留次數 2 下；最後一組保留次數為 1 下，並將反覆範圍設定在 15-30 下之間，若在反覆範圍下限的次數感到吃力則建議調降負荷；反之，如果到反覆範圍上限都覺得相對輕鬆，便可以適度增加重量，循環中的動作轉換必須盡可能連貫在 10 秒內完成，每組循環完成後休息一到兩分鐘，並重複執行直到完成三組循環內容，確保動作轉換流暢以維持循環訓練效果。

最後一個小週期(代謝期訓練週 4)為減量週，該週會安排兩次訓練並間隔 72 小時以上的休息時間(例如在週一與週四訓練)，並以全身性訓練的編排方式提供主要大肌群適度的收縮刺激，每個肌群每項動作反覆三組，並將反覆範圍設定在 15-20 下之間，每組動作的保留次數為 4 下。

在表 9.1 整理出極限代謝期包含的各項訓練參數，並提供後續四週的範例課表(表 9.2 到表 9.5)，這些範例可作為讀者編排課表的基礎架構，可依個人需求與目標調整其中的動作內容。

表 9.1 極限代謝期編排架構

訓練參數	建議範圍
反覆次數	15-30 下
組數	每項動作完成 3 組
組間休息	30 秒以內
訓練節奏	能確實掌握肌肉收縮感受的速度
訓練頻率	每週 3 天

表 9.2 代謝期訓練週 1：第一小週期

每項動作第一組保留次數為 3 下；第二組保留次數為 2 下；最後一組保留次數為 1 下，組間休息 30 秒。

訓練日	目標肌群	動作	頁碼
週一	全身主要大肌群	啞鈴上斜胸推（3 組每組 15-20 下）	61
		啞鈴單臂划船（3 組每組 15-20 下）	45
		啞鈴肩推（3 組每組 15-20 下）	91
		啞鈴站姿二頭彎舉（3 組每組 15-20 下）	102
		啞鈴過頭屈伸（3 組每組 15-20 下）	114
		腿推運動（3 組每組 15-20 下）	134
		俯臥屈腿運動（3 組每組 15-20 下）	146
		站姿舉踵（3 組每組 15-20 下）	151
		單車捲腹（3 組每組 15-20 下）	76
週二	休息		
週三	全身主要大肌群	槓鈴臥推（3 組每組 20-25 下）	65
		滑輪下拉（3 組每組 20-25 下）	56
		槓鈴直立上拉（3 組每組 20-25 下）	100
		槓鈴彎舉（3 組每組 20-25 下）	109
		滑輪三頭下壓（3 組每組 20-25 下）	120
		槓鈴深蹲（3 組每組 20-25 下）	131
		坐姿屈腿運動（3 組每組 20-25 下）	148
		坐姿舉踵（3 組每組 20-25 下）	150
		滑輪跪姿捲腹（3 組每組 20-25 下）	79
週四	休息		
週五	全身主要大肌群	器械胸推（3 組每組 25-30 下）	68
		滑輪坐姿划船（3 組每組 25-30 下）	51
		槓鈴肩推（3 組每組 25-30 下）	90
		滑輪彎舉（3 組每組 25-30 下）	112
		仰臥三頭推舉（3 組每組 25-30 下）	116
		上步分腿蹲（3 組每組 25-30 下）	124
		槓鈴直腿硬舉（3 組每組 25-30 下）	139
		腳尖推蹬運動（3 組每組 25-30 下）	149
		羅馬椅側捲腹（3 組每組 25-30 下）	77
週六	休息		
週日	休息		

表 9.3　代謝期訓練週 2：第二小週期

每項動作第一組保留次數為 3 下；第二組保留次數為 2 下；最後一組保留次數為 1 下，每個超級組組間休息 30 秒。

訓練日	目標肌群	動作	頁碼
週一	全身主要大肌群	啞鈴臥推＋滑輪坐姿划船超級組（3 組每組 15-20 下）	**63、51**
		槓鈴肩推＋中立把位滑輪下拉超級組（3 組每組 15-20 下）	**90、57**
		槓鈴彎舉＋撐體運動（3 組每組 15-20 下）	**109、121**
		腿推運動＋坐姿屈腿運動（3 組每組 15-20 下）	**134、148**
週二	休息		
週三	全身主要大肌群	槓鈴上斜胸推＋槓鈴反握俯身划船超級組（3 組每組 20-25 下）	**64、47**
		啞鈴肩推＋交叉滑輪下拉超級組（3 組每組 20-25 下）	**91、60**
		站姿啞鈴二頭彎舉＋器械三頭屈身超級組（3 組每組 20-25 下）	**102、117**
		槓鈴前蹲舉＋啞鈴直腿硬舉（3 組每組 20-25 下）	**130、140**
週四	休息		
週五	全身主要大肌群	槓鈴下斜胸推＋啞鈴單臂划船（3 組每組 25-30 下）	**66、45**
		滑輪直立上拉＋滑輪下拉超級組（3 組每組 25-30 下）	**101、56**
		滑輪彎舉＋滑輪三頭下壓超級組（3 組每組 25-30 下）	**112、120**
		上步分腿蹲＋俯臥屈腿運動超級組（3 組每組 25-30 下）	**124、146**
週六	休息		
週日	休息		

表 9.4　代謝期訓練週 3：第三小週期

以循環訓練的方式完成所有動作內容，第一組循環保留次數為 3 下；第二組保留次數為 2 下；
最後一組循環保留次數為 1 下，動作轉換盡可能連貫不間斷，每組循環間休息一到兩分鐘。

訓練日	目標肌群	動作	頁碼
週一	全身主要 大肌群	啞鈴上斜胸推（3 組每組 15-20 下）	61
		啞鈴單臂划船（3 組每組 15-20 下）	45
		啞鈴肩推（3 組每組 15-20 下）	91
		啞鈴站姿二頭彎舉（3 組每組 15-20 下）	102
		啞鈴過頭屈伸（3 組每組 15-20 下）	114
		腿推運動（3 組每組 15-20 下）	134
		俯臥屈腿運動（3 組每組 15-20 下）	146
		站姿舉踵（3 組每組 15-20 下）	151
		單車捲腹（3 組每組 15-20 下）	76
週二	休息		
週三	全身主要 大肌群	槓鈴臥推（3 組每組 20-25 下）	65
		滑輪下拉（3 組每組 20-25 下）	56
		槓鈴直立上拉（3 組每組 20-25 下）	100
		槓鈴彎舉（3 組每組 20-25 下）	109
		滑輪三頭下壓（3 組每組 20-25 下）	120
		槓鈴深蹲（3 組每組 20-25 下）	131
		坐姿屈腿運動（3 組每組 20-25 下）	148
		坐姿舉踵（3 組每組 20-25 下）	150
		滑輪跪姿捲腹（3 組每組 20-25 下）	79
週四	休息		
週五	全身主要 大肌群	器械胸推（3 組每組 25-30 下）	68
		滑輪坐姿划船（3 組每組 25-30 下）	51
		槓鈴肩推（3 組每組 25-30 下）	90
		滑輪彎舉（3 組每組 25-30 下）	112
		仰臥三頭推舉（3 組每組 25-30 下）	116
		上步分腿蹲（3 組每組 25-30 下）	124
		槓鈴直腿硬舉（3 組每組 25-30 下）	139
		腳尖推蹬運動（3 組每組 25-30 下）	149
		羅馬椅側捲腹（3 組每組 25-30 下）	77
週六	休息		
週日	休息		

表 9.5　代謝期訓練週 4：第四小週期

每組動作保留次數為 4 下

訓練日	目標肌群	動作	頁碼
週一	全身 大肌群	啞鈴上斜飛鳥（3 組每組 15-20 下）	70
		滑輪下拉（3 組每組 15-20 下）	56
		槓鈴直立上拉（3 組每組 15-20 下）	100
		保加利亞蹲（3 組每組 15-20 下）	133
		俯臥屈腿運動（3 組每組 15-20 下）	146
		站姿舉踵（3 組每組 15-20 下）	151
		棒式（3 組每組 30 秒）	82
週二	休息		
週三	休息		
週四	全身 大肌群	滑輪飛鳥（3 組每組 15-20 下）	72
		滑輪坐姿划船（3 組每組 15-20 下）	51
		啞鈴側平舉（3 組每組 15-20 下）	93
		啞鈴反向分腿蹲（3 組每組 15-20 下）	127
		坐姿舉踵（3 組每組 15-20 下）	148
		腳尖推蹬運動（3 組每組 15-20 下）	149
		側棒式（3 組每組每邊 30 秒）	83
週五	休息		
週六	休息		
週日	休息		

M.A.X. 極限肌肥大期

極限肌肥大期是整個極限增肌計畫集大成的最終階段。顧名思義本階段將針對目標肌群的質(肌肉對稱性)與量(肌肉量)雙管齊下,徹底激發肌肉發展的潛能,過程中會付出更多的努力與汗水,但筆者保證最終的訓練成果絕對不會令你失望。

極限肌肥大期的動作表現與前面各階段所累積的訓練適應息息相關,在肌力期提升的力量有助於個案承受更高的負荷強度,提高機械張力對肌肥大的刺激效果;在代謝期強化的耐力適應,將有助於增加肌肉承受特定強度張力的時間(例如在相同負荷下完成更多反覆次數),提高個案對於整體訓練的耐受能力,這些適應帶來的效益都將在肌肥大階段一一展現,幫助個案達到更極致的肌肉發展。

編排概念

極限肌肥大期是由為期共 11 到 12 週的三個不同訓練區塊組成的中週期規劃,會採取中等強度負荷(反覆範圍在 6-12 下)搭配中等長度組間休息(1-2 分鐘)的編排組合,同時透過機械張力與代謝壓力的刺激來提升肌肥大的適應效果。

每次訓練會針對主要大肌群(例如股四頭肌、臀部與背部肌群)安排多組對應動作來提高訓練,單次訓練平均約完成 25-30 組的動作內容,相對地由於小腿與手臂肌群通常會在多關節動作中參與作為協同肌,因此在本階段不會另外安排過多獨立訓練的相關動作。

同時必須提醒讀者，後面的範例課表只是最基本的訓練指引，可依照個別的訓練反應來調整每個區塊中的訓練量(各肌群動作的次組數與負荷總和)，不同個案對訓練量高低變化的反應也會有所差異，讀者必須在訓練的同時，學習觀察身體的適應情況(包含疲勞、恢復與進步幅度等)並適時作出調整。

本階段也可作為補強個人弱鏈區塊的「個別化週期」，依照個別肌群發展進度調整訓練量佔比，讓落後肌群能獲得更多刺激，並維持其他肌群原有的進步幅度，只需要掌握在第二章提過的訓練劑量與反應原則，就能幫助目標肌群在獲得充分訓練刺激的同時，確保足夠的恢復適應。

因此過去普遍認為在單次訓練中需要優先執行大肌群動作的觀點，則未必適用於肌肥大階段的編排規劃 (5)。考量到實務訓練中，體能與專注力的消耗，優先執行落後肌群對應動作才能讓肌肥大的適應效果更加全面，幫助個案更專注於弱鏈區塊的補強。

在整個肌肥大階段，將透過提升訓練頻率，週期性地增加整體訓練量，最終讓身體能在短期內達到一定程度**超量訓練** (overreaching) 的適應結果，並穿插頻率較低的減量週以及最後一週的動態恢復，來避免過度訓練的風險 (詳見表 10.1)。一般而言，在訓練介入後的一週左右會達到超補償適應的最佳區間，因此讀者可以預期在完成最後一週動態恢復的內容後，能達到本階段肌肉成長的巔峰。

本階段的訓練內容將會包含一系列固定輪替的多關節自由重量動作，每項動作以每週至少一次的練習頻率來維持適當的技術表現，其他單關節或器械式動作則會在每次訓練持續更換，並藉由廣泛多樣的編排變化，提供神經肌肉系統更全面的訓練刺激。

表 10.1 極限肌肥大期訓練頻率規劃

區塊	小週期 (訓練週)	訓練頻率	訓練日	目標肌群
1	第 1-3 週	每週 3 天	週一	胸部、肩部、肱三頭肌
			週三	下肢
			週五	背部、肱二頭肌、腹部
	第 4 週	每週 2 天 (減量)	週一、週四	全身
2	第 1-3 週	每週 4 天	週一、週四	上半身
			週二、週五	下半身
	第 4 週	每週 2 天 (減量)	週一、週四	全身
3	第 1-2 週	每週 6 天	週一、週五	背部、胸部、腹部
			週二、週六	下肢
			週三、週日	肩部、上肢
	第 3 週	動態恢復		低強度有氧訓練

　　另外，讀者也必須理解動作的輪替，並非只有針對目標肌群安排一系列動作那麼容易，必須同時考量到不同動作間可能潛在的交互作用，藉由基本運動學概念判斷哪些動作能彼此互補，促進肌群平衡發展，其中包含動線角度、關節活動平面、肌肉收縮「長度－張力」的關聯性、參與關節數量與類型等要素，都會影響肌肉訓練的成效。

　　可惜的是，多數個案在編排課表時往往容易隨機地組合所有動作內容，缺少對於上述觀點全盤性的考量，因此在後面的範例課表中，筆者將呈現如何審慎地選擇動作，讓不同部位肌群在每次練習都能獲得充足的訓練刺激，提升動作間協同輔助的加成效果並促進肌肉平衡發展，減少類似功能動作的重複情形。

　　為了完整激發目標肌群肌肉的發展潛能，在整個肌肥大階段必須盡可能整合多樣的阻力類型(自由重量、器械式或滑輪機台等)，簡而言之，只要符合肌肥大的強度與次組數編排，任何類型的訓練動作皆可納入課表之中。如同第二章所述，在肌肥大的過程中並沒有所謂「非練不可」的動作內容，因此

只要掌握上面提過的運動學基本要素，讀者便可依個人需求與環境器材來替換動作。實際上訓練時，個人動作控制的感受度也是非常重要的一環，因此選擇個人感受度較佳的動作內容，更有助於提高神經肌肉連結，使目標肌群獲得更完整的收縮刺激。

同時，在本階段也會搭配幾個進階輔助技巧來提升肌肥大效果，但為了降低過度訓練與倦怠的風險，這些輔助技巧只能使用在整體訓練環節的特定幾組動作中，原則上建議在每項動作或該肌群的最後一組反覆中執行。下面會依序介紹本階段將使用的特殊訓練技巧。

遞減訓練法 (drop set)

遞減訓練法是指單一動作在特定負荷強度下反覆至力竭後，立刻調降負荷並繼續反覆直到再次力竭的訓練方式 (英文通常又稱作 strip sets 或 descending sets)。簡單來說是一種幫助肌肉超越力竭反覆的編排技巧，能夠增加肌纖維疲勞程度與整體訓練的代謝壓力。雖然目前相關研究對於遞減訓練法在肌肥大刺激的效果尚未有統一定論，在訓練量相同的前提下，部分研究認為遞減訓練能產生更顯著的肌肥大適應 (3)，其他研究則沒有觀察到顯著差異 (1)。因此，現階段雖然無法證實遞減訓練法對肌肥大有任何明確優勢，但作為一個能增加整體訓練量，卻又不至於過度延長訓練時間的輔助技巧而言，遞減訓練法確實具備非常理想的風險報酬比例。

肌肥大期的動作多樣性

來到極限肌肥大期課表編排，將採取更多不同動線角度、活動平面與阻力型態的動作選擇，如同前面所述，這類型的動作能有效徵召更大範圍的肌肉纖維參與，有助於達到最佳的肌肉發展與肌力平衡。

在執行後面的範例課表時，讀者會發現筆者在每次訓練皆採取不同類

→ 接下頁

型的動作編排，然而經過上述的說明應該不難理解這種編排邏輯背後的訓練目的。簡而言之，你必須習慣在每次訓練至少改變一部分的動作內容，其中以單關節或器械式動作的輪替最為頻繁，雖然實務上並沒有硬性規定輪替的週期長短，但仍建議至少在數週內必須做出一定程度的動作變化，除了維持肌肉長遠發展的刺激效果，也能增加訓練變化的趣味性。

為了完整發揮遞減訓練的效果，必須盡可能準確快速地調降到預定的負荷強度，過長的間隔秒數反而會折損遞減訓練原有的超力竭效益，因此只需要移動插銷改變負重的器械式動作就是非常理想的選擇之一。在環境器材充足且空間允許的情況下，也可以直接在啞鈴架前方進行訓練，依照個人能力安排遞減組數並快速更換重量，讓肌肉能產生更高的代謝壓力刺激。

離心超負荷訓練法（eccentric overload）

離心超負荷訓練法是一種專注在動作離心階段，並採取超出向心最大肌力負荷的訓練技巧。研究顯示，介入離心訓練可以強化肌肉生長反應，並促進特定肌群局部的肌肥大適應 (4)，雖然確切的生理機轉仍尚待釐清，但多數研究普遍認為與肌肉在離心訓練時承受較大機械張力，並產生更多局部肌纖維損傷等綜合因素有關。

最容易理解的訓練情境，經常出現在需要雙手或雙腳共同完成的器械式動作中，個案雙側向心發力舉起負重後，再以單側肌群獨立承重離心放下重量。以器械式腿部伸展動作為例，雙腳膝蓋會先同步伸展舉起負重，接著其中一腳離開靠墊以單腳肌力離心放下重量，接著重複動作並在離心階段換腳執行。

亦或是直接使用超出最大肌力負荷的自由重量，以超過自身最大力量約25%的負重來執行該動作的離心階段，例如個案的臥推最大肌力為 200 磅

(90.7 公斤)，在配合補手 (spotter) 確保的情況下，使用 250 磅 (113.4 公斤) 的負重執行臥推的離心階段，並以 3-4 秒的節奏從頂點穩定地放下槓鈴，接著再配合補手協助將槓鈴推回到頂點，每組約完成 3 到 4 下反覆。**切記！在使用超出最大肌力負荷執行離心訓練時，務必配合補手確保**，如果獨自訓練時則建議採用其他強度較低的離心訓練類型。

負重延展訓練法 (loaded stretch)

顧名思義，負重延展訓練法是一種讓目標肌群在延展擺位下，承重產生張力的訓練方式，過去在動物實驗中曾證實延展訓練法能誘發顯著的肌肉成長效果，該篇 80 年代末的研究，藉由將負重固定在鵪鶉翅膀上 (使用從 10%~35% 鵪鶉體重的負荷) 以延展訓練的方式，讓鵪鶉擺動翅膀的肌群在一個月左右增加了 3 倍的肌肉量 (2)。值得探究的是，其中增加的肌肉量主要來自**肌纖維增生** (hyperplasia，原有肌纖維的分裂增殖)，而這類型的肌肉生長機制通常無法透過傳統訓練方式誘發，但可惜的是最終延展訓練只侷限在該研究的介入期間，無法獲得更多實務上的發現與應用。然而，儘管效果相對有限，但在後續研究中也指出短期的負重延展訓練介入，確實有助於促進人類的肌肥大適應 (6,7)。

　雖然負重延展訓練的技巧在實務上有許多應用方式，但其中最有效率的做法則建議整合到組間休息中，也就是當你完成該組動作的反覆次數後，讓目標肌群在延展位置持續承受張力並維持一段特定的時間，以筆者個人經驗而言，控制在 10 到 30 秒左右最為理想，可依該組動作的負荷強度增減延展時間，當負荷越高則延展時間越短；反之，重量越輕則可延長負重時間。此外動作型態與阻力類型也會影響負重區間長短 (例如單關節與多關節動作；器械與自由重量等)，如果該動作對於關節的負擔越大，相對地就必須適度縮短負重延展的時間，最後完成負重延展後，仍必須按照表 10.2 中的編排確實做好組間休息，避免為了追求負重延展的效果，反而影響主要反覆組數的動作品質。

規劃要點

極限肌肥大期的訓練內容主要可分為三個區塊，每個區塊由四個單週的小週期組成，整體訓練量將隨著每個區塊逐步提升，幫助個案達到更完整的肌肉發展並避免過度訓練的風險。每個區塊都是奠基於上階段所完成的訓練內容來做進一步延伸，各階段的反覆範圍編排將依循漸進式負荷原則，並穿插減量週來確保足夠的休息恢復。組間休息的部分，多關節動作建議設定在 2 分鐘左右；單關節則落在 60 到 90 秒間，以下是各區塊詳細的編排要點：

區塊 1

區塊 1 是由四個單週的小週期所構成，前三週每週會安排三天不連續的訓練日 (例如：週一、週三與週五)，並採取推拉動作交替的分段訓練編排：訓練日 1 將以胸部、肩部與肱三頭肌為主；訓練日 2 針對下肢主要大肌群；訓練日 3 則會包含背部、肱二頭肌與腹部肌群訓練，個別肌群會完成二到四種動作，每項動作完成二到四組，並以漸進式負荷的方式逐步提升負重強度。

區塊 1 的第一個小週期 (訓練週 1) 將採用反覆範圍 10 到 12 下的負荷強度，每項動作前幾組反覆維持保留次數 1 到 2 下左右的費力程度，最後一組則可以持續反覆至力竭 (保留次數 =0)。

來到區塊 1 的第二個小週期 (訓練週 2) 會將負荷提升到反覆範圍 8 到 10 下的強度，每項動作同樣維持前幾組 1 到 2 下的保留次數，最後一組則持續反覆至力竭 (保留次數 =0)。

區塊 1 的第三個小週期 (訓練週 3) 將繼續提升到反覆範圍 6 到 8 下的負荷強度，並同樣維持每項動作前幾組保留次數在 1 到 2 下，最後一組則持續反覆至向心收縮力竭 (保留次數 =0)。

區塊 1 的最後一個小週期 (訓練週 4) 為減量週，該週將安排兩天訓練日並間隔 72 小時的恢復時間 (例如在週一與週四訓練)，會針對主要大肌群採全

身性訓練的編排方式，每項動作反覆三組，並將負荷強度設定在反覆範圍 15 到 20 下之間，每組動作維持 4 下左右的保留次數避免過於疲憊，若最後幾組費力程度顯著提升則可適度調降重量。

區塊 2

區塊 2 包含四個單週的小週期，前三週每週會安排四天訓練日，可以是練二休一後再練二休二 (例如在週一、週二、週四與週五訓練)；或者練二休一後再連續兩次練一休一 (例如週一、週二、週四、與週六訓練)。

採取上下半身部位肌群拆解的分段訓練：個案會在該週的第一與第三訓練日鍛練上半身肌群；並在第二與第四訓練日完成下半身動作內容；腹部肌群訓練則會整合到下肢訓練課表中，個別肌群會安排一到兩項動作；每項動作完成三到四組反覆，並以漸進式負荷的方式逐步提升負重強度。

區塊 2 的第一個小週期 (訓練週 5) 將採用反覆範圍 10 到 12 下的負荷強度，每項動作前幾組反覆維持保留次數 1 到 2 下左右的費力程度，最後一組則可以持續反覆至力竭 (保留次數 =0)。

來到區塊 2 的第二個小週期 (訓練週 6) 會將負荷提升到反覆範圍 8 到 10 下的強度，每項動作同樣維持前幾組 1 到 2 下的保留次數，最後一組則持續反覆至力竭 (保留次數 =0)。

區塊 2 的第三個小週期 (訓練週 7) 將繼續提升到反覆範圍 6 到 8 下的負荷強度，並同樣維持每項動作前幾組保留次數在 1 到 2 下，最後一組則持續反覆至向心收縮力竭 (保留次數 =0)。

區塊 2 的最後一個小週期為減量週 (訓練週 8)，該週將安排兩天訓練日並間隔 72 小時的恢復時間 (例如在週一與週四訓練)，會針對主要大肌群採全身性訓練的編排方式，每項動作反覆三組並將負荷強度設定在反覆範圍 15 到 20 下之間，每組動作維持 4 下左右的保留次數避免過於疲勞。

區塊 3

區塊 3 是由三到四個單週的小週期組成（包含二到三個主要訓練週以及一個動態恢復週）。初學到中階個案可先採取三週的訓練配置；進階個案如果具備較佳的恢復能力，可參考後面訓練週 9 與 10 的內容多安排一個主要訓練週，以四週的配置完成區塊 3 的訓練。

區塊 3 的主要訓練週每週會安排六天訓練日，以練三休一再練三的方式完成（例如在週一、週二、週三、週五、週六與週日訓練），並採取主動與拮抗肌群整合的分段訓練編排：個案會在單週的第一與第四訓練日鍛鍊背部、胸部與腹部肌群；第二與第五訓練日鍛鍊下肢肌群；接著第三與第六訓練日完成手臂與肩部肌群訓練，個別肌群會完成二到四種動作，每項動作完成二到四組，各週反覆範圍調整進度如下。

區塊 3 的第一個小週期（訓練週 9）將採用反覆範圍 10 到 12 下的負荷強度，每項動作前幾組反覆維持保留次數 1 到 2 下左右的費力程度，最後一組則可以持續反覆至力竭（保留次數 =0）。

來到區塊 3 的第二個小週期（訓練週 10）會將負荷提升到反覆範圍 8 到 10 下的強度，每項動作同樣維持前幾組 1 到 2 下的保留次數，最後一組則持續反覆至力竭（保留次數 =0）。

由於本階段的目標在於幫助個案達到短期的**功能性超量訓練**（functional overreaching），如果讀者確實完成所有訓練內容，勢必會造成相當程度的體能消耗與疲勞，因此在區塊 3 的最後一週會採取動態恢復策略，來避免過度訓練的風險。在這段恢復期建議盡可能每天從事 30 到 40 分鐘低強度的有氧運動，並以能夠動員全身主要大肌群的訓練方式為主（例如滑步機、滑雪機或開合跳等），促進全身血液循環與代謝恢復，並暫時停止任何阻力訓練內容。

在動態恢復週結束後重新評估體能狀態，若恢復良好便可繼續開始下一個訓練週期，但如果疲勞尚未消除，則建議再延長一週動態恢復，切記！以長遠訓練發展的角度來說，寧可稍微過於謹慎也要避免讓自己陷入過度訓練的惡形循環。

在表 10.2 我們整理出極限肌肥大期包含的各項訓練參數，並提供後續相關的範例課表 (表 10.3 到表 10.12)。同樣地，這些內容可作為讀者編排課表的基本架構，各位可依個人需求與目標調整其中的動作內容。

表 10.2　極限肌肥大期編排架構

訓練參數	建議範圍
反覆次數	6-12 下
組數	每項動作完成 2-4 組
組間休息	1-2 分鐘
訓練節奏	能確實掌握肌肉收縮感受的速度
訓練頻率	每週 3-6 天

表 10.3　肌肥大大期訓練週 1：區塊 1 第一小週期

每項動作前幾組保留次數為 1 到 2 下；最後一組反覆至力竭（保留次數 =0）

訓練日	目標肌群	動作	頁碼
週一	胸部、肩部與肱三頭肌	槓鈴上斜胸推（4 組每組 10-12 下）	64
		啞鈴臥推（3 組每組 10-12 下）	63
		蝴蝶機夾胸訓練（3 組每組 10-12 下）	71
		槓鈴肩推（4 組每組 10-12 下）	90
		滑輪側平舉（3 組每組 10-12 下）	95
		蝴蝶機反向飛鳥（3 組每組 10-12 下）	97
		啞鈴過頭屈伸（3 組每組 10-12 下）	114
		槓鈴仰臥推舉（2 組每組 10-12 下）	116
		器械式撐體運動（2 組每組 10-12 下）	122
週二	休息		
週三	腿部肌群	槓鈴深蹲（4 組每組 10-12 下）	131
		啞鈴反向分腿蹲（4 組每組 10-12 下）	127
		腿部伸展運動（3 組每組 10-12 下）	144
		槓鈴直腿硬舉（4 組每組 10-12 下）	139
		俯臥屈腿運動（4 組每組 10-12 下）	146
		坐姿舉踵（4 組每組 10-12 下）	150
		站姿舉踵（3 組每組 10-12 下）	151
週四	休息		
週五	背部、肱二頭肌與腹部肌群	滑輪下拉（4 組每組 10-12 下）	56
		滑輪坐姿划船（4 組每組 10-12 下）	51
		啞鈴仰臥拉舉（4 組每組 10-12 下）	44
		槓鈴彎舉（3 組每組 10-12 下）	109
		滑輪錘式彎舉（2 組每組 10-12 下）	111
		單臂集中彎舉（2 組每組 10-12 下）	107
		抗力球捲腹（3 組每組 10-12 下）	78
		反向捲腹（3 組每組 10-12 下）	75
		俄羅斯轉體運動（2 組每組 10-12 下）	85
週六	休息		
週日	休息		

表 10.4　肌肥大期訓練週 2：區塊 1 第二小週期

每項動作前幾組保留次數為 1 到 2 下；最後一組反覆至力竭（保留次數 =0）

訓練日	目標肌群	動作	頁碼
週一	胸部、肩部與肱三頭肌	啞鈴上斜胸推（4 組每組 8-10 下）	61
		槓鈴下斜胸推（3 組每組 8-10 下）	66
		啞鈴仰臥飛鳥（3 組每組 8-10 下）	69
		啞鈴肩推（4 組每組 8-10 下）	91
		滑輪直立上拉（3 組每組 8-10 下）	101
		啞鈴坐姿反向飛鳥（3 組每組 8-10 下）	96
		滑輪過頭屈伸（2 組每組 8-10 下）	115
		滑輪三頭下壓（2 組每組 8-10 下）	120
		撐體運動（2 組每組 8-10 下）	121
週二	休息		
週三	腿部肌群	槓鈴前蹲舉（4 組每組 8-10 下）	130
		啞鈴登階（4 組每組 8-10 下）	129
		斜向深蹲（3 組每組 8-10 下）	138
		早安運動（4 組每組 8-10 下）	137
		坐姿屈腿運動（3 組每組 8-10 下）	148
		腳尖推蹬運動（4 組每組 8-10 下）	149
		坐姿舉踵（3 組每組 8-10 下）	150
週四	休息		
週五	背部、肱二頭肌與腹部肌群	交叉滑輪下拉（4 組每組 8-10 下）	60
		啞鈴單臂划船（4 組每組 8-10 下）	45
		直臂滑輪下拉（3 組每組 8-10 下）	59
		啞鈴上斜二頭彎舉（3 組每組 8-10 下）	103
		槓鈴斜板彎舉（3 組每組 8-10 下）	105
		懸吊收腿運動（3 組每組 8-10 下）	84
		滑輪伐木運動（3 組每組 8-10 下）	87
週六	休息		
週日	休息		

表 10.5 肌肥大期訓練週 3：區塊 1 第三小週期

每項動作前幾組保留次數為 1 到 2 下；最後一組反覆至力竭（保留次數 =0）

訓練日	目標肌群	動作	頁碼
週一	胸部、肩部與肱三頭肌	器械胸推（4 組每組 6-8 下）	68
		啞鈴上斜胸推（4 組每組 6-8 下）	61
		滑輪飛鳥（3 組每組 6-8 下）	72
		器械肩推（4 組每組 6-8 下）	92
		啞鈴側平舉（3 組每組 6-8 下）	93
		滑輪反向飛鳥（3 組每組 6-8 下）	98
		器械三頭屈伸（3 組每組 6-8 下）	117
		啞鈴過頭屈伸（2 組每組 6-8 下）	114
		滑輪三頭後屈伸（2 組每組 6-8 下）	119
週二	休息		
週三	腿部肌群	腿推運動（4 組每組 6-8 下）	134
		啞鈴分腿蹲（4 組每組 6-8 下）	126
		單側腿部伸展運動（3 組每組 6-8 下）	145
		槓鈴臀推運動（4 組每組 6-8 下）	136
		單側俯臥屈腿運動（4 組每組 6-8 下）	147
		坐姿舉踵（4 組每組 6-8 下）	150
		站姿舉踵（4 組每組 6-8 下）	151
週四	休息		
週五	背部、肱二頭肌與腹部肌群	反握引體向上（4 組每組 6-8 下）	54
		寬握坐姿划船（4 組每組 6-8 下）	50
		滑輪單臂划船（4 組每組 6-8 下）	53
		滑輪單臂彎舉（3 組每組 6-8 下）	113
		啞鈴站姿錘式彎舉（2 組每組 6-8 下）	108
		器械斜板彎舉（2 組每組 6-8 下）	106
		捲腹碰腳尖（3 組每組 6-8 下）	81
		滑輪側彎運動（2 組每組 6-8 下）	86
		側棒式（2 組每組 6-8 下）	83
週六	休息		
週日	休息		

表 10.6 肌肥大期訓練週 4：區塊 1 第四小週期

所有動作每組維持 4 下的保留次數

訓練日	目標肌群	動作	頁碼
週一	全身大肌群	槓鈴上斜胸推（3 組每組 15-20 下）	64
		滑輪下拉（3 組每組 15-20 下）	56
		槓鈴直立上拉（3 組每組 15-20 下）	100
		槓鈴彎舉（3 組每組 15-20 下）	109
		仰臥推舉（3 組每組 15-20 下）	116
		槓鈴深蹲（3 組每組 15-20 下）	131
		俯臥屈腿運動（3 組每組 15-20 下）	146
		站姿舉踵（3 組每組 15-20 下）	151
		棒式（3 組每組 30 秒）	82
週二	休息		
週三	休息		
週四	全身大肌群	啞鈴臥推（3 組每組 15-20 下）	63
		槓鈴正握俯身划船（3 組每組 15-20 下）	48
		槓鈴肩推（3 組每組 15-20 下）	90
		啞鈴斜板彎舉（3 組每組 15-20 下）	104
		滑輪三頭下壓（3 組每組 15-20 下）	120
		啞鈴反向分腿蹲（3 組每組 15-20 下）	127
		滑輪伸髖運動（3 組每組 15-20 下）	141
		腳尖推蹬運動（3 組每組 15-20 下）	149
		側棒式（3 組每組 30 秒）	83
週五	休息		
週六	休息		
週日	休息		

表 10.7　肌肥大期訓練週 5：區塊 2 第一小週期

每項動作前幾組保留次數為 1 到 2 下；最後一組反覆至力竭（保留次數 =0）

訓練日	目標肌群	動作	頁碼
週一	上半身肌群	槓鈴臥推（4 組每組 10-12 下）	65
		啞鈴上斜飛鳥（3 組每組 10-12 下）	70
		反握滑輪下拉（4 組每組 10-12 下）	58
		滑輪寬握坐姿划船（3 組每組 10-12 下）	52
		啞鈴肩推（4 組每組 10-12 下）	91
		滑輪側平舉（3 組每組 10-12 下）	95
		槓鈴拖曳式彎舉（4 組每組 10-12 下）	110
		啞鈴過頭屈伸（4 組每組 10-12 下）	114
週二	下半身肌群	槓鈴原地分腿蹲（4 組每組 10-12 下）	132
		腿部伸展運動（4 組每組 10-12 下）	144
		槓鈴直腿硬舉（4 組每組 10-12 下）	139
		俯臥屈腿運動（3 組每組 10-12 下）	146
		站姿舉踵（3 組每組 10-12 下）	151
		坐姿舉踵（3 組每組 10-12 下）	150
		槓鈴腹輪運動（4 組每組 10-12 下）	88
		滑輪跪姿斜向捲腹（3 組每組 10-12 下）	80
週三	休息		
週四	上半身肌群	器械上斜胸推（4 組每組 10-12 下）	67
		蝴蝶機夾胸訓練（3 組每組 10-12 下）	71
		正握引體向上（4 組每組 10-12 下）	55
		地雷管俯身划船（3 組每組 10-12 下）	46
		器械肩推（4 組每組 10-12 下）	92
		滑輪跪姿反向飛鳥（3 組每組 10-12 下）	99
		站姿啞鈴二頭彎舉（4 組每組 10-12 下）	102
		啞鈴三頭後屈伸（4 組每組 10-12 下）	118
週五	下半身肌群	腿推運動（4 組每組 10-12 下）	134
		側向分腿蹲（4 組每組 10-12 下）	128
		俯臥挺身運動（4 組每組 10-12 下）	142
		坐姿屈腿運動（4 組每組 10-12 下）	148
		坐姿舉踵（3 組每組 10-12 下）	150
		腳尖推蹬運動（3 組每組 10-12 下）	149
		滑輪跪姿捲腹（3 組每組 10-12 下）	79
		滑輪伐木運動（3 組每組 10-12 下）	87
週六	休息		
週日	休息		

表 10.8　肌肥大期訓練週 6：區塊 2 第二小週期

每項動作前幾組保留次數為 1 到 2 下；最後一組反覆至力竭（保留次數 =0）

訓練日	目標肌群	動作	頁碼
週一	上半身肌群	啞鈴上斜胸推（4 組每組 8-10 下）	61
		雙槓撐體（3 組每組 8-10 下）	73
		交叉滑輪下拉（4 組每組 8-10 下）	60
		啞鈴仰臥拉舉（3 組每組 8-10 下）	44
		滑輪直立上拉（4 組每組 8-10 下）	101
		啞鈴坐姿反向飛鳥（3 組每組 8-10 下）	96
		啞鈴站姿錘式彎舉（4 組每組 8-10 下）	108
		滑輪過頭屈伸（4 組每組 8-10 下）	115
週二	下半身肌群	槓鈴前蹲舉（4 組每組 8-10 下）	130
		斜向深蹲（4 組每組 8-10 下）	138
		早安運動（4 組每組 8-10 下）	137
		單側俯臥屈腿運動（3 組每組 8-10 下）	147
		站姿舉踵（3 組每組 8-10 下）	151
		坐姿舉踵（3 組每組 8-10 下）	150
		滑輪跪姿捲腹（4 組每組 8-10 下）	79
		羅馬椅側捲腹（3 組每組 8-10 下）	77
週三	休息		
週四	上半身肌群	槓鈴下斜胸推（4 組每組 8-10 下）	66
		滑輪飛鳥（3 組每組 8-10 下）	72
		滑輪下拉（4 組每組 8-10 下）	56
		槓鈴反握俯身划船（3 組每組 8-10 下）	47
		器械肩推（4 組每組 8-10 下）	92
		滑輪側平舉（3 組每組 8-10 下）	95
		單臂集中彎舉（4 組每組 8-10 下）	107
		器械式撐體運動（4 組每組 8-10 下）	122
週五	下半身肌群	槓鈴分腿蹲（4 組每組 8-10 下）	125
		啞鈴登階（4 組每組 8-10 下）	129
		俯臥抬腿運動（3 組每組 8-10 下）	143
		俯臥屈腿運動（4 組每組 8-10 下）	146
		坐姿舉踵（3 組每組 8-10 下）	150
		站姿舉踵（3 組每組 8-10 下）	151
		反向捲腹（4 組每組 8-10 下）	75
		俄羅斯轉體運動（3 組每組 8-10 下）	85
週六	休息		
週日	休息		

表 10.9　肌肥大期訓練週 7：區塊 2 第三小週期

每項動作前幾組保留次數為 1 到 2 下；最後一組反覆至力竭（保留次數 =0）

訓練日	目標肌群	動作	頁碼
週一	上半身肌群	槓鈴上斜胸推（4 組每組 6-8 下）	64
		啞鈴仰臥飛鳥（3 組每組 6-8 下）	69
		反握引體向上（4 組每組 6-8 下）	54
		窄握坐姿划船（3 組每組 6-8 下）	49
		槓鈴肩推（4 組每組 6-8 下）	90
		器械側平舉（3 組每組 6-8 下）	94
		滑輪彎舉（4 組每組 6-8 下）	112
		滑輪三頭下壓（4 組每組 6-8 下）	120
週二	下半身肌群	保加利亞蹲（4 組每組 6-8 下）	133
		槓鈴原地分腿蹲（4 組每組 6-8 下）	132
		滑輪伸髖運動（4 組每組 6-8 下）	141
		坐姿屈腿運動（4 組每組 6-8 下）	148
		腳尖推蹬運動（3 組每組 6-8 下）	149
		坐姿舉踵（3 組每組 6-8 下）	150
		懸吊收腿運動（3 組每組 6-8 下）	84
週三	休息		
週四	上半身肌群	啞鈴臥推（4 組每組 6-8 下）	63
		蝴蝶機夾胸訓練（3 組每組 6-8 下）	71
		滑輪下拉（4 組每組 6-8 下）	56
		啞鈴單臂划船（3 組每組 6-8 下）	45
		啞鈴肩推（4 組每組 6-8 下）	91
		啞鈴側平舉（3 組每組 6-8 下）	93
		啞鈴上斜二頭彎舉（4 組每組 6-8 下）	103
		槓鈴仰臥推舉（4 組每組 6-8 下）	116
週五	下半身肌群	啞鈴反向分腿蹲（4 組每組 6-8 下）	127
		單側腿部伸展運動（4 組每組 6-8 下）	145
		啞鈴直腿硬舉（4 組每組 6-8 下）	140
		單側俯臥屈腿運動（4 組每組 6-8 下）	147
		站姿舉踵（3 組每組 6-8 下）	151
		坐姿舉踵（3 組每組 6-8 下）	150
		捲腹碰腳尖（3 組每組 6-8 下）	81
		滑輪側彎運動（3 組每組 6-8 下）	86
週六	休息		
週日	休息		

表 10.10　肌肥大期訓練週 8：區塊 2 第四小週期

所有動作每組維持 4 下的保留次數

訓練日	目標肌群	動作	頁碼
週一	全身大肌群	槓鈴臥推（3 組每組 15-20 下）	65
		窄握坐姿划船（3 組每組 15-20 下）	49
		槓鈴肩推（3 組每組 15-20 下）	90
		槓鈴斜板彎舉（3 組每組 15-20 下）	105
		啞鈴過頭屈伸 3 組每組 15-20 下）	114
		槓鈴前蹲舉（3 組每組 15-20 下）	130
		早安運動（3 組每組 15-20 下）	137
		站姿舉踵（3 組每組 15-20 下）	151
		棒式（3 組每組 30 秒）	82
週二	休息		
週三	休息		
週四	全身大肌群	啞鈴上斜飛鳥（3 組每組 15-20 下）	70
		交叉滑輪下拉（3 組每組 15-20 下）	60
		器械肩推（3 組每組 15-20 下）	92
		滑輪錘式彎舉（3 組每組 15-20 下）	111
		滑輪三頭後屈伸（3 組每組 15-20 下）	119
		啞鈴分腿蹲（3 組每組 15-20 下）	126
		俯臥屈腿運動（3 組每組 15-20 下）	146
		腳尖推蹬運動（3 組每組 15-20 下）	149
		側棒式（3 組每組 30 秒）	83
週五	休息		
週六	休息		
週日	休息		

表 10.11　肌肥大期訓練週 9：區塊 3 第一小週期

每項動作前幾組保留次數為 1 到 2 下；最後一組反覆至力竭（保留次數 =0）

訓練日	目標肌群	動作	頁碼
週一	背部、胸部與腹部肌群	滑輪下拉（4 組每組 10-12 下）	56
		啞鈴單臂划船（3 組每組 10-12 下）	45
		啞鈴仰臥拉舉（4 組每組 10-12 下）	44
		槓鈴上斜胸推（4 組每組 10-12 下）	64
		啞鈴下斜胸推（3 組每組 10-12 下）	62
		滑輪飛鳥（3 組每組 10-12 下）	72
		抗力球捲腹（3 組每組 10-12 下）	78
		俄羅斯轉體運動（3 組每組 10-12 下）	85
週二	下肢肌群	槓鈴深蹲（4 組每組 10-12 下）	131
		側向分腿蹲（4 組每組 10-12 下）	128
		斜向深蹲（3 組每組 10-12 下）	138
		槓鈴直腿硬舉（4 組每組 10-12 下）	139
		坐姿屈腿運動（3 組每組 10-12 下）	148
		滑輪伸髖運動（3 組每組 10-12 下）	141
		站姿舉踵（4 組每組 10-12 下）	151
		坐姿舉踵（3 組每組 10-12 下）	150
週三	肩部、手臂肌群	槓鈴肩推（4 組每組 10-12 下）	90
		器械側平舉（4 組每組 10-12 下）	94
		蝴蝶機反向飛鳥（4 組每組 10-12 下）	97
		滑輪過頭屈伸（3 組每組 10-12 下）	115
		槓鈴仰臥推舉（2 組每組 10-12 下）	116
		啞鈴三頭後屈伸（2 組每組 10-12 下）	118
		滑輪錘式彎舉（3 組每組 10-12 下）	111
		槓鈴拖曳式彎舉（2 組每組 10-12 下）	110
		啞鈴上斜二頭彎舉（2 組每組 10-12 下）	103
週四	休息		

→ 續下頁

表 10.11　肌肥大期訓練週 9：區塊 3 第一小週期（續）

訓練日	目標肌群	動作	頁碼
週五	背部、胸部與腹部肌群	反握引體向上（4 組每組 10-12 下）	54
		滑輪坐姿划船（4 組每組 10-12 下）	51
		直臂滑輪下拉（3 組每組 10-12 下）	59
		啞鈴上斜胸推（4 組每組 10-12 下）	61
		槓鈴臥推（4 組每組 10-12 下）	65
		蝴蝶機夾胸訓練（3 組每組 10-12 下）	71
		滑輪跪姿捲腹（4 組每組 10-12 下）	79
		懸吊收腿運動（3 組每組 10-12 下）	84
週六	下肢肌群	槓鈴前蹲舉（4 組每組 10-12 下）	130
		啞鈴反向分腿蹲（4 組每組 10-12 下）	127
		腿部伸展運動（3 組每組 10-12 下）	144
		槓鈴臀推運動（4 組每組 10-12 下）	136
		滑輪伸髖運動（4 組每組 10-12 下）	141
		單側俯臥屈腿運動（3 組每組 10-12 下）	147
		站姿舉踵（4 組每組 10-12 下）	151
		坐姿舉踵（3 組每組 10-12 下）	150
週日	肩部、手臂肌群	啞鈴肩推（4 組每組 10-12 下）	91
		滑輪側平舉（3 組每組 10-12 下）	95
		蝴蝶機反向飛鳥（3 組每組 10-12 下）	97
		滑輪肱三頭肌下壓（3 組每組 10-12 下）	120
		器械肱三頭肌屈伸（2 組每組 10-12 下）	117
		撐體運動（2 組每組 10-12 下）	121
		啞鈴上斜二頭彎舉（3 組每組 10-12 下）	103
		單臂集中彎舉（2 組每組 10-12 下）	107
		啞鈴站姿錘式彎舉（2 組每組 10-12 下）	108

表 10.12 肌肥大期訓練週 10：區塊 3 第二小週期

每項動作前幾組保留次數為 1 到 2 下；最後一組反覆至力竭（保留次數 =0）

訓練日	目標肌群	動作	頁碼
週一	背部、胸部與腹部肌群	交叉滑輪下拉（4 組每組 6-8 下）	60
		反握滑輪下拉（4 組每組 6-8 下）	58
		寬握坐姿划船（3 組每組 6-8 下）	50
		槓鈴臥推（4 組每組 6-8 下）	65
		啞鈴上斜胸推（4 組每組 6-8 下）	61
		蝴蝶機夾胸訓練（3 組每組 6-8 下）	71
		反向捲腹（4 組每組 6-8 下）	75
		滑輪伐木運動（3 組每組 6-8 下）	87
週二	下肢肌群	腿推運動（4 組每組 6-8 下）	134
		啞鈴分腿蹲（4 組每組 6-8 下）	126
		單側腿部伸展運動（3 組每組 6-8 下）	145
		早安運動（4 組每組 6-8 下）	137
		俯臥屈腿運動（4 組每組 6-8 下）	146
		坐姿舉踵（4 組每組 6-8 下）	150
		站姿舉踵（3 組每組 6-8 下）	151
週三	肩部、手臂肌群	槓鈴肩推（4 組每組 6-8 下）	90
		啞鈴側平舉（4 組每組 6-8 下）	93
		滑輪反向飛鳥（3 組每組 6-8 下）	98
		滑輪過頭屈伸（4 組每組 6-8 下）	115
		滑輪三頭後屈伸（3 組每組 6-8 下）	119
		槓鈴斜板彎舉（4 組每組 6-8 下）	105
		站姿啞鈴二頭彎舉（3 組每組 6-8 下）	102
週四	休息		
週五	背部、胸部與腹部肌群	中立把位滑輪下拉（4 組每組 6-8 下）	57
		啞鈴單臂划船（4 組每組 6-8 下）	45
		啞鈴仰臥拉舉（3 組每組 6-8 下）	44
		啞鈴上斜胸推（4 組每組 6-8 下）	61
		槓鈴臥推（4 組每組 6-8 下）	66
		滑輪飛鳥（3 組每組 6-8 下）	72
		滑輪跪姿斜向捲腹（4 組每組 6-8 下）	80
		羅馬椅側捲腹（3 組每組 6-8 下）	77

→ 續下頁

表 10.12 肌肥大期訓練週 10：區塊 3 第二小週期（續）

訓練日	目標肌群	動作	頁碼
週六	下肢肌群	槓鈴深蹲（4 組每組 6-8 下）	131
		啞鈴登階（4 組每組 6-8 下）	129
		斜向深蹲（4 組每組 6-8 下）	138
		早安運動（4 組每組 6-8 下）	137
		俯臥屈腿運動（4 組每組 6-8 下）	146
		坐姿舉踵（4 組每組 6-8 下）	150
		站姿舉踵（3 組每組 6-8 下）	151
週日	肩部、手臂肌群	槓鈴肩推（4 組每組 6-8 下）	90
		滑輪直立上拉（4 組每組 6-8 下）	101
		蝴蝶機反向飛鳥（4 組每組 6-8 下）	97
		滑輪三頭下壓（4 組每組 6-8 下）	120
		槓鈴仰臥推舉（3 組每組 6-8 下）	116
		滑輪彎舉（4 組每組 6-8 下）	112
		單臂集中彎舉（3 組每組 6-8 下）	107

M.A.X. 極限營養規劃

長遠良好的肌肥大適應必須同時兼顧訓練與營養補給，即便各方觀點對於兩者在身體組成的影響佔比有許多不同說法，但可以肯定的是，營養補給對於追求極致肌肉發展是不可或缺的一環，適當的飲食規劃才能幫助訓練刺激的效果事半功倍。

然而，由於我們無法在有限的篇幅內探討所有與肌肉生長相關的營養細節，因此本章將著重在最基礎的重要觀念，了解影響肌肉發展最關鍵的飲食規劃內容，也就是熱量與巨量營養素(蛋白質、碳水化合物以及脂肪)。

相信讀者肯定聽過不少有關熱量計算或告訴你該吃什麼、該吃多少的營養理論，然而其中不乏許多未經證實的迷思或對於研究理論的曲解，因此本章除了提供正確的飲食規劃觀念外，也會詳盡解釋每個編排選擇背後的原因與差異。

此外，讀者也必須留意**本章所有與體重相關的計算或建議基本上指的是個案的「淨體重」(lean weight)**，也就是扣除體脂肪後的身體重量(男性體脂肪約在 10% 左右；女性則是在 20% 上下)，該數值同時也是許多營養相關研究計算與比較的基準。

營養規劃建議

比起強調有哪些必須恪守的營養準則，筆者更希望能提供各位在編排個人飲食規劃時參考的彈性內容，儘管這些準則都具備對應的科學根據，實務上仍必須考量到個人目標、偏好、生活作息與訓練經驗等因素，不同個案對於各類食物的吸收率通常也會有所差異，因此勢必得經過一段時間的試誤與評估，才能找到適合自己的熱量攝取與飲食規劃。此外，讀者也必須理解唯有能夠打從心底認同接受並持之以恆的飲食規劃，才能發揮真正的功效，任何短期特殊的飲食調整最終都難以對肌肉發展產生正面效益。

熱量攝取

原則上，個案必須透過飲食攝取更多熱量才能幫助肌肉量提升 (意指創造**熱量盈餘**)，儘管在某些條件下，你可以在增加肌肉量的同時減少體脂肪，也就是所謂的增肌減脂，這是一種身體重組 (body recomposition) 的過程，但這種做法勢必會限縮肌肉量部分的成長潛力 (詳見下頁的專欄：如何同時達成增肌減脂)。

因此，我們必須設法達成足夠的熱量盈餘，才能幫助身體應對高強度的阻力訓練，維持穩定的動作表現，並因應訓練後增加的能量消耗 (尤其是分解與合成肌肉蛋白所需的能量)，同時也確保整體熱量攝取能滿足現有肌肉量基礎的能量代謝 (3)。

從科學角度來說，熱量與體重變化之間的關聯性可以從熱力學第一定律來解釋，該定律說明能量不會無故消失或憑空出現，只會在不同形式或物體間轉換，也就是所謂的能量守恆定理。因此回到營養學觀點，我們可透過以下公式來描述熱量與體重變化間的關係：

$$攝入熱量 - 消耗熱量 = 體重變化$$

如何同時達成增肌減脂？

同步達成增肌減脂並改變身體組成，是許多人介入訓練與飲食規劃的理想目標，首先這個目標絕非無稽之談，在許多相關文獻 (11,35) 以及作者個人研究與教學的實務經驗中，經常可以看到許多個案肌肉量提升與體脂肪下降的過程在相同期間內出現。

影響不同個案肌肉量與體脂肪組成改變幅度的因素主要有兩個：初始體脂率與訓練狀態，若個案在介入訓練前的體脂率越高，越容易在初期看到明顯的增肌減脂效果；相對地如果個案體脂較低，同步達成增肌減脂的難度就會提升。同樣地在初學者（或長期停止訓練後回歸的個案）身上也更容易看到肌肉與體脂比例同步改變；但隨著訓練投入時間越長，同時達成增肌減脂的難度也會隨之提高，因此對於具備一定訓練經驗與體脂較低的個案而言，通常難以在短時間內看到明顯的身體組成變化。

然而更重要的是，即便我們已經知道同時達成增肌減脂的可行性，但為了減少體脂肪，整體飲食規劃需要維持一定程度的熱量赤字，在這種條件下勢必無法完全發揮肌肉的成長潛力。

研究發現，即使只有維持中等範圍的熱量赤字（減少 20% 左右的熱量攝取），就會影響體內肌肉蛋白的合成效率 (44)，研究認為該機制主要與 AMPK 的活化有關，AMPK（單磷酸腺苷活化蛋白質激酶）是一種與體內能量變化有關的分解酵素，當熱量攝取下降時，就會刺激 AMPK 活化來減緩體內的各種合成反應，幫助身體減少能量消耗 (12)，因此對應到本書的重點：如果是以追求極致肌肉發展為目標，飲食規劃上必須設法創造足夠的熱量盈餘，並合理預期在肌肉量提升的過程中也會增加部分的體脂肪。

第 224 頁的公式代表的邏輯意涵非常明確：當每日飲食攝入的熱量多過當天消耗的總熱量時，超出的部分就會以體重的形式儲存，其中涵蓋的肌肉與脂肪比例則會取決於飲食內容與訓練方式。

採用增重與減脂 (bulking and cutting) 的週期循環是傳統健美訓練典型的增肌策略，增重期的關鍵在於讓身體獲得足夠的熱量盈餘，對於飲食的種類與數量不做過於嚴格的控管，只要能滿足熱量需求，起司漢堡、薯條、冰淇淋或餅乾等垃圾食物均無須忌口 (也就是所謂的**粗略增重** (dirty bulk)，是一種只看熱量不計內容的增重策略)。當個案達到預定體重後再接著進入減脂期，透過嚴格的飲食控管與訓練調整來減去多餘的體脂肪，幫助個案在週期完成後獲得理想的肌肉量與體態線條。

可惜的是，這種策略在實務執行上仍有許多問題。

首先，增重期的飲食策略雖然能幫助個案快速提升體重，部分專業健美選手甚至能在這段期間增加 100 磅 (45 公斤) 左右的重量，然而其中卻有不少佔比的熱量會以體脂肪的形式儲存。除了相撲等少數項目外，多數運動並不需要刻意累積過多的體脂肪，如果後續減脂期的飲食規劃不當，可能會需要花上一年甚至更多的時間才能回到理想的體脂率，先前辛苦鍛鍊獲得的肌肉量也有很高的機率會在減脂期間流失，實際情況下能保住半數新增肌肉量已算是相對幸運的結果，因此整體策略的成本效益其實並不理想。

此外，更值得留意的是增重與減脂的週期循環策略，可能會對長期體組成狀態造成負面影響，這個論點主要與體重的**定點理論** (set point theory) 有關。簡單來說，人體會透過許多生理機制調節熱量的吸收與消耗，幫助體重與體組成維持在相對恆定的範圍內，其中也包含體脂肪的佔比，因此人體會自然傾向抵抗任何影響體內恆定的行為改變，並在後續產生進一步的適應。

因此讀者可以想像得到，長期的飲食控管會對人體的能量調節造成一定程度的挑戰，身體會在每次週期循環的過程中逐步適應更低的熱量攝取條件，為了維持恆定體內的許多內分泌機制也會有所改變，這些生理變化在某些條

件下通常難以逆轉。同時，減脂期嚴格飲食控管所伴隨的肌肉量流失也會連帶產生許多負面影響 (例如提高脂肪過度反彈 (fat overshooting)，也就是復胖的機率) (25)。在反覆增重與減脂的週期中如果不慎攝取了過多的熱量，更容易導致脂肪細胞的體積與數量同時提高 (脂肪增生 (adipocyte hyperplasia)) (58)，使得原本生理恆定的體重範圍再次上修 (41)，身體在後續飲食週期中也會傾向儲存更高佔比的體脂肪。

因此真正理想的增肌飲食規劃，應該將熱量設定在能同時促進肌肉量提升並確保體脂肪變化在最低限度的範圍內，也就是所謂的**精算增重** (clean bulk)，讀者必須留意個人的訓練經驗與當下的體組成狀態也會影響到身體對於熱量攝取的適應情形。

對於剛介入訓練與飲食規劃的初學者來說，即便在熱量盈餘較高的條件下，也更容易維持相對穩定的體脂率並增加更高佔比的肌肉量 (50)。然而對於訓練經歷較長的個案而言，同樣的熱量盈餘轉換為體脂肪儲存的佔比也會隨之提高 (15,46)，在有效控制飲食與體脂肪的條件下，每週可預期合理增加的淨體重範圍上限約為 1 磅 (0.5 公斤) 左右；對於有多年訓練經驗的個案來說，每週預期增加的淨體重範圍則會下修到 0.5 磅 (0.25 公斤) 左右；如果是專業層級的個案 (如職業健美運動員)，每週可預期的淨體重成長幅度則會更加有限。

那麼到底該攝取多少熱量的食物才能有效增加淨體重？原則上初學者在估算出個人每日消耗的總熱量後，可以先從每日多攝取 500-1000 大卡的熱量盈餘開始；對於有一定程度訓練經驗的個案則建議將熱量盈餘控制在 250-500 大卡之間 (3)。以比例來說，一般訓練個案建議增加每日所需熱量 20%-40% 的熱量攝取；訓練經歷較長或專業運動層級的個案則建議將增加的熱量盈餘控制在每日所需熱量 10%-20% 左右的範圍內。

> 譯註：作者對於熱量計算描述的用詞略為籠統，應該是：每日總熱量消耗 (每日所需熱量)= 基礎代謝率 ＋ 身體活動消耗 ＋ 食物產熱消耗。

目前有許多可以估算個人總熱量消耗的計算公式，其中 **Mifflin-St Jeor 公式**是近代最廣泛使用且具備足夠準確性的估算方式 (37)，讀者只需在網路搜尋 Mifflin-St Jeor 就可以找到許多提供自動計算功能的網頁內容，簡單輸入幾項生理參數便可估算個人的基礎代謝率，再納入訓練與活動量評估，便能得到個人每日所需的熱量估值。

然而，讀者必須留意這些公式只能提供概略的熱量攝取參考，實際身體所吸收的熱量還會受到基因遺傳與生活作息等因素影響，因此熱量攝取與體組成變化間的關聯性勢必存在相當程度的個體差異，需透過許多更複雜生理代謝測試才能得到精準數值。然而多數人並無法輕易取得研究室等級的量測環境，因此最理想的做法便是透過規律的體重監控來即時調整熱量攝取，並建議定期配合受過訓練的專業人士進行體組成量測 (例如固定每個月月底量測一次)，配合體脂夾與體圍紀錄是相對實惠且有效的體組成測量方式，能幫助了解進步幅度並作為飲食與訓練規劃調整的決策依據。

建立系統性的原則是規劃熱量攝取時必備的一環，讀者必須謹慎地依照體重與體組成變化微幅調整每日的攝取熱量，以筆者慣用的 **100 法則** (rule of 100) 來說，剛開始先依照熱量估計公式 (例如上面提過的 Mifflin-St Jeor 公式) 得到的數值來攝取每日飲食，持續數週後若肌肉量沒有明顯變化，便可再額外增加每日 100 大卡的熱量攝取；相對地，如果發現體脂顯著上升，則必須調降 100 大卡的熱量攝取，持續觀察一到兩週後再比照相同原則以 100 大卡為單位調整熱量攝取，透過即時的回饋與調整，讓你的熱量攝取更加精準，幫助肌肉量與體脂的比例變化維持在最理想的區間範圍內。

為了提高熱量控管的效果，每日的飲食記錄也是不可或缺的一環。現代人豐富的飲食選擇佔據了生活的一大部分，然而多數人對於每日吃下食物的營養內容並沒有明確概念，尤其在熱量的部分更是如此，很多個案在開始進行飲食紀錄時才赫然發現自己不經意地吃下了不少多餘的熱量。

但同時也拜科技進步所賜，現在有許多可以快速記錄飲食內容的手機應用程式，部分程式甚至具備掃描食品標籤的功能，讓個案能運用零碎時間輕鬆

完成飲食紀錄，這些紀錄雖然看似簡單，卻能更準確地執行飲食規劃的各項細節，如果要完整發揮飲食規劃的成效，培養規律紀錄與監控的習慣絕對是最關鍵的基本功。

蛋白質

以肌肉發展的角度來說，蛋白質絕對是眾多營養素中最關鍵的角色之一，其中構成蛋白質的各種胺基酸除了是肌肉組織生長的基礎原料外，同時也是促進肌肉蛋白合成重要的信號因子。

胺基酸可概略分為兩大基礎類別：**必需胺基酸**與**非必需胺基酸**，必需胺基酸（包含白胺酸、色胺酸、離胺酸、甲硫胺酸、苯丙胺酸、蘇胺酸、纈胺酸、組胺酸與異白胺酸）無法由人體自行合成，必須從食物中攝取，因此在飲食規劃上需要特別留意食物中是否涵蓋足夠的必須胺基酸，任何一種必須胺基酸的缺乏都會對肌肉發展造成影響。

體內的**氮平衡**（nitrogen balance）是判斷人體蛋白質攝取狀態的重要指標，當體內蛋白質的分解速率大於合成速率時，體內氮平衡會呈現負值；相對地氮平衡呈正值則代表體內蛋白質的合成速率大於分解速率；當分解與合成反應的速率相當時，體內氮平衡將趨向恆定狀態。

因此可想而知，要增加肌肉量必須讓體內氮平衡處於正值（蛋白質合成速率＞分解速率），需要採取高蛋白比例的飲食攝取，如果蛋白質的補充趕不上流失速率，則會影響訓練後肌肉組織的修復與發展，唯有足夠的蛋白質攝取才能確保開啟後續一連串的合成反應，幫助肌肉正向成長。

按照美國國家醫學院公布的每日建議飲食攝取量（recommended dietary allowance，簡稱 RDA），每日蛋白質建議的攝取量為每磅體重 0.4 克（每公斤體重約 0.8 克），這個比例乍看之下並不意外，但必須留意的是：RDA 是以一般沒有規律運動習慣的健康成年人為設定依據，雖然能滿足多數人所需的平均攝取量，但對於以增肌為主要目標的個案而言，該攝取量並無法有效促進肌肉成長。

研究顯示，對於參與規律阻力訓練規劃的個案而言，有效促進合成反應的每日蛋白質攝取量為每磅體重 0.75-1 克 (每公斤體重 1.6-2.2 克)(6)，筆者一般會直接建議讀者採用範圍上限的攝取量，也就是每磅體重 1 克的蛋白質攝取，舉例來說，如果個案體重為 200 磅 (91 公斤)，則建議每日攝取約 200 克左右的蛋白質，確保蛋白質攝取的安全邊際，維持體內正向的氮平衡。

讀者可能會對高比例的蛋白質攝取有所疑慮，但過去研究已排除高蛋白飲食對腎臟或骨骼的負面影響 (13)，因此在適度訓練與飲食控管的前提下，即便採取略高於吸收上限的蛋白質攝取也不用過於擔心，關鍵仍在於避免因攝取不足而導致肌肉流失的風險。

筆者也曾聽過部分體適能專業人士的觀點，他們認為需要採取更高的蛋白質攝取比例 (每磅體重 2 克；每公斤體重 4.4 克) 才能完全激發肌肉生長潛能，這樣的攝取比例或許適用於少部分配合藥物增補的個案 (藥物增補的效益也是另一項運動營養領域常見的爭議)，但對於多數沒有任何化學增補輔助的個案來說，超量的蛋白攝取並無法提供更多的增肌效果。人體每日能應用在肌纖維成長的蛋白質數量有其上限，超出的部分除了氧化作為能量外，也有可能轉化為肝醣或脂肪儲存 (其中蛋白質轉化為脂肪儲存的機率相對較低)，長期追蹤研究也證實對於一般訓練個案超量的蛋白質補充並無法產生更顯著的肌肥大效果 (1,2)，此外由於高蛋白比例的飲食通常也容易增加飽足感，攝取過量蛋白質反而會影響胃口，使個案更難達到促進肌肉增長所需的熱量盈餘。

許多專家也強調攝取高品質蛋白質對於增肌效果的重要性，使得市面上許多增補產品公司透過生物性價值與吸收應用率等指標，致力於開發品質更高的蛋白增補食品，雖然蛋白質品質確實是飲食規劃與搭配增補食品時值得考量的重點，但市面上多數增補產品所宣稱的效果通常言過其實。

食物中蛋白質的品質通常與其組成的胺基酸種類有關，其中以必需胺基酸的數量和比例最為關鍵，當食物中的蛋白質涵蓋九種必需胺基酸且符合人體

吸收比例者稱為**完全蛋白**；相對地缺少任何一種以上的必需胺基酸則稱為**不完全蛋白**。

除了部分構成皮膚與骨質的蛋白外，所有動物性蛋白(肉類、乳製品與蛋類等)皆屬於完全蛋白，只要均衡攝取多種動物性蛋白食物(並確保攝取量達到上面建議增重所需的每磅體重 1 克或每公斤體重 2.2 克的比例)，便不需過於擔心蛋白質品質的問題，基本上這樣的飲食規劃已涵蓋所有能增進肌肉發展的必需胺基酸種類。

相對地，植物性蛋白由於缺乏部分種類的必需胺基酸，被歸類為不完全蛋白，其中蛋奶素食者可透過蛋類與乳製品補足缺少的必需胺基酸；但採取全素飲食的個案則必須更仔細的規劃食物選擇，透過各類型食材的搭配來補齊所有的必需胺基酸，舉例來說多數穀類食物缺乏離胺酸與蘇胺酸，豆類食物則缺少甲硫胺酸，兩者互補便可涵蓋所有必需胺基酸種類，但基本上素食者不用刻意強求每餐都補齊所有類型胺基酸，只要長期規律地搭配多種類型食材，便能確保完整的蛋白質攝取。

碳水化合物

近期許多流行的低碳飲食(或低醣飲食)策略，經常將碳水化合物視為造成部分飲食相關健康議題的主因，坊間與業界也充斥著許多低碳飲食相關的書籍與補給食品，讓反對碳水化合物觀點更加普及，也因此讓低碳飲食蔚為風潮。部分健美運動員與體態控管專業的教練，更是把減少碳水化合物攝取視為保持體態線條必備的重要條件。

首先我們必須認知到，降低體脂所需經歷的各種複雜生理機制，無法只靠限制飲食中的碳水化合物來達成(回顧本章開頭討論過的熱力學第一定律)，攝取準確適量的碳水化合物絕對是飲食規劃中不可或缺的一環，對於以增加肌肉量為主要目標的個案更是如此，為了探究背後的原因，我們必須進一步了解相關的營養與生理機轉。

碳水化合物由人體吸收分解後，會以肝醣的形式儲存於肌肉與肝臟中，肝糖也是肌肉在阻力訓練時產生力量與爆發力的主要能量來源，提供肌肉最即時的能量需求來完成高強度的身體活動。研究顯示，在執行健美類型訓練時約有 80% 的能量來自肌肉中儲存的肝醣 (29)，許多研究也發現在肝醣耗竭的狀態下無氧能力表現會顯著下滑 (21,20,33)，當整體訓練量較高時，體內能量供給不足也會加速個案的疲勞累積，影響肌肥大的適應成果 (55,62)。

然而上述論點並不表示讀者非得攝取大量澱粉才能維持適當的動作表現，研究發現將飲食中的碳水比例由 40% 提升到 65%，對 15 組 15RM 的下肢運動表現並沒有顯著改變 (38)，同樣地另一則研究也發現健康活動男性攝取中等比例碳水 (佔每日總熱量 50%) 與高比例碳水 (佔每日總熱量 75%) 在高強度運動測試的表現並無顯著差異，然而若採取低碳水比例 (佔每日總熱量 25%) 則會顯著影響個案的運動表現 (34)。

如同其他各類型營養素，以增肌為主要目標的碳水攝取量同樣有相當程度的個體差異，讀者必須設法找到適合自己肌肉發展的碳水攝取比例。以筆者教學經驗來看，多數人適合採取每磅體重 2-3 克碳水的攝取比例 (每公斤體重 4.4-6.6 克碳水)，由於每克碳水可產生 4 大卡的熱量，按照這個攝取比例，一個 200 磅重 (91 公斤) 的個案每日碳水的熱量佔比則落在 1600-2400 大卡。針對部分有胰島素阻抗 (身體組織對胰島素敏感度下降，無法順利將血液中的葡萄糖轉化為肝糖儲存到肌肉中的情況) 的個案，則建議採取更低的碳水攝取比例，約落在每磅體重 1 克碳水 (每公斤體重 2.2 克碳水) 左右，因此讀者必須透過實務驗證來找到最適合個人的碳水攝取比例。

接著，讀者也必須留意不同類型的碳水化合物造就肌肉成長或脂肪累積的比例也會有所差異，其中**營養密度** (nutrient density) 是取決個案該盡量攝取或避開哪些特定類型碳水非常實用的參考指標，該指標會將食物中涵蓋的微量營養素 (維生素、礦物質與膳食纖維等) 與熱量一併納入考量，因此高營養密度的碳水化合物除了提供足夠的熱量之外，也能幫助改善身體的代謝機能。

其中富含的許多維生素與礦物質都是促進燃脂反應不可或缺的輔助因子，部分類型的碳水也具備抗氧化的特質，有助於維持細胞功能正常運作，富含膳食纖維的碳水化合物能增加飽足感，減少攝取其他垃圾食物的機會，同時也有助於維持腸胃道機能，改善整體健康狀況 (39)。總結來說，選擇攝取高營養密度類型的碳水化合物能夠全面性地提升身體機能，讓肌肉的成長潛力完整發揮。

相對地，我們也必須盡可能減少攝取過度加工的精緻澱粉，這類型的碳水化合物除了熱量之外無法提供額外生物性的營養價值，因此也被稱作**空熱量** (empty calorie)。此外，由於這類型加工澱粉通常烹調後色香味俱全，容易刺激大腦使得胃口大開，如果沒有極力克制一不小心就會使當天的熱量爆表。

過去由 Kevin Hall 的研究團隊執行的一項實驗完美詮釋了這個情況，該研究在完全控制的實驗室環境下，針對 20 名體重穩定的男性與女性提供原型食物與重度加工食物來進行交叉比對 (19)，每份餐點的熱量、糖分、脂肪、膳食纖維與其他巨量營養素比例皆完全相同，但受試者可依個人意願取得無限供應的餐點，藉此比較受試者對原型食物與加工食物在自主攝取數量上的差異，經過 14 天統計發現，加工食品組平均每日多攝取了 500 大卡左右的熱量，這些熱量進而導致加工食品組的受試者平均增加了 2 磅體重(0.9 公斤)，相對地原型食物組反而在介入時期減輕了相同幅度的體重。

總結來說：食物的品質與數量同樣關鍵！

因此為了確保整體攝取內容營養密度，必須盡可能選擇原型或簡單加工類型的食材，其中全穀類、水果與蔬菜是增肌飲食中最主要的碳水來源，外食族群則必須審慎檢視成分標籤，基本上成分組成越單純即加工的比例就越低，整體的營養密度就越高。

當然上述內容並非要讀者徹底杜絕所有零食點心，筆者個人建議採用 80/20 法則，其中每日 80% 以原型與低度加工食物為主；剩餘 20% 則可依

個人喜好來選擇，只要確實遵守每日的熱量規劃，偶爾吃片披薩或一球冰淇淋並不會對體態造成負面影響，實際上適度地滿足口腹之慾也有助於保持正面心態，提高長期執行飲食規劃的成功率。

脂肪

如同前面提過，某些人對於攝取碳水化合物的種種疑慮，飲食中的脂肪也經常被認為是肥胖與許多慢性疾病的元兇。在巨量營養素中脂肪也具備最高的熱量密度，一克脂肪可以產生九大卡的熱量，超出碳水化合物與蛋白質的兩倍之上 (一克的碳水或蛋白質只會產生四大卡的熱量)，這也是許多低脂飲食論點顧慮的主因之一。

此外人體對於超出熱量範圍的脂肪有近乎完全的轉換儲存效率，相對地過量碳水轉換儲存的佔比只略高於氧化的部分 (31)。簡單來說，在熱量超標的情況下，食物中的脂肪比碳水更容易形成腹部堆積的肥肉，這些因素都進一步促使低脂飲食成為保持體態必備條件之一。

然而上面的研究只說明了過量攝取脂肪可能造成的負面影響，就增肌飲食規劃的角度而言，我們必須更全面地了解脂肪的功能。脂肪是人體不可或缺的關鍵營養素之一，具備緩衝與保護內臟的功能，同時也能協助脂溶性維生素的吸收；並參與細胞膜生成與前列腺素等體內激素的分泌，因此如果過度限制脂肪的攝取，反而會影響體內許多生理機制的運作，導致其他的健康相關問題。

此外，低脂飲食對於肌肉成長的影響也不容小覷，由於睪固酮的生成需要脂肪參與，長期脂肪攝取不足會降低體內的睪固酮濃度，研究發現長期規律從事阻力訓練的個案，體內的睪固酮濃度與脂肪攝取量呈高度相關 (51)，但儘管低脂飲食會導致整體睪固酮量的降低，研究中受試者平均的睪固酮濃度仍維持在正常範圍之內 (男性平均濃度 300-800ng/dl)，然而體內的睪固酮

濃度毫無疑問是肌肉發展的關鍵要素之一，即便濃度變化範圍與肌肉成長效果間的關聯性尚未完全釐清，設法在合理範圍內維持較高的睪固酮濃度絕對是百利無一害的飲食與訓練規劃方針。

但相對地，在過去研究中也證實飲食中的脂肪比例過高，會降低睪固酮的分泌濃度 (61)，因此我們可以合理推斷要維持理想的睪固酮濃度，必須將脂肪攝取量控制在一定的上下範圍內，超出或低於該範圍的攝取量都會影響體內的睪固酮濃度 (51)。

總結上述論點，在實務上每個人都必須找到適合自己的飲食脂肪佔比，基本原則會建議每日有至少約 20% 的熱量佔比來自飲食中的脂肪，對於需要創造熱量盈餘並以增肌增重為主要目標的個案來說，這樣的脂肪攝取佔比其實非常容易達成。

由於在增肌飲食規劃中，我們會先確保固定充足的蛋白質攝取 (例如每磅體重 1 克的攝取比例)，因此在扣除其他微量營養素後，實際脂肪的攝取量勢必會與碳水化合物互相拉鋸：若提高碳水的攝取佔比就得減少飲食中的脂肪攝取，反之亦然，因此在實際規劃時，讀者可依蛋白質、碳水化合物到脂肪的順序來一一確定各類巨量營養素的熱量佔比。

以一個體重 200 磅 (91 公斤) 的個案為例，假設每日目標熱量為 4000 大卡，以每磅體重攝取 1 克蛋白質和每磅體重攝取 2 克碳水的比例計算，每日蛋白質與碳水的熱量占比分別為 800 與 1600 大卡，因此剩下脂肪攝取的熱量佔比就是 1600 大卡，換算後每日需從飲食攝取約 178 克的脂肪，相對地如果將碳水提高到每磅體重 3 克的攝取比例，脂肪的熱量佔比就會被限縮到 800 大卡 (相當於 89 克左右的攝取量)。

飲食規劃中大部分的脂肪來源應以不飽和脂肪酸為主，這類型的脂肪有助於維持細胞膜的通透性，讓體內激素等其他化學信號因子能順利傳遞，有助於提高肌肉蛋白的合成效率並降低胰島素阻抗情形，提高人體使用脂肪作為能量來源的比例。

其中單元不飽和脂肪酸(monounsaturated fat，常見於橄欖油、牛油果與堅果類食物中)與多元不飽和脂肪酸(polyunsaturated fat，包含深海魚類魚油中富含的 omega-3 脂肪酸)皆有助於維持細胞功能正常運作，提高身體的合成與代謝效率。此外不飽和脂肪酸也有助於維持心血管系統等體內器官的健康，因此飲食規劃上應盡可能以富含不飽和脂肪酸的食物為主要脂肪來源。

然而針對另一種在肉類與乳製品中常見的飽和脂肪酸對人體健康的影響，過去研究主要有兩種互相對立的論點，其一認為飽和脂肪酸是心血管疾病與部分類型癌症的潛在風險因子，然而另一派觀點則認為必須將個體基因遺傳差異也納入考量，實際情況有待科學進一步發展釐清，更深入的內容便不在本書的探討範圍內。

除了健康相關的疑慮外，飽和脂肪酸作為人體能源的使用率也相對不理想，一般而言，飲食攝取的飽和脂肪酸如果沒有立即作為能量使用，有極高的比例會轉換為長期儲存的脂肪細胞，過去許多動物實驗皆發現給予相同熱量的飽和與不飽和脂肪酸，前者在最後增加了更多的體脂肪(18,42,57)，此外也有部分研究顯示攝取飽和脂肪酸會提高人體組織的胰島素阻抗情形(47)。

在需要創造熱量盈餘的增重期間，飲食攝取的脂肪類型就更為關鍵。在 Rosqvist 與其團隊的研究中(49)，兩組受試者在介入期間吃下大量的鬆餅來增加體重，其中一組鬆餅原料包含大量多元不飽和脂肪酸(葵花油)；另一組則是以飽和脂肪酸為主(棕櫚酸)，七週後兩組受試者平均體重皆上升了2.2%，但在體組成與體態外觀上卻有很大的差異，飽和脂肪酸組明顯囤積了更多的腹部脂肪，同時在淨體重方面，不飽和脂肪酸組的成長幅度則接近飽和脂肪酸組的三倍。

★**重點：**整體飲食規劃應以不飽和脂肪酸為主要的脂肪來源，並盡可能減少飽和脂肪酸的攝取。

巨量營養素攝取建議總結

- 對於阻力訓練的初學者，建議先以每日 500-1000 大卡的熱量盈餘為目標；具備長期規律訓練經驗的個案則建議以每日 250-500 大卡的熱量盈餘為主，並按照個人體重變化進程以 100 法則來調整每日的目標熱量。

- 增肌飲食建議採取每磅體重 1 克的蛋白質攝取比例。

- 增肌飲食建議採取每磅體重 2-3 克的碳水化合物攝取比例，並盡可能以高營養密度類型的碳水為主要選擇，包含全穀類、水果與蔬菜。

- 確立每日蛋白質與碳水化合物的攝取量後，再依剩餘熱量規劃飲食中的脂肪比例，並確保脂肪熱量至少佔每日目標熱量的 20%，並以不飽和脂肪酸為主要的飲食脂肪來源，包含單元不飽和脂肪酸與 omega-3 脂肪酸等，盡可能減少飽和脂肪酸的攝取。

其他營養規劃考量

在以增肌為主要目標的飲食規劃中，除了熱量與巨量營養素這兩個關鍵要素外，其他與時間性相關的考量層面也會影響整體增肌成效，接下來我們會同樣以科學實證的方式探討這些相關參數並提供有效的實務執行策略。

進食頻率

經過前面的內容，我們已經知道每日應攝取的熱量與各類營養素規劃，接下來就要更進一步來探討如何將這些食物內容妥善分配到一整天的時間內，才能最大化飲食營養對增肌的輔助效益。

儘管現階段已經有許多探討用餐頻率與減脂瘦身關聯性的研究，但針對熱量盈餘與增肌導向的進食頻率研究仍相對匱乏，在缺少實證輔助的情況下，我們就必須依照現有的資訊理性分析來擬定策略。過去研究顯示，一頓蛋白質充足的飲食在體內產生的合成效益約可持續五到六小時 (32)，因此理論上以至少每五小時進食一次的頻率便能維持體內肌肉蛋白的合成效率，再加上睡眠時間考量，才會有現在每日至少三餐的普遍認知。

　　然而每日三餐只是維持健康的基本條件，我們在意的是如果提高進食頻率是否能得到更好的增肌效果？

　　答案是：不無可能。

　　其中一個考量在於提高進食頻率能有效分散每日的蛋白質攝取量，藉此增加肌肉蛋白的合成效益，儘管人體每餐只能吸收特定少量蛋白質的說法已被證實言過其實(參考下頁『每餐蛋白質的「最大吸收量」』專欄)，但人體對於飲食中蛋白質分解後的胺基酸，從作為肌肉合成原料到轉換為能量消耗，確實存在一定的上限閾值，我們依照之前的內容知道，增肌每日建議的蛋白質攝取比例為每磅體重 1 克 (每公斤體重 2.2 克)，因此總結來說，每日至少攝取四餐各包含每磅體重 0.2-0.25 克高品質蛋白的食物，能最大化肌肉的成長效益 (54)，提高胺基酸吸收合成為肌纖維的佔比，同時減少其氧化作為能量的比例。

　　儘管確實有不少個案在增重期透過提高進食頻率來達成目標，但實務上要達到增肌所需的每日目標熱量才是多數人會遇到的難關，特別在必須創造高熱量盈餘的情況下的難度會更高，目前也沒有研究顯示更高的進食頻率能再進一步提升體內的合成效率，因此整體的飲食規劃與進食頻率安排，最終還是得回歸到個人需求與選擇，如果個案決定採取更高的進食頻率，只需要將每日的目標熱量與蛋白質妥善分配到每一餐飲食中，便可以確保長足穩健的增肌效果。

每餐蛋白質的「最大吸收量」

每餐飲食中的蛋白質到底有多少比例實際被吸收用於合成肌肉，一直是備受討論的議題，過去體適能圈廣為流傳的其中一種說法，認為人體每次進食只能吸收食物中少量的蛋白質，雖然不同理論觀點認定的吸收上限有所差異，一般來說平均每餐蛋白質吸收上限約落在 20-30 克之間。

回到實際查核結果：即便上述觀點普遍被認為是蛋白質吸收的實際情況，但這些說法基本上是來自於對部分研究的過度解讀，缺少更進一步的實證依據。

首先最關鍵的是這裡所提到的「吸收」意指營養素從消化系統進入血液循環的過程，基本上是一種連續性的生理運作機制，因此嚴格來說並不存在真正的蛋白質吸收上限，唯一可能造成的影響因素主要與游離型胺基酸的增補食品有關。由於腸道壁的吸收空間有限，只有在使用增補產品的情況下才有可能會導致短時間內累積過剩游離胺基酸的情況 (17)，因此並不需要過度執著人體對於來自正常飲食攝取蛋白質的吸收上限。

相對地，更值得探討的應該是人體每天能用於增加肌肉量的蛋白質是否存在一定的極限，這個議題本身牽涉到的生理機制就更為複雜，可惜的是相關的實證研究也非常有限。

過去研究發現，受試者在完成腿部伸展的阻力訓練後，以每三小時補充一份蛋白質含量 20 克的乳清蛋白，對比每六小時補充一份蛋白質含量 40 克的乳清蛋白，前者展現出更好的肌肉蛋白合成率 (5)。以該研究結果來看，攝取更高含量的蛋白質 (40 克) 顯然無法提高肌肉的合成效益，多餘的胺基酸反而被氧化作為能量消耗。然而另一篇研究卻發現在全身性的阻力訓練後，以蛋白質含量 40 克乳清增補的組別相較於蛋白

→ 接下頁

質 20 克增補的組別有更好的肌肉合成效果 (36)，該研究結果認為比起單關節的腿部伸展運動，動員更多肌群的全身性阻力訓練，能提高人體在訓練後將胺基酸應用於肌肉合成的效率與佔比。

值得注意的是，在這些研究中都是以乳清蛋白為主要的蛋白質來源，相較於一般原型食物中的蛋白質，乳清蛋白更能被人體快速吸收，平均吸收率約為每小時 10 克左右 (8)，因此蛋白含量 20 克的乳清增補品約可在攝取後 2 小時左右完全吸收，雖然這樣的吸收效率有機會促進肌肉蛋白的合成，但也有可能在蛋白質攝取量較高的情況下提高了胺基酸被氧化作為能量的比例，反而導致肌纖維的合成效率低於正常原型食物的蛋白質攝取方式。

關鍵在於回到實際情況中，正常飲食規劃裡會包含不同比例的碳水、脂肪與蛋白質，這樣的組合勢必會減緩整體蛋白質的消化與吸收速率，延長蛋白質分解為胺基酸並從消化系統進入血液循環的時間，因此即便飲食中蛋白質含量較高也能夠避免過剩胺基酸被氧化作為能量的情況。

上述論點可以從過去一篇比對在全身性阻力訓練後，分別攝取蛋白質含量 70 克與 40 克飲食的研究中得到證實 (27)。此研究中讓受試者攝取富含充足蛋白質與適當比例碳水和脂肪的牛肉餅，結果顯示兩種組不同蛋白質含量的飲食介入，皆改變了受試者體內的氮平衡，同時高蛋白質含量的組別展現出更顯著的肌肉合成效益，即便蛋白質的含量比前面乳清介入的研究更高，但由於適當的飲食比例讓整體吸收率趨緩，反而減少了蛋白質被分解氧化的比例，增加最後應用於肌肉蛋白合成的佔比。

綜合上述所有關於蛋白質吸收上限的研究探討，以下為本專欄的重點總結：儘管攝取後的蛋白質從用於肌肉合成到氧化消耗確實有一定的上限閾值，但只要以一般原型食物搭配正常營養素的比例規劃，該數值絕對高於一般流傳每餐只有 20-30 克蛋白的吸收上限 (54)，其他包含蛋白質來源、營養素組成比例、胺基酸種類含量以及訓練參與的肌群多寡等

→ 接下頁

因素，都會影響體內蛋白質的吸收應用，此外個案的年齡、訓練程度與原本的淨體重也會有所影響，因此實際蛋白質的吸收率與用於肌肉合成的佔比，仍然會存在一定程度的個體差異。

間歇性斷食

讀者可能會好奇間歇性斷食 (例如現在流行的 168 飲食就是其中一種常見的間歇性斷食策略) 是否也能應用在增重期輔助肌肉成長。間歇性斷食顧名思義就是限縮特定長度的進食時間 (通常在四到八小時間)，當天剩餘的時間則避免再攝取任何食物，是以減重減脂為目標的常用策略之一，能有效協助控制整天的熱量攝取。

過去有數篇關於間歇性斷食與淨體重變化的研究，早期研究發現相較於正常的三餐進食方式，一天進食區間為四小時 (斷食二十小時) 的做法便會影響淨體重的成長 (59)，相對地其他研究則顯示八小時的進食區間 (斷食十六小時) 的策略並不會對個案的淨體重造成負面影響 (40,60)。然而值得注意的是，這些研究本身並非以增重為主要介入目的，而是單純比較間歇性斷食與典型進食頻率的差異，即便個案在介入後體脂降低，多數也是因為進食區間限縮產生的熱量赤字所造成，基本上並無法直接從研究結果歸納出間歇性斷食與肌肥大效益間的關聯性。

回到實際情況中，要在間歇性斷食限定的短暫時間內攝取當日足夠的熱量其實並不容易，如果要滿足增重期所需的熱量盈餘勢必更加困難，此外如同前面提過有關蛋白質吸收的議題，相較於集中在特定的區間內進食，平均分配一整天的蛋白質攝取量更能提高整體的肌肉成長效果 (63)，因此即便間歇性斷食對某些以減脂減重為目標的個案而言或許效果卓越，但在增肌方面則並非理想的飲食策略。

營養補充的理想時機與合成代謝的倉門理論

營養補充必須在特定時間範圍內才能發揮成效的觀念，在近年已是健身與體適能領域普遍的共識之一，簡單來說，該論點認為體內恆定在訓練結束後的一段時間內會維持在高合成代謝的狀態，過去營養學界將這個黃金補充時段稱為「**合成代謝的機會窗口**」（anabolic window of opportunity，或稱作**合成窗口期**），認為個案必須在訓練後的 45-60 分鐘內補充適量比例的碳水與蛋白質才能最大化肌肉的成長潛力，錯過合成窗口期，體內恆定便會回到分解代謝的狀態，折損營養補充對肌肉發展的正面效益。

在筆者撰寫第一版極限增肌計畫時（約為 2010 年左右），對於合成窗口期的理論也是深信不疑，在書中多次強調訓練後盡快補充營養的重要性，許多相關研究都認為這個黃金的營養補充時段非常短暫，包含當時由 John Ivy 與 Robert Portman 所發表頗具開創性的《營養補充時機：運動營養的未來展望》一文中也非常支持這項論點 (23)，許多業界著名學者與大型運動營養組織，對於訓練後立即補充營養的重要性也都採相同立場，因此合成窗口期的概念在當時可說是學界與業界的普遍共識。

然而在第一版的極限增肌計畫出版後，筆者在一次與過去研究夥伴 Uber Sports 的營養師 Alan Aragon 的討論中有了新的見解，Alan 指出許多有關合成窗口期在他的實務與研究經驗中遇到的難題和限制，這番討論讓我一時間措手不及，難道整個運動營養學界過去對合成窗口期的認知其實並不正確？作為一名受過科學實證訓練的學者，必須秉持開放與批判思考的精神，這番討論讓筆者決定再次正視這個議題，重新審視過去所有與合成窗口相關的研究內容。

果不其然，在經過一連串的深掘探究，筆者對於合成窗口期的概念也產生了更多的疑慮。

確實在過去研究顯示，阻力訓練能提高肌肉組織對於攝入營養素的敏感度與後續產生的合成效益，然而該研究也發現這項生理變化能在訓練後持續至少 24 小時的時間 (10)。過去有關合成代謝窗口理論的多數研究，通常屬於

短期介入的研究設計 (acute study，觀察受試對象對於單一介入行為產生的立即反應)，而這類型的研究會使用許多替代指標 (surrogate marker，例如肌肉蛋白合成會出現的許多化學信號因子) 來作為評斷介入行為是否能對肌肥大適應產生正面效益。

儘管這種研究設計方式能幫助學者在有限時間內提出具備一定效力的理論假設，但仍無法直接與實際長期介入得到的結果劃上等號，唯一能了解阻力訓練與營養補充對肌肉發展的實際影響方式，只能透過長期持續的追蹤觀測才能得到正解，然而在筆者整理過去採取長期介入與觀測的研究後發現，各項研究針對訓練後立即的蛋白補充與肌肥大效益間的關聯性所得到的結果並不一致。

為了確實釐清合成代謝窗口理論的實效性，筆者的研究團隊以統合分析的方式彙整所有相關的研究結果 (52)，分析內容主要比對運動介入前後立即的營養補充 (< 1 小時) 與延遲的營養補充 (> 2 小時) 兩種不同研究設計的差異，最後共納入 23 篇研究其中合計的受試者超過 500 位，有趣的是初期分析結果確實顯示出立即補充對肌肥大成長的顯著效益，即便實際數值差距不大，但這是否能代表訓練後的合成代謝窗口期確實存在？

然而最後事實證明，這樣的結論的確還言之過早。

我們團隊接著針對這些研究進行了迴歸分析，獨立檢驗更多可能對結果造成影響的參數 (例如共變項)，得到了截至目前為止最有趣的發現：所有受試者在研究中呈現的結果皆可從每日蛋白質的攝取總量得到合理解釋！更準確地來說，其中多數研究並沒有確實管理控制組與實驗組每日的蛋白質攝取總量：在這些研究中平均而言，採取訓練後立即補充的組別比起控制組攝取了更多蛋白總量 (平均每日每公斤體重的攝取比例分別為 1.7 克與 1.3 克蛋白質)，因此可以明顯看出控制組平均每日的蛋白攝取總量完全低於增肌所需的建議比例，只有少數幾則研究有確實留意受試者的蛋白攝取總量，同時在這幾篇研究中也發現，蛋白質的補充時機並不會對肌肉成長效益造成額外影響。

此外，在我們所做的統合分析中也包含其他可能的影響因素，首先在我們的分類條件中，即時補充組的時間範圍在運動前後的一小時以內；而非即時補充組則是在運動結束兩小時之後，因此我們無法斷言延遲五、六小時或更長的時間是否會對肌肥大適應產生負面影響，按照這個邏輯來說，合成代謝的窗口期未必不存在，只是比多數人認知的時間範圍更長，最後可能也必須把運動前最後一次的進食時間同步納入考量 (4)，整體假說仍有不少細節有待驗證。

因此我們必須透過進一步的研究來了解運動前的進食時間，是否會影響運動後立即補充的必要性 (53)。我們將具備阻力訓練經驗的男性受試者隨機分配為兩組，分別在訓練前與訓練後立即補充 25 克的蛋白質，為確保兩組營養補充時機的差異，採訓練前增補的組別在訓練後必須限制至少三小時的任何營養補充；同樣地採訓練後補充的組別在訓練前也必須至少空腹三小時。在為期 10 週的介入後，平均肌肉量的成長幅度在兩組受試者間並沒有顯著差異，代表只要能確保充足的蛋白質攝取量，在訓練前或訓練後的增補時機並非主要的影響因素。

經過上述的研究與探討後，基本上我們已經可以否定最初認知合成代謝窗口短暫的時間範圍，對多數人來說，在訓練後立即或延遲數小時的營養補充並不會造成太大的差異，即便對規律從事阻力訓練的個案也是如此，不需要刻意強迫自己在每次完成訓練後立即來杯乳清，相對地可以選擇稍微放慢步調在訓練後配合個人作息適時補充營養。如同前面研究結果所述，最關鍵的增肌條件還是在於確保達成每日目標的蛋白質攝取總量。

雖說如此，如果想要將肌肉成長的潛力發揮到極致，設法在訓練後儘快補充營養也不失為一個合理的策略。當然，會讀到這裡的人自然是以增肌為首要目標，儘管前面的統合分析結果顯示，補充時機的不同並不會造成統計上顯著的差異，但也不能完全排除訓練後立即的蛋白質補充可能的潛在效益，因此整體而言，訓練後立即的補充或許不會帶來突破性的效果，卻也不會造成額外的負面影響。回到實際情況下，不用過於擔心自己無法在訓練後立即

補充營養，但也不必刻意延後進食的時間，畢竟拖延超過數小時的空腹時間也不會產生任何益處。

經過正反面的論述與探討，我們可以理解過去對於蛋白質補充與合成窗口期的概念確實有過於誇大的部分。那麼在碳水化合物補充的方面又是如何呢？在合成代謝窗口理論中建議訓練後搭配特定比例的碳水與蛋白質補充，才能有效提升肌肉蛋白的合成效率，主要原因在於碳水攝取能刺激胰島素的分泌，胰島素所具備抗分解代謝的特質能減少訓練後肌肉蛋白的流失，確保蛋白質補充的效果完整發揮 (9)。

儘管上述論點確實合乎營養補充與生理運作的邏輯，其中仍有一個值得深究的盲點：也就是蛋白質本身其實也具備刺激胰島素分泌的特性，實際研究發現 45 克蛋白質補充，便足以誘發能產生足夠抗分解代謝效果的胰島素分泌量 (45)，因此正如各位可能預期的結果，不管在短期介入 (16,20,28,56) 或長期追蹤的研究中 (22)，訓練後選擇補充適量比例的碳水與蛋白質或只補充足量蛋白質，這兩種策略所帶來的合成效益並沒有顯著差異。

此外，訓練後增補碳水的另一個考量主要與肌肉的肝醣存量有關，如同之前內容所述，進行阻力訓練主要能量來源為肌肉中的肝醣，在負荷強度或訓練量較高的情況下會大幅消耗體內的肝醣存量 (48)，研究顯示訓練後立即攝取碳水確實能達到肌肉肝醣超補償的效果，延遲兩小時後的碳水補充就會使肌肉肝醣回補的效率減半 (24)。此外，訓練後立即補充適量比例的碳水與蛋白，也會比單純補充碳水有更理想的肝醣回補效果 (7)。

了解肌肉中的肝醣存量對訓練的重要性後，讀者可能會覺得碳水補充比想像中更加關鍵，然而以追求極致肌肉發展的目標來說，訓練後立即的碳水補充其實並非必要條件。

其中的癥結點如下！

假設個案每日的飲食規劃皆有達到建議的目標碳水攝取量，無論這些碳水是在訓練後立即補充或延遲數小時後攝取，在 24 小時後體內的肝醣消耗情

形理論上會是一致的 (43)，即便個案在一整天的活動與訓練後體內肝醣幾乎完全消耗殆盡 (按照正常阻力訓練編排的強度基本上很難出現這種情況)，只要確實達成每日建議的碳水攝取量，無論碳水補充的時機為何，隔日的肝醣濃度自然會回復到正常水平 (14)，因此除非連續兩日以上都針對相同肌群採同樣強度的訓練內容，否則在每日碳水攝取達標的前提下，碳水補充的時間點就不會是最關鍵的影響因素。

總結上述所有的討論與近十年最新的研究證據，我們對於營養補充的理想時段可以從以下類比來理解：與其說是合成代謝的機會「窗口」不如以「倉門」來描述更為適切 (譯註: 原文從 window 換成 barn door，意指運動誘發的合成代謝時段其實比想像中的更長)，最終理想的營養補充時段還是得取決於訓練前最後一次的進食時間，如果攝取了包含充分蛋白質的一餐，能讓身體維持約 5-6 小時高合成代謝的狀態 (當然實際時間範圍仍必須考量蛋白質總量、品質與熱量等參數)，因此假設個案在七點吃了早餐，並在九點完成了一小時的阻力訓練，基本上只需要在訓練結束後 2-3 小時以內進食或補充營養就不會錯過合成代謝的黃金時段，只要確實做好前面提過每日營養素攝取的飲食規劃，並在兩次進食之間完成預定的訓練內容，就能確保飲食與訓練兩者相輔相成。相對地，如果你習慣將訓練安排在早餐之前，就有必要在訓練後儘快補充營養以避免空腹時間過長。

營養補充時機的重點整理

- 以每日至少進食四餐為目標，並盡可能將每日建議的蛋白攝取總量平均分配到每餐之中。

- 掌握營養補充時機能進一步提升肌肥大的適應成效，然而相較於過去普遍認知的合成代謝窗口期，運動後誘發的合成代謝狀態其實可以維持數小時不等更長的時間。

→ 接下頁

- 如果在訓練前三到四小時內有攝取包含充足蛋白質的食物，基本上並不需要刻意在訓練後立即補充營養，然而如果個案習慣在完全或接近空腹的狀態下訓練，相對地就會提高訓練後立即補充的必要性。

- 如果是以追求極致的肌肉發展為首要目標，基本上訓練後立即補充足量的高品質蛋白（單次補充採每磅淨體重 0.2-0.25 克或每公斤淨體重 0.4-0.5 克的攝取比例），不失為一個理想的增補策略，即便過去研究在立即補充的效益上並不顯著（或效果不大），但原則上訓練後儘速補充營養並不會造成任何負面影響。

- 不同於過去普遍認知，基本上訓練後立即的碳水補充並不會顯著提高整體的合成代謝效益。此外，除非個案連續兩天以上都針對相同肌群採相同強度的訓練內容，在每日碳水攝取總量充足的前提下，並不需過度擔心肝醣耗竭與回補可能造成的限制，因此就增肌飲食與訓練的觀點而言，重點仍在於確保達成每日建議的碳水攝取總量。

MEMO

心肺訓練的相關議題

到這裡我們已經完整介紹了極限增肌計畫的系統架構，包含阻力訓練的週期規劃以及完整的營養補充策略，只要確實完成訓練與飲食規劃的內容並持之以恆，一定能確實激發肌肉的成長潛力。

那麼在訓練的過程中是否需要兼顧心肺適能呢？或者更精確地來說，加入有氧訓練是否能產生更多正面效益？只要能確實依循以下的幾項準則，那麼答案絕對是肯定的。

心肺訓練對於身體組成利弊與影響

毫無疑問地，心肺訓練絕對能為人體帶來許多健康的正面效益，能同時促進生活品質並降低許多潛在的慢性疾病風險，儘管這些都是眾所皆知的優勢，筆者還是得再次強調，規律的阻力訓練絕對能帶來相同甚至更多的健康效益。阻力訓練具備的多元與複合性質幾乎能兼顧人體所有器官系統的健康運作 (13)，基本上可以說極少有任何運動類型能提供如此全面性的健康效益，因此適當地整合阻力與心肺適能訓練可以得到更完整的協同效果，進一步降低許多慢性疾病的風險因子，其中的機轉與細節則不在本書的探討範圍內。

如果要從增肌的觀點來評估心肺訓練的必要性，我們必須從訓練的特殊性原則開始討論。特殊性原則意指訓練產生的適應結果，會取決於訓練的類型與執行方式，在心肺訓練常見的適應結果中有幾項與身體組成

變化有關，首先心肺訓練能提高人體周邊微血管的密度 (2)，改善人體組織養分與代謝物的交換效率，儘管只做阻力訓練也能達到類似的效果，但變化幅度仍相對有限，因此適度地整合阻力與心肺有氧訓練才能達到最理想的心血管適應成果 (18)。

此外，周邊微血管網絡密度的提升能進一步促進體脂肪的燃燒效率，讀者可以理解要運用脂肪作為燃料來產生能量，必須將脂肪從體脂累積的部位經由血液與循環系統運送到目標組織。然而人體一般容易堆積脂肪的區塊，通常血流供給不如肌肉組織般豐沛，更加限制了人體對於脂肪的運用效率，因此提升周邊微血管網絡的密度便有助於進一步改善人體代謝這些頑強區塊脂肪的效能。過去在針對大鼠的動物實驗中發現，在熱量攝取不變的情況下介入有氧訓練，能有效減去腹部累積的脂肪 (12)，後續在人體研究中也有類似的發現 (11)，因此可以合理推斷適度地整合有氧訓練，有機會能在增重期間減少腹部脂肪的累積。

除此之外，長期規律的有氧訓練也會增加粒線體(將脂肪轉化為能量的主要胞器)的大小與數量，並提高體內有氧酵素的濃度水平(加速燃脂反應的催化激素)，藉此改善人體組織對胰島素的敏感度，提高碳水轉換為肝醣而非脂肪儲存的佔比。長期下來，上述這些訓練適應會逐步改善身體對脂肪的運用效率，增加個案達成身體重組的潛力。此外，研究也發現在粒線體運作效能不彰的情況下會增加 AMPK 的活性 (8)，這種細胞間的化學信號激素會促進肌肉組織的分解代謝(詳見第 11 章「如何同時達成增肌減脂？」專欄)，因此反過來藉由適度的有氧訓練提升粒線體的數量與功能，某種程度上也能間接改善體內的合成代謝效率，促進肌肉成長。

除了上述優勢，規律從事心肺訓練也能提升個案在高強度訓練後的恢復能力。由於周邊微血管密度的提升，讓肌肉組織的血液供給更加充沛，包含氧氣、成長因子與各種巨量營養素等都能更有效率地運送到目標組織與受損區塊，加速組織重建效率，長期下來能提高對於高強度訓練的耐受能力。

此外，心肺訓練本身也具備動態恢復的效果。在執行有氧運動的過程中，大量的血液會灌流到主要的作用肌群，連帶提升養分供給與移除代謝物的效率，這也是為何在高強度訓練後搭配緩和的有氧運動，有助於減輕肌肉痠痛情形的原因。同時，恢復的效果也會與作用肌群部位有關，採取下肢為主的有氧運動，動態恢復效益就會集中在下肢肌群；相對地如果需要促進上肢肌群的恢復，就必須搭配包含上肢動作的有氧運動，一般來說，由於橢圓機與滑步機等健身房常見的有氧器材都能同時包含上下肢的主要大肌群，可以有效達到完整的動態恢復效果，如果沒有足夠的器材資源也不用擔心，可以採取快走的方式替代，並確實做好擺臂動作就能達到相同的恢復效果。

說明完上述這些優點，在極限增肌計畫中加入心肺訓練內容似乎是個更加理想的選擇，可惜在實務上並沒有這麼單純，過去研究提出有關肌肉適應的干擾效應假說認為，肌肉無法同時對不同類型的訓練模式產生相應的適應成果 (19)，按照訓練適應特殊性原則的內容，這種干擾效應甚至可能對肌肉發展造成相當程度的負面影響。

同時整合兩種訓練模式 (也稱作**同步訓練**，concurrent training) 最主要的疑慮在於阻力訓練的適應機制會和有氧訓練互相衝突，不同類型訓練會分別活化與抑制特定的基因轉譯與訊號傳遞途徑，不同反應途徑間會彼此互相干擾，影響原有的適應成效，從肌肥大的觀點來看更是如此，搭配心肺訓練輔助對於阻力訓練適應可能造成的影響甚至會比相反情況 (以阻力輔助心肺訓練) 更為顯著。

AMPK 的酵素濃度變化一般被認為是造成上述這種干擾現象的主要原因之一，回顧之前的內容，AMPK 是一種調節體內 ATP (腺嘌呤核苷三磷酸，人體最主要的能量單位分子) 來達成節能效果的蛋白酵素，當體內能量在有氧運動過程中有所消耗時，就會激發 AMPK 參與體內碳水化合物與脂肪的代謝過程，重新回補體內的 ATP，同時也會提高脂肪作為能量來源的佔比。

以上是 AMPK 活化所帶來的好處。

但缺點在於，AMPK 的活化同時也會抑制肌肉蛋白合成重要的信號酵素群，也就是所謂的**哺乳動物雷帕霉素靶蛋白**（mammalian target of rapamycin，簡稱 mTOR），由於合成肌肉蛋白需要消耗大量的能量，但在 ATP 存量不足的情況下，節能則變成維持生理機能的必要條件，這兩種機制間的拉鋸可以從過去一篇針對大鼠的研究來做說明。

該研究中分別對大鼠後肢肌群施以長時間低頻的電刺激（模擬長時間低強度的有氧訓練）以及短時間高頻的電刺激（模擬短時間高強度的阻力訓練）(1)，結果顯示長時間低頻電刺激會提升大鼠體內 AMPK 的濃度；相對地短時間高頻的電刺激則會提高 PKB 的濃度（蛋白激酶 B，一種合成信號酵素），研究人員將依據這樣的結果提出 AMPK-PKB 的轉捩點假說（AMPK-PKB switch），認為無氧與有氧的運動刺激會產生不同的信號因子與反應途徑，兩種信號與途徑對肌肉發展的效果互不相容。雖然實務上以二分法來區別訓練刺激會促進合成或分解代謝其實過於簡化，實際在肌肉產生耐力或力量的適應間會有一定比例的重疊幅度，但不可忽略的事實是：有氧運動確實有可能在某種程度上影響阻力訓練的肌肥大適應成果。

除此之外，過度訓練是採取同步訓練編排的另一個潛在風險。回顧週期化的概念，每個人在不同階段能承受的訓練量有一定的安全範圍，加入心肺訓練勢必也會對身體造成額外的負荷壓力，當整體訓練量超出個案的恢復能力時，就會增加過度訓練的風險，除了顯著的疲勞感受外，過度訓練也會降低體內的睪固酮濃度；增加皮質醇的分泌（一種促進分解代謝的壓力賀爾蒙，也稱作可體松）並影響人體免疫系統機能，可以說出現上述這些症狀都是增肌計畫中最不樂見的情形。

綜合上述所有考量，在增肌計畫中加入心肺訓練元素可以產生正向的輔助效果，但前提必須建立在縝密的規劃與監控之下，準確調整各項訓練參數，讓個案在達到動態恢復與心血管適應的同時，能將干擾效應與過度訓練的風險降到最低。

整合心肺訓練與極限增肌計畫

如果讀者要嘗試在增肌規劃中加入心肺訓練元素，必須依照原有的阻力訓練內容來規劃整體流程架構。**心肺訓練主要由三個參數構成：包含訓練強度、訓練量(包含持續時間與頻率)以及訓練方式，**由於強度與訓練量兩者關連緊密，接下來會依序探討；訓練方式的選擇則會在本章末段另作說明。

1. **訓練強度**代表運動過程的費力程度，讀者可透過許多不同的生理參數來評估有氧運動的強度，其中最大心率百分比是最常見的方式之一，最大心率(maximal heart rate, MHR)最簡易的估算方式為(220－年齡)，以 30 歲的個案為例，他的最大心率則會落在每分鐘 190 下左右(220－30 ＝ 190)，因此配合目標心率與最大心率以百分比的方式就能客觀地描述有氧運訓練的強度。同樣以 30 歲個案為例，如果預期維持 60% 最大心率的強度進行有氧運動(相對較低的強度)，便可將運動過程的目標心率設定為每分鐘 114 下，讓強度規劃變得更加客觀明確。

　　當然讀者也必須了解上述公式是經過簡化後的估算方法，實際的心率變化與年齡並非透過單純的線性關係就能呈現，同時也必須考量個案的體能與訓練水平，但基本上最大心率的估算公式已能滿足多數課表編排需求，詳細的原理與應用就不在本書的探討範圍內。

　　除了心率之外，**運動自覺強度**(rating of perceived exertion, 簡稱 RPE) 也是常用來評估有氧訓練強度的指標之一。如同第 6 章內容所述，RPE 呈現的是個案在運動當下自主感受的費力程度，在有氧運動過程中，RPE 的數值可能會受到心率、呼吸頻率、排汗情形與肌肉疲勞感受等因素影響，讀者可以重新參考表 6.1 的內容，了解如何使用 RPE 量表評估有氧訓練強度。由於 RPE 涵蓋的生理參數相對更為全面，因此比起最大心率百分比，筆者個人更傾向選擇 RPE 作為有氧訓練強度的評估參數，但實務上兩種評估方式都具備足夠的信效度與實用性，讀者可依個人需求選擇適當的評估方法。

如同慢走到快速奔跑的速度變化，有氧運動的強度範圍也是由低到高的連續變化所構成，大家常聽到的**高強度間歇運動** (high-intensity interval training, 簡稱 HIIT) 就是一種穿插高低強度變化與不同持續時間的訓練策略，衝刺搭配慢跑或快速抽車搭配輕鬆踩踏都是 HIIT 常見的循環訓練方式，基本上只要能做到明確的強度變化並配合適當比例的持續時間，任何有氧運動類型都可以採取 HIIT 訓練方式。

> 編註：對 HIIT 有興趣者請參考《HIIT 高強度間歇訓練科學解析》一書 (旗標科技出版)。

對於阻力訓練的初學者來說，加入心肺訓練元素確實能促進肌肉成長效果，前提在於搭配的有氧訓練強度必須夠高才能達到足夠的訓練刺激，就這方面而言，HIIT 確實是非常理想的訓練策略 (5)。由於有氧運動的耐力特性，初期產生的肌肥大適應會集中在第一型肌纖維 (type I 慢縮肌)；第二型肌纖維 (type II 快縮肌) 的成長則相對有限 (9)，但通常在介入數個月後，由於有氧運動的強度難以持續帶給肌肉更進一步負荷刺激，肌肥大適應的效果就會逐漸停滯，因此在選擇加入心肺訓練輔助時，不應過度期待上述的肌肥大效益，反而應該以前面提過有氧適應對於肌肉成長間接的輔助效果為主要考量 (包含微血管網絡密度提升等效果)，在這個條件下能達到間接輔助效益的有氧訓練強度就會更加廣泛，讀者便可依個人能力與需求選擇適合的有氧運動內容。

2. 有氧運動的**訓練量**可以每週為基本單位來考量，其中涵蓋的兩個主要參數為持續時間和訓練頻率。持續時間代表每次訓練維持的時間長度，一般來說持續時間會與訓練強度呈反比，當強度越高運動能維持的時間就越短。訓練頻率代表在特定時間範圍內的訓練次數，以每週安排幾次的有氧訓練為常見的描述單位 (或者在特定情況下單日會有兩次以上的訓練)。因此，整體的訓練量就可以用持續時間與訓練頻率的乘積來計算。

在同步有氧與阻力訓練的情況下，訓練量對肌肥大成效的影響就更加關鍵，在高強度的阻力訓練之外，如果又加上長時間頻率過高的有氧訓

練，便有可能使體內恆定傾向分解代謝狀態，消耗更多肌肉肝醣並增加過度訓練的風險 (14) 即便如此，許多長期規律訓練的個案還是能夠在不過度影響恢復能力的前提下，每天都進行額外長時間的低強度慢走運動，因此訓練強度仍是有氧運動對於增肌輔助效果的重要考量參數。然而不可否認的是，長時間接近馬拉松式且過於頻繁的有氧訓練確實會對肌肉成長造成負面影響 (17)。

總結來說，為了避免阻力訓練辛苦得到的肌肥大成果受到同步心肺訓練的影響，必須謹慎拿捏有氧運動的強度與訓練量，才能將有氧介入對於合成代謝信號途徑的干擾與過度訓練的潛在風險降到最低。

恰如其分才是關鍵。

那該如何評估適當的強度與訓練量呢？這些細節最終都會回到個體差異的考量，包含個案的恢復能力、週期編排的進程、訓練經驗與體能狀態等因素，基本原則就是盡量以短時間高強度或長時間低強度的方式安排有氧訓練，避免個案在單次活動承受過高的訓練總量。

舉例來說，如果採取強度較高且需要全速衝刺的 HIIT，單次訓練的時間就建議控制在 20 分鐘以內；相對地，如果選擇中等速度的快走作為有氧活動，則能適度延長整體運動的持續時間 (但仍要留意避免過於偏向馬拉松式的耐力訓練，以免會降低體內的合成代謝效率)。

一般來說，在規律執行中高強度阻力訓練的情況下，介入有氧訓練輔助的頻率應控制在每週三到四次以內，就筆者個人經驗來看，超出這個頻率容易造成過高的疲勞負荷並影響肌肉成長效果。當然，個案的日常活動強度也會影響訓練頻率的編排，如果日常生活以坐式形態工作為主，適度地增加有氧訓練頻率或許能帶來更多益處；相對地，如果日常生活與工作的活動量較高，那麼將每週有氧訓練頻率調降為一到兩次則可避免過度訓練風險與其他長期的負面影響。

回到實務面，讀者可以先選擇有氧運動的類型與目標強度，再配合對應的持續時間作為一個完整心肺訓練流程，例如一週內安排兩到三天每天一小時

左右低強度的慢跑，最後再找一天執行 20 分鐘強度較高的 HIIT 作為一整週的心肺輔助課表 (或者採相反的訓練順序)，當然仍要留意個人恢復能力與耐受度的差異，在訓練介入初期採相對保守的策略，從較低強度與訓練量循序漸進，並持續觀察身體反應與適應成效並即時做出相對應的調整。

最後，阻力訓練的週期階段也是調整心肺輔助內容的另一項重要依據，例如在循環訓練等整體訓練量較高的階段時，在心肺訓練的部分就應該配合減少 HIIT 的頻率以避免過度訓練的風險。選擇以強度較低的穩定有氧活動替代 (例如快走) 來減少對肌肥大適應的負面影響 (3,4)，並隨時依照當下的疲勞程度調整有氧訓練的頻率與持續時間。

心肺訓練的執行時機

心肺訓練執行的時機是編排增肌計畫時會遇到的另一個課題，基本上可以有兩個選擇：

1. 在阻力訓練日以外的時間安排有氧訓練活動。

2. 在阻力訓練當日安排有氧訓練活動。

哪一種編排最為理想？原則上在可允許的範圍內，阻力訓練與輔助的有氧運動時間間隔越長越好，最理想的方式是將兩者安排在不同的訓練日完成 (19)，基本上在每週三練的阻力訓練階段最適合達到這個目標，可以在其他四天安排適當的有氧輔助訓練。

但隨著阻力訓練的頻率增加，有氧訓練的安排就會變得更加複雜，首先必須考量預期加入的有氧訓練次數，為了避免整體訓練量過高，比起每日訓練，適度降低有氧訓練頻率以確保恢復時間反而是更理想的做法，同時也必須考量到個人作息與習慣來調整訓練時間的配置。

如果讀者無法 (或不習慣) 將阻力與有氧訓練安排在不同日程，則建議將有氧與阻力訓練安排在單日上下午的不同時段完成，只要妥善安排有氧運動的

強度與訓練量，兩者的先後順序並不會造成太大的差異，但要確保兩個訓練時段在當日至少間隔數小時的恢復時間，尤其當有氧內容包含高強度間歇運動時更要留意。

研究顯示高強度的有氧訓練與阻力訓練間相隔時間越短，對後者的訓練適應影響就越顯著 (7)，此外，如果選擇在早上空腹執行有氧訓練內容，建議在訓練後立即補充足夠的碳水以利肌肉肝醣回補，如同第 11 章的內容所述，確實的營養補充策略也是疲勞控管必備的要件之一。

最後，如果真的不得已得在同一時段內完成阻力與有氧訓練內容時，切記大原則就是先阻力後有氧的訓練順序，若在順序相反的情況下，有氧訓練累積的疲勞會直接影響到阻力訓練應有的訓練量與肌肉適應成效 (7)，即便有氧運動的強度再低也會消耗體內部分的能量，使得阻力訓練執行的動作品質與專注度下滑。過去研究也顯示，無論是穩定在中低強度的有氧運動或高強度間歇運動，都會干擾後續阻力訓練原有的合成代謝效益與相關的信號反應途徑 (3,4)。

有氧訓練前的空腹迷思

在早晨以空腹狀態執行有氧訓練是減脂計畫中常見的訓練方式，背後的邏輯是為了延後食物被吸收進入血液循環的時間，藉此進一步降低體內的血糖濃度（主要來自碳水化合物），提高身體依賴脂肪作為能量來源的佔比。此外，空腹導致較低的胰島素濃度也會進一步促進體內的分解代謝，提升運動過程中人體分解脂肪酸並作為燃料提供能量的效率。

可惜的是，看似理想的策略在實務上的反應卻未必如此，儘管研究確實顯示在空腹狀態下能提升脂肪的分解效率，但同時研究也發現實際脂肪分解的速度會超出身體在運動時的燃脂效率 (6,10)，換言之，就代表這時候血液循環系統中會有許多超出肌肉能量運用範圍的游離脂肪酸，

→ 接下頁

這些游離脂肪酸在訓練後一段時間又會以三酸甘油酯形式重新儲存到脂肪細胞中，最終實際消耗的脂肪量反而不如預期般理想。

更重要的是，上述論點只考量單次運動所消耗的脂肪熱量變化，實際體內的合成代謝情況絕對比實驗環境更加複雜，人體會隨時依照不同的生理狀態變化調整脂肪與碳水作為能量來源的比例，一般來說如果在運動過程中消耗了更高比例的碳水，最終在訓練後的一段時間內會持續消耗更多的脂肪，反之亦然 (15)。

重點來了，如果碳水與脂肪消耗的比例在訓練後會持續變化，又何必執著於在訓練當下多消耗那一點熱量的脂肪？最終兩者間的差異其實並不顯著，因此關鍵在於：比起在乎訓練當下那一小時的燃脂效率，以天為單位來評估更能了解訓練與飲食規劃對於實際體組成改變的效果。

為了瞭解空腹有氧實際的燃脂效果，我們的研究團隊招募年輕女性受試者並隨機分配為運動前空腹與運動前攝食兩個組別，進行每週三次的有氧訓練 (16)，每次訓練兩組受試者到場時皆保持空腹，運動前攝食組在開始跑步機中等強度有氧運動前的 60 分鐘會攝取一份包含適當比例蛋白與碳水的奶昔，運動前空腹組則是在訓練結束後立即補充相同成分的奶昔。在完成為期四週的訓練後，兩組所減去的脂肪量並沒有顯著差異，代表長時間來看，在有氧運動前空腹最終並無法提高整體的減脂效果。

除此之外，空腹進行有氧運動可能對肌肉蛋白造成的影響也是另一個值得探討的議題。研究顯示，在肌肉肝醣不足的情況下進行中等強度有氧運動時，體內的氮流失速率會比在肌肉肝醣濃度充足時更快 (19)，表面上來看，這樣的結果代表在體內能量不足的情況下進行有氧運動確實有可能會影響肌肉成長效果，但值得留意的是，一般在經過正常睡眠時段空腹主要消耗的是肝臟中的肝醣存量，並不會對肌肉肝醣存量造成太大影響，因此上述的研究結果並不能直接肯定空腹有氧會對肌肉成長造

→ 接下頁

成任何明確的負面影響。

★**結論：**儘管這個議題仍有許多值得深究的部分，但現階段可以說空腹進行有氧訓練並無法對身體組成帶來更多額外顯著的附加效益（此說法目前也仍備受爭議），然而另一方面，研究也尚未能證實空腹有氧會對肌肉發展造成任何確切的負面影響。因此總結來說，讀者可依個人習慣與需求選擇是否要空腹進行有氧運動，同時也不必過度迷信空腹有氧可能帶來的額外減脂效果。

心肺訓練方式的選擇

要達到心肺訓練的效益可以有許多不同類型的運動方式，其中包含健身房常見的各種有氧運動器材，例如跑步機、飛輪、登階機與橢圓機等。如果你喜歡戶外運動，慢跑、健行與自行車也都是很好的選擇，其他如跳繩或徒手類型的開合跳也可以達到有氧運動的效果。因此只要有適當的強度與訓練量編排，基本上讀者一定可以找到適合自己的心肺訓練方式。

讀者原則上可依個人喜好來選擇有氧運動類型，畢竟前面提過所有關於有氧適應的益處，都必須建立在長期規律的訓練之上，因此選擇自己可接受甚至喜愛的有氧運動類型更能長久堅持。此外，也必須考量到該運動類型整體的性價比，例如過去部分研究曾指出，在跑步運動與阻力訓練整合的情況下，反而有可能對肌肉成長造成負面影響 (19)，該研究認為相較於其他有氧類型活動，跑步會帶給下肢肌群更高的離心負荷與肌纖維損傷，影響訓練後的恢復進程與後續的肌肉發展。另一方面，如果選擇飛輪作為有氧運動，對阻力訓練肌肥大效果的影響就相對較低，研究推測這可能是因為飛輪的踩踏動作與下肢自由重量動作在生物力學上有更高相似度，因此比起跑步能帶來更多訓練上的轉換效益 (19)，但上述論點現階段所具備的實證依據相對有限，仍有待更進一步研究分析釐清。

因此總結來說，在現階段無法斷言哪種心肺運動類型能對增肌訓練規劃產生最好的加成效果，但如果要以最謹慎的作法來達到增肌目的，會建議盡可能避開或適度限制跑步衝刺類型的有氧運動，畢竟小心駛得萬年船，如果要採取高強度間歇的心肺訓練模式，仍有許多不同的運動類型可供選擇與替代。

M.A.X. 極限增肌計畫 2.0 Q&A

本章是筆者在第一版書籍出版後最常收到的提問與回覆彙整，增補在第二版中供讀者參考。

問題 1：如果我已年過五十，在增肌訓練規劃上應該做出怎樣的的調整？

回覆：年齡勢必會對訓練適應成果造成相當程度的影響，簡單來說，肌肥大的潛能會隨著年紀增長而衰退，在學術上也就是所謂年齡相關的**合成鈍化現象**(anabolic insensitivity)，其背後的生理機轉主要有以下幾點：首先，各種與肌肉生長相關的合成激素濃度會隨著年齡上升而遞減，男性在晚年體內的睪固酮濃度會有顯著的下滑；停經後女性的雌激素(女性體內主要合成賀爾蒙)濃度則會降低到停經前的十分之一左右。此外，參與肌肉細胞分裂成長的衛星細胞數量也會隨著年紀增長而減少，其中在第二型快縮肌纖維中尤其顯著，最終會導致整體肌肉蛋白的合成效率下降，其他如關節炎等退化性因素也會增加個案持續投入高強度訓練的難度。

儘管上述內容或許會令人卻步，但讀者必須謹記，只要透過適當的編排規劃，高齡者也能得益於肌力訓練帶來的好處，研究顯示即便是年紀

最長的族群，透過適度且規律阻力訓練也能得到長足的肌肥大成效，效果甚至只略遜於一般年輕個案的成績，當然要達到全年齡的肌肉發展，勢必得針對增肌計畫的部分內容作出調整。

首先，恢復能力的下滑是年齡增長會遇到的第一個難題，需要更多的休息時間才能回到均值表現，肌纖維損傷與疲勞反應加劇都是背後可能的潛在因素，但無論如何，年長者勢必得更加謹慎地規劃訓練後的恢復策略，包含降低每週訓練頻率來確保神經肌肉機能與運動表現的恢復，同時也可以嘗試熱水浴、滾筒與運動按摩等放鬆策略，即便這些方式實際的恢復效益仍有待商榷，但整體來說並不會造成任何額外的負面影響，因此建議讀者可以多方嘗試並找到適合自己在訓練後的恢復流程。

此外，相較於年輕族群，年長者對於訓練量的耐受度也將備受考驗，儘管實際的影響因人而異，但基本上從三十、四十歲一路到六七十歲，通常會逐步調降整體訓練總量 25~50% 的幅度以避免非功能性超量或過度訓練的風險，讀者隨著年紀增長要學會如何觀察身體對於訓練內容的反應變化，並適時地靈活調整個別動作的反覆次數及組數。

接下來，也必須減少甚至避開極高負荷強度的訓練內容，一般高齡個案即便在肌力期也應避免採用 1RM 的負荷進行訓練，盡量以反覆範圍三到五下的負荷強度為主(當然實際情況仍必須考量個體差異)。部分有關節相關病史的個案甚至有可能得略過肌力階段的訓練內容，儘管這樣勢必會影響後續肌肥大階段的成效，但安全永遠是任何訓練規劃的首要考量，畢竟一旦受傷只會讓訓練的進程陷入更嚴重的停滯狀態。

最後，在高齡族群也會有更高比例對於阻力訓練介入的**不良反應者** (poor responders，醫療術語，指對於特定治療或介入行為沒有出現常態反應的族群)，也就是說在不考慮任何病史、年齡與先天因素的前提下，常規的阻力訓練內容都能幫助個案達到相當程度的增肌效果，關鍵在於了解身體如何對訓練刺激產生反應，因此在找到最適合自己的訓練規劃前，勢必得經歷反覆嘗試與修正調整的過程。

這裡仍必須再次強調，年齡對訓練適應的影響絕對有相當程度的個體差異，讀者必須考量到實際年齡與生理年齡(取決於實際生心理的健康狀態)的影響，筆者也認識高齡七十幾歲的個案們所具備的體能與肌肉發展潛力更勝自己二十幾歲時的狀態，如果你長年維持健康作息與訓練，絕對能達到勝過實際年齡的生理狀態，因此儘管實際年齡是許多健康風險的考量因素之一，但在規劃訓練時仍應從生理年齡的角度來幫助自己發揮肌肉的成長潛力。

問題 2：在訓練編排與執行上，性別差異是否會造成任何影響？

回覆：男性與女性在經過長期穩定規律的阻力訓練下，兩者相對的肌肥大成長比例(與個人起始肌肉量為基準)其實非常近似，但由於女性平均的骨骼肌質量較低，經過訓練後在統計上容易有較大的相對成長幅度，然而如果就肌肉量變化的絕對值來說，男性勢必能得到更顯著的成長幅度，其中睪固酮的濃度水平是造成兩者差異最主要的原因之一(女性平均約只有男性十分之一的睪固酮濃度)，因此儘管女性也能透過適當的訓練與飲食規劃鍛鍊出理想的肌肉線條，但整體肌肥大的潛力相較於男性卻稍有不及。

從各方面來看，男女的訓練方式與成效並不會有太大的差異，而在中高反覆範圍的訓練後，女性通常能展現出較佳的恢復能力，部分原因可能與女性在該反覆範圍所使用的相對負荷較低有關，連帶減輕神經肌肉系統的負擔，此外也可能受到男女內分泌系統差異的影響。基於上述觀察結果，女性在代謝期與肌肥大期可以嘗試在不影響動作品質的前提下適度縮短組間休息長度，藉此提高整體的訓練效率。

問題 3：可否略過肌力期與代謝期，直接開始肌肥大期的訓練內容？

回覆：筆者可以理解肌肥大期的名稱與訓練內容，對某些人來說或許比其他階段更有吸引力，會讓人想儘早投入練習，然而讀者必須理解到，極限增肌計畫中的每個階段都個別具備承先啟後的重要意義，每個階段都是立基於上

個階段累積的適應成果，並延續到下個階段的訓練中，因此略過任一階段的訓練則無法徹底激發肌肉的成長潛力。

讀者必須將每個階段的訓練內容都視為達成極限增肌不可或缺的準備流程，儘管多數人都希望在短時間內看到成果，但仍必須確保達成各個時期的階段性目標，任何抄捷徑的作法都會影響最後肌肥大的成效。

在某些特定條件下，可將肌力期由原本的八週縮短為四到六週而不影響增肌效果，能否進行這樣的調整主要取決於個案初始的肌力水平。對於具備舉重或健力等高力量需求項目經驗的個案而言，適度地縮短肌力階段的週期長度並不會影響最終的肌肥大成果，相對地如果個案的初始肌力水平並不特別突出，那麼循序漸進地完成各階段的訓練內容就變得更加關鍵，並盡可能理性客觀地評估個人的訓練需求與執行策略。

問題 4：如果沒有補手（spotter）協助，也不太敢獨自進行 1RM 的訓練，在肌力期是否非得要執行最大肌力的反覆動作？

回覆： 依照訓練特殊性原則的定義，如果採用的訓練強度越接近 1RM 的負重範圍，肌力適應的轉換效果也會更加理想，因此在極限肌力期確實能夠適時地安排最大肌力的反覆動作，同時也符合該階段的主要訓練目的。

雖說如此，但多數時候仍會以接近 1RM 的次最大肌力為主要訓練強度，從三到五下的反覆範圍逐步漸進到真正的最大肌力反覆，但如果個案基於某些考量無法執行 1RM 的訓練 (除了缺少補手的原因以外，前面問題 1 提過的年齡也是一個考量因素)，便可持續以三到五下反覆範圍的強度進行訓練，雖然這樣可能會影響肌力的成長幅度，但不至於過度折損後續整體的肌肥大成效。

問題 5：是否能將單次訓練拆成上午、下午分段執行？

回覆：絕對可以！原則上單次的訓練流程可依個人需求在當天的任何時段執行，如果因為作息必須得拆成兩次的分段訓練 (例如早晨與傍晚)，基本上也不會有任何負面影響，甚至有部分研究顯示，單日兩次的分段訓練能帶來更理想的訓練成效。如果讀者決定要採分段訓練的作法，必須謹記在第 11 章提過營養補充時機的重要性，確保在早晨訓練後立即補充適當比例的碳水化合物維持肌肉肝醣存量。

問題 6：我不希望在增重期一不小心累積過多的體脂肪，如果在增重期間安插短暫的迷你減脂期 (mini-cut) 是否會有任何影響？

回覆：每個人對於所謂迷你減脂期的長短與定義或許有所不同，先假定多數人的作法是在增重期間安插短時間 (例如兩週左右) 的飲食熱量控制，部分體適能專家認為這樣的策略能促進人體對各類營養素的敏感度，提升肌肉成長效果，這樣的說法也確實有一定的合理性。

　　儘管在研究中確實發現過多的體脂肪會影響細胞間合成代謝的信號途徑，但這樣的情況僅侷限在體脂超標的肥胖族群，目前針對增重期體脂稍高但仍在合理範圍內的族群並沒有發現上述情形，加上如果個案是採取**精算增重** (見 p.227) 的策略，在適度控制脂肪攝取的前提下穩定增重，基本上不需要擔心體脂上升會影響到肌肉的成長效果。

　　迷你減脂期的另一個隱憂在於限制熱量攝取的這段期間，會提高體內分解代謝的效率，使得肌肉成長的進程更加緩慢。嚴格來說，只是將原本之後減脂期的規劃提前分段進行，因此最終還是得依個人需求與目的來做決定。如果讀者不介意在增肌的過程中伴隨少部分體脂的上升，那麼就不需要在增重期間安插迷你減脂期；相對地，假設讀者預期在整個增肌過程中都保持精實的體態線條 (例如健美式的訓練)，則可適時安插迷你減脂期確保體脂穩定，實務上會建議將迷你減脂期安排在強度較低的區塊 1 執行，避免在後期因熱量攝取不足而影響高強度訓練的適應成果。

問題 7：如果我的減重需求與增肌同等重要，是否可以在飲食控制的情況下進行增肌訓練？又或者應該等體重下降到目標範圍後再開始增肌規劃呢？

回覆：原則上絕對能在飲食控制與減重期間投入增肌訓練，但這樣的規劃勢必會影響到肌肉的成長效率，如同第 11 章內容所述，即便在熱量限制的情況下 (例如個案有減脂需求時) 還是有可能持續增肌，但仍必須再次強調，在維持熱量赤字的情況下，身體會自然傾向分解代謝的恆定狀態，勢必會對淨體重的成長造成相當程度的阻礙，因此只要能確實權衡輕重，了解個人減重與增肌的優先順位，還是能夠適用本書的訓練規劃內容。

此外，在減重過程中可適時安排節食休息日 (diet break) 來維持或促進肌肉量的提升，實務作法不外乎在完成一段時間的飲食控管後 (例如三到六週)，隨後在短期內 (例如一週左右) 改變飲食策略增加熱量攝取，讓身體暫時回到有利於合成代謝的恆定狀態。但仍必須提醒讀者，儘管上述策略能夠促進肌肉發展並增加飲食控制的成功率，卻勢必會延緩整體減脂的進度，因此必須妥善權衡飲食控管與休息日兩者的時間比例。

實務上會建議配合課表將節食休息日安排在肌肥大期的區塊 3 執行，由於該區塊剛好來到訓練量最高的時候，因此配合節食休息日創造的熱量盈餘能提高該階段的增肌效果。

問題 8：是否可以調整肌肥大期分段訓練的部位？

回覆：肯定沒問題，範例課表原則上只是該階段訓練規劃的基本架構，讀者可依個人需求分配不同部位肌群的組合，也沒有所謂「最理想」的分段訓練配置，畢竟每個人的強項與弱鏈區塊皆有所差異，當你想要增加落後肌群的訓練頻率時，就得同步調整分段課表以確保該肌群能有適當的恢復時間，因此完整的分段訓練規劃需要從各個面向審慎評估，確保能兼顧個案需求與訓練原則，並達成該階段的訓練目標。

問題 9：在範例課表中，肌肥大期的最後區塊只安排了兩週的內容，是否可以自行延長週期？

回覆：如同前面強調的，本書所有的範例課表僅提供作為訓練規劃的參考樣板，並非強制性的訓練課表，筆者非常鼓勵各位能嘗試練習評估自己的需求與目標，並做出適當的訓練規劃，因此讀者也可以理解肌肥大期最後階段的訓練，是為了讓身體適度地超越極限，達到功能性超量的訓練刺激，在後續的超補償階段就能達成更理想的肌肥大適應，但同時也要留意若是過量或超時，反而會提高過度訓練的風險。

依照筆者的教學經驗，兩週的時間對多數人是非常理想的範圍，可以達到足夠的超量刺激，又不至於增加過度訓練的風險。即便如此，基於不同個案耐受度的差異，某些人甚至可以再額外延長一到兩週的功能性超量訓練，如果你具備足夠的訓練經驗且非常有把握自己能承受更長的訓練刺激，那麼當然可以把握讓肌肉更進一步發展的機會，同時也必須確實掌握每日的訓練與疲勞狀態，留意在第 2 章提過所有關於過度訓練的前兆，只要有任何疑慮，就應該立即縮短超量訓練的週期，避免在最後因為過度訓練而賠上所有累積的適應成果。

問題 10：如果在擁擠的健身房難以執行代謝期的超級組或循環訓練，是否有什麼解決方案？

回覆：器材數量與空間不足是健身房訓練經常會遇到的挑戰，當然我們必須遵守場館規範並尊重每個人訓練的自主空間，然而在使用人數較多的尖峰時段，確實無法在每項動作與器材間自由轉換，難以發揮超級組或循環訓練的效果。

其中，善用啞鈴自由重量的變化組合是一個折衷的替代方式，依照健身房當下的擁擠程度，讀者可以嘗試將必要重量的啞鈴集中到一個安全的空間範圍內，以自由重量的形式來完成預定部位的肌群訓練。但如果真的受限於器

材與空間，則建議還是回到初期線性組合的訓練方式，儘管少了循環訓練的附加效果，但仍可維持相對足夠強度刺激。

問題 11：個人非常喜歡硬舉訓練，因此想請問在範例課表中的肌肥大期沒有包含硬舉動作是否有什麼特殊的原因？

回覆：儘管硬舉無疑是阻力訓練的經典動作之一，但依照筆者經驗來看，硬舉其實並不適合安排作為肌肥大期的訓練內容，主要原因在於硬舉對於整體神經肌肉系統的負荷與消耗，顯著高於其他類型的阻力訓練動作，在高訓練量的肌肥大階段反而會影響個案的恢復狀態。同時，硬舉涵蓋了全身上下主要大肌群的參與，並不適用於需要區分個別肌群部位的分段訓練編排中，綜合以上考量，由於硬舉本身的動作特性與肌肥大期的編排方式與目標相左，筆者才會將硬舉動作從肌肥大階段中移除。

雖說如此，如果讀者確實喜歡硬舉訓練，還是能夠將硬舉納入訓練流程，畢竟訓練的樂趣與成就感也是讓自己能夠持續投入的重要動機，但仍必須多加留意上面提過的影響因素，一旦硬舉動作影響到肌肥大階段的適應與恢復狀態，應適時替換動作並調整訓練強度。基本上如果讀者在原有增肌計畫中加入越多的更動調整，就要更加留意這些變項是否會對肌肉適應與恢復造成負面影響。

問題 12：一天之中是否有哪個訓練時段能帶來最好的肌肉成長效果？

回覆：簡而言之，現階段答案是否定的！或許有部分體適能專業人士認為下午以後的訓練時段會有更好的增肌效果，但這些說法都只是基於短期介入的研究結果，並沒有觀察到長期追蹤的適應情形。確實多數人在晚上能有更好的肌力表現，但只要長時間規律地在早晨進行訓練，一樣能達到與前者無異的肌力適應。同樣的道理，肌肥大適應並不會只侷限於當天的某個特定時段，因此只要保持規律作息，並盡可能在固定時段持之以恆地訓練，就能帶來理想的肌肉成長效果。

　　因此，讀者可依個人習慣與作息在任何時段進行訓練，也不需要為了任何流傳的黃金增肌時段去改動原有的訓練規劃，依照個別生活型態的差異，如果工作本身的活動量非常大，或許就不適合在下班後立刻飛奔到健身房運動，應先稍做休息並適度補充能量；相對地，如果必須早起出門上班，在早晨訓練則更容易受到時間壓力影響，因此對多數人而言，先評估工作時間再安排訓練時段才是更加務實的作法。設法找到適合自己穩定的訓練時段就能讓身體逐步適應，相對地如果經常變動訓練時段，反而無法達到長期適應的成效，影響到最終肌肥大適應的結果。

問題 13：在我完成極限增肌計畫所有階段的訓練內容後，下一步該怎麼做？

回覆：極限增肌計畫的編排理念，是為了讓個案能夠反覆執行達到長遠健康的肌肉發展，當你完成所有階段的訓練後，只需要跟之前一樣從肌力階段即可重新開始下一輪的週期循環。當然，在完成第一輪增肌計畫後，整體肌肉與力量表現勢必會有所進展，因此必須因應當下的體能狀態重新評估下一輪訓練的需求與目標。此外，基於第一輪訓練累積的經驗，多數個案都能在第二輪訓練中對肌肉狀態與適應情形有更精準的認知，同時也會反應到訓練內容的編排與即時調整的決策上。

參考文獻

Chapter 01

1. Bamman, MM, Roberts, BM, and Adams, GR. Molecular regulation of exercise induced muscle fiber hypertrophy. *Cold Spring Harb Perspect Med* 8: a029751, 2018. doi:10.1101/cshperspect.a029751.

2. Barton-Davis, ER, Shoturma, DI, and Sweeney, HL. Contribution of satellite cells to IGF-I induced hypertrophy of skeletal muscle. *Acta Physiol Scand* 167: 301-305, 1999.

3. Goldspink, G. Mechanical signals, IGF-I gene splicing, and muscle adaptation. *Physiology (Bethesda)* 20: 232-238, 2005.

4. Harridge, SD. Plasticity of human skeletal muscle: Gene expression to in vivo function. *Exp Physiol* 92: 783-797, 2007.

5. Kakehi, S, Tamura, Y, Kubota, A, Takeno, K, Kawaguchi, M, Sakuraba, K, Kawamori, R, and Watada, H. Effects of blood flow restriction on muscle size and gene expression in muscle during immobilization: A pilot study. *Physiol Rep* 8: e14516, 2020.

6. Kim, JS, Petrella, JK, Cross, JM, and Bamman, MM. Load-mediated downregulation of myostatin mRNA is not sufficient to promote myofiber hypertrophy in humans: A cluster analysis. *J Appl Physiol (1985)* 103: 1488-1495, 2007.

7. Lang, F, Busch, GL, Ritter, M, Volkl, H, Waldegger, S, Gulbins, E, and Haussinger, D. Functional significance of cell volume regulatory mechanisms. *Physiol Rev* 78: 247-306, 1998.

8. Lasevicius, T, Ugrinowitsch, C, Schoenfeld, BJ, Roschel, H, Tavares, LD, De Souza, EO, Laurentino, G, and Tricoli, V. Effects of different intensities of resistance training with equated volume load on muscle strength and hypertrophy. *Eur J Sport Sci* 18: 772-780, 2018.

9. Lixandrao, ME, Ugrinowitsch, C, Berton, R, Vechin, FC, Conceicao, MS, Damas, F, Libardi, CA, and Roschel, H. Magnitude of muscle strength and mass adaptations between high-load resistance training versus low-load resistance training associated with blood-flow restriction: A systematic review and meta-analysis. *Sports Med* 48: 361-378, 2018.

10. McHugh, MP. Recent advances in the understanding of the repeated bout effect: The protective effect against muscle damage from a single bout of eccentric exercise. *Scand J Med Sci Sports* 13: 88-97, 2003.

11. Morton, RW, Sato, K, Gallaugher, MPB, Oikawa, SY, McNicholas, PD, Fujita, S, and Phillips, SM. Muscle androgen receptor content but not systemic hormones is associated with resistance training-induced skeletal muscle hypertrophy in healthy, young men. *Front Physiol* 9: 1373, 2018.

12. Moss, FP, and Leblond, CP. Satellite cells as the source of nuclei in muscles of growing rats. *Anat Rec* 170: 421-435, 1971.

13. Perez-Lopez, A, McKendry, J, Martin-Rincon, M, Morales-Alamo, D, Perez-Kohler, B, Valades, D, Bujan, J, Calbet, JAL, and Breen, L. Skeletal muscle IL-15/IL-15Rα and myofibrillar protein synthesis after resistance exercise. *Scand J Med Sci Sports* 28: 116-125, 2018.

14. Petrella, JK, Kim, J, Mayhew, DL, Cross, JM, and Bamman, MM. Potent myofiber hypertrophy during resistance training in humans is associated with satellite cell-mediated myonuclear addition: A cluster analysis. *J Appl Physiol* 104: 1736-1742, 2008.

15. Schoenfeld, BJ. The mechanisms of muscle hypertrophy and their application to resistance training. *J Strength Cond Res* 24: 2857-2872, 2010.

16. Schoenfeld, BJ. Does exercise-induced muscle damage play a role in skeletal muscle hypertrophy? *J Strength Cond Res* 26: 1441-1453, 2012.

17. Schoenfeld, BJ. Postexercise hypertrophic adaptations: A reexamination of the hormone hypothesis and its applicability to resistance training program design. *J Strength Cond Res* 27: 1720-1730, 2013.

18. Schoenfeld, BJ, Ratamess, NA, Peterson, MD, Contreras, B, Tiryaki-Sonmez, G, and Alvar, BA. Effects of different volume-equated resistance training loading strategies on muscular adaptations in well-trained men. *J Strength Cond Res* 28: 2909-2918, 2014.

19. Schoenfeld, BJ, Ogborn, DI, and Krieger, JW. Effect of repetition duration during resistance training on muscle hypertrophy: A systematic review and meta-analysis. *Sports Med* 45: 577-585, 2015.

20. Schoenfeld, BJ, Grgic, J, Ogborn, D, and Krieger, JW. Strength and hypertrophy adaptations between low- vs. high-load resistance training: A systematic review and meta-analysis. *J Strength Cond Res* 31: 3508-3523, 2017.

21. Sculthorpe, N, Solomon, AM, Sinanan, AC, Bouloux, PM, Grace, F, and Lewis, MP. Androgens affect myogenesis in vitro and increase local IGF-1 expression. *Med Sci Sports Exerc* 44: 610-615, 2012.

22. Sinha-Hikim, I, Cornford, M, Gaytan, H, Lee, ML, and Bhasin, S. Effects of testosterone supplementation on skeletal muscle fiber hypertrophy and satellite cells in community-dwelling older men. *J Clin Endocrinol Metab* 91: 3024-3033, 2006.

23. Spangenburg, EE. Changes in muscle mass with mechanical load: Possible cellular mechanisms. *Appl Physiol Nutr Metab* 34: 328-335, 2009.

24. Urban, RJ, Bodenburg, YH, Gilkison, C, Foxworth, J, Coggan, AR, Wolfe, RR, and Ferrando, A. Testosterone administration to elderly men increases skeletal muscle strength and protein synthesis. *Am J Physiol* 269: E820-E826, 1995.

25. Velloso, CP. Regulation of muscle mass by growth hormone and IGF-I. *Br J Pharmacol* 154: 557-568, 2008.

26. Wackerhage, H, Schoenfeld, BJ, Hamilton, DL, Lehti, M, and Hulmi, JJ. Stimuli and sensors that initiate skeletal muscle hypertrophy following resistance exercise. *J Appl Physiol (1985)* 126: 30-43, 2019.

27. Zhao, W, Pan, J, Zhao, Z, Wu, Y, Bauman, WA, and Cardozo, CP. Testosterone protects against dexamethasone-induced muscle atrophy, protein degradation and MAFbx upregulation. *J Steroid Biochem Mol Biol* 110: 125-129, 2008.

Chapter 02

1. Adams, G, and Bamman, MM. Characterization and regulation of mechanical loading-induced compensatory muscle hypertrophy. *Comprehensive Physiology* 2829, 2012.

2. Behm, DG, Anderson, K, and Curnew, RS. Muscle force and activation under stable and unstable conditions. *J Strength Cond Res* 16: 416-422, 2002.

3. Carlson, L, Jonker, B, Westcott, WL, Steele, J, and Fisher, JP. Neither repetition duration nor number of muscle actions affect strength increases, body composition, muscle size, or fasted blood glucose in trained males and females. *Appl Physiol Nutr Metab* 44: 200-207, 2019.

4. Colquhoun, RJ, Gai, CM, Aguilar, D, Bove, D, Dolan, J, Vargas, A, Couvillion, K, Jenkins, NDM, and Campbell, BI. Training volume, not frequency, indicative of maximal strength adaptations to resistance training. *J Strength Cond Res* 32: 1207-1213, 2018.

5. Figueiredo, VC, de Salles, BF, and Trajano, GS. Volume for muscle hypertrophy and health outcomes: The most effective variable in resistance training. *Sports Med* 48: 499-505, 2018.

6. Franchi, MV, Atherton, PJ, Reeves, ND, Fluck, M, Williams, J, Mitchell, WK, Selby, A, Beltran Valls, RM, and Narici, MV. Architectural, functional and molecular responses to concentric and eccentric loading in human skeletal muscle. *Acta Physiol (Oxf)* 210: 642-654, 2014.

7. Grgic, J, Lazinica, B, Mikulic, P, Krieger, JW, and Schoenfeld, BJ. The effects of short versus long inter-set rest intervals in resistance training on measures of muscle hypertrophy: A systematic review. *Eur J Sport Sci* 17: 983-993, 2017.

8. Grgic, J, and Schoenfeld, BJ. Are the hypertrophic adaptations to high and low-load resistance training muscle fiber type specific? *Front Physiol* 9: 402, 2018.

9. Grgic, J, Schoenfeld, BJ, Davies, TB, Lazinica, B, Krieger, JW, and Pedisic, Z. Effect of resistance training frequency on gains in muscular strength: A systematic review and meta-analysis. *Sports Med* 48: 1207-1220, 2018.

10. Hammarstrom, D, Ofsteng, S, Koll, L, Hanestadhaugen, M, Hollan, I, Apro, W, Whist, JE, Blomstrand, E, Ronnestad, BR, and Ellefsen, S. Benefits of higher resistance-training volume are related to ribosome biogenesis. *J Physiol* 598: 543-565, 2019.

11. Helms, ER, Cronin, J, Storey, A, and Zourdos, MC. Application of the repetitions in reserve-based rating of perceived exertion scale for resistance training. *Strength Cond J* 38: 42-49, 2016.

12. Izquierdo, M, Ibanez, J, Gonzalez-Badillo, JJ, Hakkinen, K, Ratamess, NA, Kraemer, WJ, French, DN, Eslava, J, Altadill, A, Asiain, X, and Gorostiaga, EM. Differential effects of strength training leading to failure versus not to failure on hormonal responses, strength, and muscle power gains. *J Appl Physiol* 100: 1647-1656, 2006.

13. Ormsbee, MJ, Carzoli, JP, Klemp, A, Allman, BR, Zourdos, MC, Kim, JS, and Panton, LB. Efficacy of the repetitions in reserve-based rating of perceived exertion for the bench press in experienced and novice benchers. *J Strength Cond Res* 33: 337-345, 2019.

14. Saric, J, Lisica, D, Orlic, I, Grgic, J, Krieger, JW, Vuk, S, and Schoenfeld, BJ. Resistance training frequencies of 3 and 6 times per week produce similar muscular adaptations in resistance-trained men. *J Strength Cond Res* 33: S122-S129, 2018. doi:10.1519/JSC.0000000000002909.

15. Schoenfeld, BJ. Postexercise hypertrophic adaptations: A reexamination of the hormone hypothesis and its applicability to resistance training program design. *J Strength Cond Res* 27: 1720-1730, 2013.

16. Schoenfeld, BJ, Ogborn, DI, and Krieger, JW. Effect of repetition duration during resistance training on muscle hypertrophy: A systematic review and meta-analysis. *Sports Med* 45: 577-585, 2015.

17. Schoenfeld, BJ, Grgic, J, Ogborn, D, and Krieger, JW. Strength and hypertrophy adaptations between low- vs. high-load resistance training: A systematic review and meta-analysis. *J Strength Cond Res* 31: 3508-3523, 2017.

18. Schoenfeld, BJ, Ogborn, D, and Krieger, JW. Dose-response relationship between weekly resistance training volume and increases in muscle mass: A systematic review and meta-analysis. *J Sports Sci* 35: 1073-1082, 2017.

19. Schoenfeld, BJ, Ogborn, DI, Vigotsky, AD, Franchi, MV, and Krieger, JW. Hypertrophic effects of concentric vs. eccentric muscle actions: A systematic review and meta-analysis. *J Strength Cond Res* 31: 2599-2608, 2017.

20. Schoenfeld, BJ, Grgic, J, and Krieger, J. How many times per week should a muscle be trained to maximize muscle hypertrophy? A systematic review and meta-analysis of studies examining the effects of resistance training frequency. *J Sports Sci* 37: 1286-1295, 2019.

21. Schoenfeld, BJ, Vigotsky, AD, Grgic, J, Haun, C, Contreras, B, Delcastillo, K, Francis, A, Cote, G, and Alto, A. Do the anatomical and physiological properties of a muscle determine its adaptive response to different loading protocols? *Physiol Rep* 8: e14427, 2020.

22. Schuenke, MD, Herman, JR, Gliders, RM, Hagerman, FC, Hikida, RS, Rana, SR, Ragg, KE, and Staron, RS. Early-phase muscular adaptations in response to slow-speed versus traditional resistance-training regimens. *Eur J Appl Physiol* 112: 3585-3595, 2012.

23. Senna, GW, Figueiredo, T, Scudese, E, Baffi, M, Carneiro, F, Moraes, E, Miranda, H, and Simão, R. Influence of different rest interval lengths in multi-joint and single-joint exercises on repetition performance, perceived exertion, and blood lactate. *J Exerc Physiol* 15: 96-106, 2012.

24. Sternlicht, E, Rugg, S, Fujii, LL, Tomomitsu, KF, and Seki, MM. Electromyographic comparison of a stability ball crunch with a traditional crunch. *J Strength Cond Res* 21: 506-509, 2007.

25. Walsh, NP, Blannin, AK, Robson, PJ, and Gleeson, M. Glutamine, exercise and immune function: Links and possible mechanisms. *Sports Med* 26: 177-191, 1998.

26. Wulf, G. Attentional focus and motor learning: A review of 15 years. *International Review of Sport and Exercise Psychology* 6: 77-104, 2013.

Chapter 06

1. Henschke, N, and Lin, CC. Stretching before or after exercise does not reduce delayed-onset muscle soreness. *Br J Sports Med* 45: 1249-1250, 2011.

2. Morton, SK, Whitehead, JR, Brinkert, RH, and Caine, DJ. Resistance training vs. static stretching: Effects on flexibility and strength. *J Strength Cond Res* 25: 3391-3398, 2011.

3. Ribeiro, AS, Romanzini, M, Schoenfeld, BJ, Souza, MF, Avelar, A, and Cyrino, ES. Effect of different warm-up procedures on the performance of resistance training exercises. *Percept Mot Skills* 119: 133-145, 2014.

4. Rubini, EC, Costa, AL, and Gomes, PS. The effects of stretching on strength performance. *Sports Med* 37: 213-224, 2007.

5. Thacker, SB, Gilchrist, J, Stroup, DF, and Kimsey, CD, Jr. The impact of stretching on sports injury risk: A systematic review of the literature. *Med Sci Sports Exerc* 36: 371-378, 2004.

Chapter 8

1. Davies, T, Orr, R, Halaki, M, and Hackett, D. Effect of training leading to repetition failure on muscular strength: A systematic review and meta-analysis. *Sports Med* 46: 487-502, 2016.

2. De Luca, CJ, and Contessa, P. Hierarchical control of motor units in voluntary contractions. *J Neurophysiol* 107: 178-195, 2012.

3. Escamilla, RF, Fleisig, GS, Zheng, N, Lander, JE, Barrentine, SW, Andrews, JR, Bergemann, BW, and Moorman, CT, 3rd. Effects of technique variations on knee biomechanics during the squat and leg press. *Med Sci Sports Exerc* 33: 1552-1566, 2001.

4. Kukulka, CG, and Clamann, HP. Comparison of the recruitment and discharge properties of motor units in human brachial biceps and adductor pollicis during isometric contractions. *Brain Res* 219: 45-55, 1981.

5. Schoenfeld, BJ, Peterson, MD, Ogborn, D, Contreras, B, and Sonmez, GT. Effects of low-versus high-load resistance training on muscle strength and hypertrophy in well-trained men. *J Strength Cond Res* 29: 2954-2963, 2015.

6. Schoenfeld, BJ, Contreras, B, Krieger, J, Grgic, J, Delcastillo, K, Belliard, R, and Alto, A. Resistance training volume enhances muscle hypertrophy but not strength in trained men. *Med Sci Sports Exerc* 51: 94-103, 2019.

Chapter 9

1. de Freitas Maia, M, Paz, GA, Miranda, H, Lima, V, Bentes, CM, da Silva Novaes, J, Dos Santos Vigário, P, and Willardson, JM. Maximal repetition performance, rating of perceived exertion, and muscle fatigue during paired set training performed with different rest intervals. *J Exerc Sci Fit* 13: 104-110, 2015.

2. Farinatti, PT, and Castinheiras Neto, AG. The effect of between-set rest intervals on the oxygen uptake during and after resistance exercise sessions performed with large- and small-muscle mass. *J Strength Cond Res* 25: 3181-3190, 2011.

3. Fry, AC. The role of resistance exercise intensity on muscle fibre adaptations. *Sports Med* 34: 663-679, 2004.

4. Grgic, J, and Schoenfeld, BJ. Are the hypertrophic adaptations to high and low-load resistance training muscle fiber type specific? *Front Physiol* 9: 402, 2018.

5. Ohno, Y, Ando, K, Ito, T, Suda, Y, Matsui, Y, Oyama, A, Kaneko, H, Yokoyama, S, Egawa, T, and Goto, K. Lactate stimulates a potential for hypertrophy and regeneration of mouse skeletal muscle. *Nutrients* 11: 869, 2019. doi:10.3390/nu11040869.

6. Oishi, Y, Tsukamoto, H, Yokokawa, T, Hirotsu, K, Shimazu, M, Uchida, K, Tomi, H, Higashida, K, Iwanaka, N, and Hashimoto, T. Mixed lactate and caffeine compound increases satellite cell activity and anabolic signals for muscle hypertrophy. *J Appl Physiol (1985)* 118: 742-749, 2015.

7. Tsukamoto, S, Shibasaki, A, Naka, A, Saito, H, and Iida, K. Lactate promotes myoblast differentiation and myotube hypertrophy via a pathway involving MyoD in vitro and enhances muscle regeneration in vivo. *Int J Mol Sci* 19: 3649, 2018. doi:10.3390/ijms19113649.

Chapter 10

1. Angleri, V, Ugrinowitsch, C, and Libardi, CA. Crescent pyramid and drop-set systems do not promote greater strength gains, muscle hypertrophy, and changes on muscle architecture compared with traditional resistance training in well-trained men. *Eur J Appl Physiol* 117: 359-369, 2017.

2. Antonio, J, and Gonyea, WJ. Progressive stretch overload of skeletal muscle results in hypertrophy before hyperplasia. *J Appl Physiol (1985)* 75: 1263-1271, 1993.

3. Fink, J, Schoenfeld, BJ, Kikuchi, N, and Nakazato, K. Effects of drop set resistance training on acute stress indicators and long-term muscle hypertrophy and strength. *J Sports Med Phys Fitness* 58: 597-605, 2017.

4. Hody, S, Croisier, JL, Bury, T, Rogister, B, and Leprince, P. Eccentric muscle contractions: Risks and benefits. *Front Physiol* 10: 536, 2019.

5. Nunes, JP, Grgic, J, Cunha, PM, Ribeiro, AS, Schoenfeld, BJ, de Salles, BF, and Cyrino, ES. What influence does resistance exercise order have on muscular strength gains and muscle hypertrophy? A systematic review and meta-analysis. *Eur J Sport Sci* 21: 149-157, 2021.

6. Silva, JE, Lowery, RP, Antonio, J, McClearly, S, Rauch, J, Ormes, J, Shields, K, Sharp, M, Georges, J, Weiner, S, Joy, J, and Wilson, JM. Weighted post-set stretching increases skeletal muscle hypertrophy (NSCA 2014 annual meeting). *J Strength Cond Res* 28: 65, 2014.

7. Simpson, CL, Kim, BDH, Bourcet, MR, Jones, GR, and Jakobi, JM. Stretch training induces unequal adaptation in muscle fascicles and thickness in medial and lateral gastrocnemii. *Scand J Med Sci Sports* 27: 1597-1604, 2017.

Chapter 11

1. Antonio, J, Peacock, CA, Ellerbroek, A, Fromhoff, B, and Silver, T. The effects of consuming a high protein diet (4.4 g/kg/d) on body composition in resistance-trained individuals. *J Int Soc Sports Nutr* 11: 19, 2014.

2. Antonio, J, Ellerbroek, A, Silver, T, Orris, S, Scheiner, M, Gonzalez, A, and Peacock, CA. A high protein diet (3.4 g/kg/d) combined with a heavy resistance training program improves body composition in healthy trained men and women: A follow-up investigation. *J Int Soc Sports Nutr* 12: 39, 2015.

3. Aragon, AA, and Schoenfeld, BJ. Magnitude and composition of the energy surplus for maximizing muscle hypertrophy: Implications for bodybuilding and physique athletes. *Strength Cond J* 42: 79-86, 2020.

4. Aragon, AA, and Schoenfeld, BJ. Nutrient timing revisited: Is there a post-exercise anabolic window? *J Int Soc Sports Nutr* 10: 5, 2013.

5. Areta, JL, Burke, LM, Ross, ML, Camera, DM, West, DW, Broad, EM, Jeacocke, NA, Moore, DR, Stellingwerff, T, Phillips, SM, Hawley, JA, and Coffey, VG. Timing and distribution of protein ingestion during prolonged recovery from resistance exercise alters myofibrillar protein synthesis. *J Physiol* 591: 2319-2331, 2013.

6. Bandegan, A, Courtney-Martin, G, Rafii, M, Pencharz, PB, and Lemon, PW. Indicator amino acid-derived estimate of dietary protein requirement for male bodybuilders on a nontraining day is several-fold greater than the current recommended dietary allowance. *J Nutr* 147: 850-857, 2017.

7. Berardi, JM, Price, TB, Noreen, EE, and Lemon, PW. Postexercise muscle glycogen recovery enhanced with a carbohydrate-protein supplement. *Med Sci Sports Exerc* 38: 1106-1113, 2006.

8. Bilsborough, S, and Mann, N. A review of issues of dietary protein intake in humans. *Int J Sport Nutr Exerc Metab* 16: 129-152, 2006.

9. Biolo, G, Williams, BD, Fleming, RY, and Wolfe, RR. Insulin action on muscle protein kinetics and amino acid transport during recovery after resistance exercise. *Diabetes* 48: 949-957, 1999.

10. Burd, NA, West, DW, Moore, DR, Atherton, PJ, Staples, AW, Prior, T, Tang, JE, Rennie, MJ, Baker, SK, and Phillips, SM. Enhanced amino acid sensitivity of myofibrillar protein synthesis persists for up to 24 h after resistance exercise in young men. J Nutr 141: 568-573, 2011.

11. Campbell, BI, Aguilar, D, Conlin, L, Vargas, A, Schoenfeld, BJ, Corson, A, Gai, C, Best, S, Galvan, E, and Couvillion, K. Effects of high versus low protein intake on body composition and maximal strength in aspiring female physique athletes engaging in an 8-week resistance training program. *Int J Sport Nutr Exerc Metab* 28: 580-585, 2018.

12. Carbone, JW, McClung, JP, and Pasiakos, SM. Skeletal muscle responses to negative energy balance: Effects of dietary protein. *Adv Nutr* 3: 119-126, 2012.

13. Devries, MC, Sithamparapillai, A, Brimble, KS, Banfield, L, Morton, RW, and Phillips, SM. Changes in kidney function do not differ between healthy adults consuming higher-compared with lower- or normal-protein diets: A systematic review and meta-analysis. *J Nutr* 148: 1760-1775, 2018.

14. Fox, AK, Kaufman, AE, and Horowitz, JF. Adding fat calories to meals after exercise does not alter glucose tolerance. *J Appl Physiol* 97: 11-16, 2004.

15. Garthe, I, Raastad, T, Refsnes, PE, and Sundgot-Borgen, J. Effect of nutritional intervention on body composition and performance in elite athletes. *Eur J Sport Sci* 13: 295-303, 2013.

16. Gorissen, SH, Burd, NA, Hamer, HM, Gijsen, AP, Groen, BB, and van Loon, LJ. Carbohydrate coingestion delays dietary protein digestion and absorption but does not modulate postprandial muscle protein accretion. *J Clin Endocrinol Metab* 99: 2250-2258, 2014.

17. Gropper, SS, Smith, JL, and Groff, JL. *Advanced Nutrition and Human Metabolism.* Belmont, CA: Wadsworth Cengage Learning, 2009.

18. Hainault, I, Carolotti, M, Hajduch, E, Guichard, C, and Lavau, M. Fish oil in a high lard diet prevents obesity, hyperlipemia, and adipocyte insulin resistance in rats. *Ann N Y Acad Sci* 683: 98-101, 1993.

19. Hall, KD, Ayuketah, A, Brychta, R, Cai, H, Cassimatis, T, Chen, KY, Chung, ST, Costa, E, Courville, A, Darcey, V, Fletcher, LA, Forde, CG, Gharib, AM, Guo, J, Howard, R, Joseph, PV, McGehee, S, Ouwerkerk, R, Raisinger, K, Rozga, I, Stagliano, M, Walter, M, Walter, PJ, Yang, S, and Zhou, M. Ultra-processed diets cause excess calorie intake and weight gain: An inpatient randomized controlled trial of ad libitum food intake. *Cell Metab* 30: 67-77. e3, 2019.

20. Hamer, HM, Wall, BT, Kiskini, A, de Lange, A, Groen, BB, Bakker, JA, Gijsen, AP, Verdijk, LB, and van Loon, LJ. Carbohydrate co-ingestion with protein does not further augment post-prandial muscle protein accretion in older men. *Nutr Metab (Lond)* 10: 15, 2013.

21. Hepburn, D, and Maughan, RJ. Glycogen availability as a limiting factor in the performance of isometric exercise. *J Physiol* 342: 52P-53P, 1982.

22. Hulmi, JJ, Laakso, M, Mero, AA, Hakkinen, K, Ahtiainen, JP, and Peltonen, H. The effects of whey protein with or without carbohydrates on resistance training adaptations. *J Int Soc Sports Nutr* 12: 48, 2015.

23. Ivy, J, and Portman, R. *Nutrient Timing: The Future of Sports Nutrition.* North Bergen, NJ: Basic Health Publications, 2004.

24. Ivy, JL. Glycogen resynthesis after exercise: Effect of carbohydrate intake. *Int J Sports Med* 19: S142-S145, 1998.

25. Jacquet, P, Schutz, Y, Montani, JP, and Dulloo, A. How dieting might make some fatter: Modeling weight cycling toward obesity from a perspective of body composition autoregulation. *Int J Obes (Lond)* 44: 1243-1253, 2020.

26. Kerksick, C, Harvey, T, Stout, J, Campbell, B, Wilborn, C, Kreider, R, Kalman, D, Ziegenfuss, T, Lopez, H, Landis, J, Ivy, JL, and Antonio, J. International Society of Sports Nutrition position stand: Nutrient timing. *J Int Soc Sports Nutr* 5: 17, 2008.

27. Kim, IY, Schutzler, S, Schrader, A, Spencer, HJ, Azhar, G, Ferrando, AA, and Wolfe, RR. The anabolic response to a meal containing different amounts of protein is not limited by the maximal stimulation of protein synthesis in healthy young adults. *Am J Physiol Endocrinol Metab* 310: E73-E80, 2016.

28. Koopman, R, Beelen, M, Stellingwerff, T, Pennings, B, Saris, WH, Kies, AK, Kuipers, H, and van Loon, LJ. Coingestion of carbohydrate with protein does not further augment postexercise muscle protein synthesis. *Am J Physiol Endocrinol Metab* 293: E833-E842, 2007.

29. Lambert, CP, and Flynn, MG. Fatigue during high-intensity intermittent exercise: Application to bodybuilding. *Sports Med* 32: 511-522, 2002.

30. Langfort, J, Zarzeczny, R, Pilis, W, Nazar, K, and Kaciuba-Uscitko, H. The effect of a low-carbohydrate diet on performance, hormonal and metabolic responses to a 30-s bout of supramaximal exercise. *Eur J Appl Physiol Occup Physiol* 76: 128-133, 1997.

31. Larson, DE, Tataranni, PA, Ferraro, RT, and Ravussin, E. Ad libitum food intake on a "cafeteria diet" in Native American women: Relations with body composition and 24-h energy expenditure. *Am J Clin Nutr* 62: 911-917, 1995.

32. Layman, DK. Protein quantity and quality at levels above the RDA improves adult weight loss. *J Am Coll Nutr* 23: 631S-636S, 2004.

33. Leveritt, M, and Abernethy, PJ. Effects of carbohydrate restriction on strength performance. *J Strength Cond Res* 13: 52-57, 1999.

34. Lima-Silva, AE, Pires, FO, Bertuzzi, R, Silva-Cavalcante, MD, Oliveira, RS, Kiss, MA, and Bishop, D. Effects of a low- or a high-carbohydrate diet on performance, energy system contribution, and metabolic responses during supramaximal exercise. *Appl Physiol Nutr Metab* 38: 928-934, 2013.

35. Longland, TM, Oikawa, SY, Mitchell, CJ, Devries, MC, and Phillips, SM. Higher compared with lower dietary protein during an energy deficit combined with intense exercise promotes greater lean mass gain and fat mass loss: A randomized trial. *Am J Clin Nutr* 103: 738-746, 2016.

36. Macnaughton, LS, Wardle, SL, Witard, OC, McGlory, C, Hamilton, DL, Jeromson, S, Lawrence, CE, Wallis, GA, and Tipton, KD. The response of muscle protein synthesis following whole-body resistance exercise is greater following 40 g than 20 g of ingested whey protein. *Physiol Rep* 4: e12893, 2016. doi:10.14814/phy2.12893.

37. Mifflin, MD, St Jeor, ST, Hill, LA, Scott, BJ, Daugherty, SA, and Koh, YO. A new predictive equation for resting energy expenditure in healthy individuals. *Am J Clin Nutr* 51: 241-247, 1990.

38. Mitchell, JB, DiLauro, PC, Pizza, FX, and Cavender, DL. The effect of preexercise carbohydrate status on resistance exercise performance. *Int J Sport Nutr* 7: 185-196, 1997.

39. Mohr, AE, Jäger, R, Carpenter, KC, Kerksick, CM, Purpura, M, Townsend, JR, West, NP, Black, K, Gleeson, M, Pyne, DB, Wells, SD, Arent, SM, Kreider, RB, Campbell, BI, Bannock, L, Scheiman, J, Wissent, CJ, Pane, M, Kalman, DS, Pugh, JN, Ortega-Santos, CP, Ter Haar, JA, Arciero, PJ, and Antonio, J. The athletic gut microbiota. *J Int Soc Sports Nutr* 17: 24, 2020.

40. Moro, T, Tinsley, G, Bianco, A, Marcolin, G, Pacelli, QF, Battaglia, G, Palma, A, Gentil, P, Neri, M, and Paoli, A. Effects of eight weeks of time-restricted feeding (16/8) on basal metabolism, maximal strength, body composition, inflammation, and cardiovascular risk factors in resistance-trained males. *J Transl Med* 14: 290, 2016.

41. Müller, MJ, Geisler, C, Heymsfield, SB, and Bosy-Westphal, A. Recent advances in understanding body weight homeostasis in humans. *F1000Res* 7, 2018. doi:10.12688/f1000research.14151.1.

42. Okuno, M, Kajiwara, K, Imai, S, Kobayashi, T, Honma, N, Maki, T, Suruga, K, Goda, T, Takase, S, Muto, Y, and Moriwaki, H. Perilla oil prevents the excessive growth of visceral adipose tissue in rats by down-regulating adipocyte differentiation. *J Nutr* 127: 1752-1757, 1997.

43. Parkin, JA, Carey, MF, Martin, IK, Stojanovska, L, and Febbraio, MA. Muscle glycogen storage following prolonged exercise: Effect of timing of ingestion of high glycemic index food. *Med Sci Sports Exerc* 29: 220-224, 1997.

44. Pasiakos, SM, Vislocky, LM, Carbone, JW, Altieri, N, Konopelski, K, Freake, HC, Anderson, JM, Ferrando, AA, Wolfe, RR, and Rodriguez, NR. Acute energy deprivation affects skeletal muscle protein synthesis and associated intracellular signaling proteins in physically active adults. *J Nutr* 140: 745-751, 2010.

45. Power, O, Hallihan, A, and Jakeman, P. Human insulinotropic response to oral ingestion of native and hydrolysed whey protein. *Amino Acids* 37: 333-339, 2009.

46. Ribeiro, AS, Nunes, JP, Schoenfeld, BJ, Aguiar, AF, and Cyrino, ES. Effects of different dietary energy intake following resistance training on muscle mass and body fat in bodybuilders: A pilot study. *J Hum Kinet* 70: 125-134, 2019. doi:10.2478/hukin-2019-0038.

47. Rivellese, AA, De Natale, C, and Lilli, S. Type of dietary fat and insulin resistance. *Ann N Y Acad Sci* 967: 329-335, 2002.

48. Robergs, RA, Pearson, DR, Costill, DL, Fink, WJ, Pascoe, DD, Benedict, MA, Lambert, CP, and Zachweija, JJ. Muscle glycogenolysis during differing intensities of weight-resistance exercise. *J Appl Physiol* 70: 1700-1706, 1991.

49. Rosqvist, F, Iggman, D, Kullberg, J, Cedernaes, J, Johansson, HE, Larsson, A, Johansson, L, Ahlstrom, H, Arner, P, Dahlman, I, and Riserus, U. Overfeeding polyunsaturated and saturated fat causes distinct effects on liver and visceral fat accumulation in humans. *Diabetes* 63: 2356-2368, 2014.

50. Rozenek, R, Ward, P, Long, S, and Garhammer, J. Effects of high-calorie supplements on body composition and muscular strength following resistance training. *J Sports Med Phys Fitness* 42: 340-347, 2002.

51. Sallinen, J, Pakarinen, A, Ahtiainen, J, Kraemer, WJ, Volek, JS, and Hakkinen, K. Relationship between diet and serum anabolic hormone responses to heavy-resistance exercise in men. *Int J Sports Med* 25: 627-633, 2004.

52. Schoenfeld, BJ, Aragon, AA, and Krieger, JW. The effect of protein timing on muscle strength and hypertrophy: A meta-analysis. *J Int Soc Sports Nutr* 10: 53, 2013.

53. Schoenfeld, BJ, Aragon, A, Wilborn, C, Urbina, SL, Hayward, SE, and Krieger, J. Pre- versus post-exercise protein intake has similar effects on muscular adaptations. *PeerJ* 5: e2825, 2017.

54. Schoenfeld, BJ, and Aragon, AA. How much protein can the body use in a single meal for muscle-building? Implications for daily protein distribution. *J Int Soc Sports Nutr* 15: 10, 2018.

55. Slater, G, and Phillips, SM. Nutrition guidelines for strength sports: Sprinting, weightlifting, throwing events, and bodybuilding. *J Sports Sci* 29: S67-S77, 2011.

56. Staples, AW, Burd, NA, West, DW, Currie, KD, Atherton, PJ, Moore, DR, Rennie, MJ, Macdonald, MJ, Baker, SK, and Phillips, SM. Carbohydrate does not augment exercise-induced protein accretion versus protein alone. *Med Sci Sports Exerc* 43: 1154-1161, 2011.

57. Su, W, and Jones, PJ. Dietary fatty acid composition influences energy accretion in rats. *J Nutr* 123: 2109-2114, 1993.

58. Tchoukalova, YD, Votruba, SB, Tchkonia, T, Giorgadze, N, Kirkland, JL, and Jensen, MD. Regional differences in cellular mechanisms of adipose tissue gain with overfeeding. *Proc Natl Acad Sci U S A* 107: 18226-18231, 2010.

59. Tinsley, GM, Forsse, JS, Butler, NK, Paoli, A, Bane, AA, La Bounty, PM, Morgan, GB, and Grandjean, PW. Time-restricted feeding in young men performing resistance training: A randomized controlled trial. *Eur J Sport Sci* 17: 200-207, 2017.

60. Tinsley, GM, Moore, ML, Graybeal, AJ, Paoli, A, Kim, Y, Gonzales, JU, Harry, JR, VanDusseldorp, TA, Kennedy, DN, and Cruz, MR. Time-restricted feeding plus resistance training in active females: A randomized trial. *Am J Clin Nutr* 110: 628-640, 2019.

61. Volek, JS, Gomez, AL, Love, DM, Avery, NG, Sharman, MJ, and Kraemer, WJ. Effects of a high-fat diet on postabsorptive and postprandial testosterone responses to a fat-rich meal. *Metabolism* 50: 1351-1355, 2001.

62. Wax, B, Kavazis, AN, and Brown, SP. Effects of supplemental carbohydrate ingestion during superimposed electromyostimulation exercise in elite weightlifters. *J Strength Cond Res* 27: 3084-3090, 2013.

63. Yasuda, J, Tomita, T, Arimitsu, T, and Fujita, S. Evenly distributed protein intake over 3 meals augments resistance exercise-induced muscle hypertrophy in healthy young men. *J Nutr* 150: 1845-1851, 2020.

Chapter 12

1. Atherton, PJ, Babraj, J, Smith, K, Singh, J, Rennie, MJ, and Wackerhage, H. Selective activation of AMPK-PGC-1alpha or PKB-TSC2-mTOR signaling can explain specific

adaptive responses to endurance or resistance training-like electrical muscle stimulation. *FASEB J* 19: 786-788, 2005.

2. Bloor, CM. Angiogenesis during exercise and training. *Angiogenesis* 8: 263-271, 2005.

3. Coffey, VG, Jemiolo, B, Edge, J, Garnham, AP, Trappe, SW, and Hawley, JA. Effect of consecutive repeated sprint and resistance exercise bouts on acute adaptive responses in human skeletal muscle. *Am J Physiol Regul Integr Comp Physiol* 297: R1441-R1451, 2009.

4. Coffey, VG, Pilegaard, H, Garnham, AP, O'Brien, BJ, and Hawley, JA. Consecutive bouts of diverse contractile activity alter acute responses in human skeletal muscle. *J Appl Physiol (1985)* 106: 1187-1197, 2009.

5. Estes, RR, Malinowski, A, Piacentini, M, Thrush, D, Salley, E, Losey, C, and Hayes, E. The effect of high intensity interval run training on cross-sectional area of the vastus lateralis in untrained college students. *Int J Exerc Sci* 10: 137-145, 2017.

6. Febbraio, MA, Chiu, A, Angus, DJ, Arkinstall, MJ, and Hawley, JA. Effects of carbohydrate ingestion before and during exercise on glucose kinetics and performance. *J Appl Physiol* 89: 2220-2226, 2000.

7. Fyfe, JJ, Bishop, DJ, and Stepto, NK. Interference between concurrent resistance and endurance exercise: Molecular bases and the role of individual training variables. *Sports Med* 44: 743-762, 2014.

8. Goodman, CA, Mayhew, DL, and Hornberger, TA. Recent progress toward understanding the molecular mechanisms that regulate skeletal muscle mass. *Cell Signal* 23: 1896-1906, 2011.

9. Harber, MP, Konopka, AR, Undem, MK, Hinkley, JM, Minchev, K, Kaminsky, LA, Trappe, TA, and Trappe, S. Aerobic exercise training induces skeletal muscle hypertrophy and age-dependent adaptations in myofiber function in young and older men. *J Appl Physiol (1985)* 113: 1495-1504, 2012.

10. Horowitz, JF, Mora-Rodriguez, R, Byerley, LO, and Coyle, EF. Lipolytic suppression following carbohydrate ingestion limits fat oxidation during exercise. *Am J Physiol* 273: E768-E775, 1997.

11. Ismail, I, Keating, SE, Baker, MK, and Johnson, NA. A systematic review and meta-analysis of the effect of aerobic vs. resistance exercise training on visceral fat. *Obes Rev* 13: 68-91, 2012.

12. Laye, MJ, Thyfault, JP, Stump, CS, and Booth, FW. Inactivity induces increases in abdominal fat. *J Appl Physiol (1985)* 102: 1341-1347, 2007.

13. Maestroni, L, Read, P, Bishop, C, Papadopoulos, K, Suchomel, TJ, Comfort, P, and Turner, A. The benefits of strength training on musculoskeletal system health: Practical applications for interdisciplinary care. *Sports Med* 50: 1431-1450, 2020.

14. Mikkola, J, Rusko, H, Izquierdo, M, Gorostiaga, EM, and Hakkinen, K. Neuromuscular and cardiovascular adaptations during concurrent strength and endurance training in untrained men. *Int J Sports Med* 33: 702-710, 2012.

15. Schoenfeld, B. Does cardio after an overnight fast maximize fat loss? *Strength Cond J* 33: 23-25, 2011.

16. Schoenfeld, BJ, Aragon, AA, Wilborn, CD, Krieger, JW, and Sonmez, GT. Body composition changes associated with fasted versus non-fasted aerobic exercise. *J Int Soc Sports Nutr* 11: 54, 2014.

17. Trappe, S, Harber, M, Creer, A, Gallagher, P, Slivka, D, Minchev, K, and Whitsett, D. Single muscle fiber adaptations with marathon training. *J Appl Physiol (1985)* 101: 721-727, 2006.

18. Tsitkanou, S, Spengos, K, Stasinaki, AN, Zaras, N, Bogdanis, G, Papadimas, G, and Terzis, G. Effects of high-intensity interval cycling performed after resistance training on muscle strength and hypertrophy. *Scand J Med Sci Sports* 27: 1317-1327, 2017.

19. Lemon, PW, and Mullin, JP. Effect of initial muscle glycogen levels on protein catabolism during exercise. *J Appl Physiol* 48: 624-629, 1980.

作者簡介

Brad Schoenfeld 博士，CSCS, *D, CSPS, *D, NSCA-CPT, *D, FNSCA

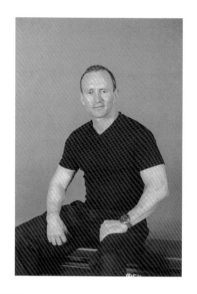

他是國際上眾所周知的肌肥大研究權威。於 2011 年獲得美國肌力與體能訓練協會 NSCA 年度私人教練獎。他是一位自然健美運動選手並獲得過許多比賽的冠軍頭銜，同時也指導許多頂尖與職業運動員。他於 2016 年獲得美國體育學院頒發的 Dwight D. Eisenhower Fitness Award，並於 2018 年獲 NSCA 頒發 Outstanding Young Investigator Award。

他於美國洛磯山大學取得健康促進和保健博士學位，研究重點在闡明肌肥大機制與阻力訓練應用，發表過 300 多篇經同儕審查的論文，並擔任多家期刊的編輯顧問，包括《力量與體能研究雜誌》《國際運動營養學會雜誌》等，並著有《Science and Development of Muscle Hypertrophy》《Strong & Sculpted》以及本書。目前在紐約萊曼學院擔任全職教授，並於 Bodybuilding.com 撰寫「Ask the Muscle Doc」專欄。

譯者簡介

林晉利 博士

長庚大學物理治療學系復健科學研究所博士
曾任體育大學運動保健學系 / 研究所系主任
　　及專任副教授
美國有氧體適能協會 AFAA 榮譽顧問
體育署國民體適能指導員考試召集人
美國運動醫學會 ACSM 體適能教練檢定官
美國肌力與體能訓練協會 NSCA CSCS 及
　　CPT 大中華區培訓講師
美國肌力與體適能委員會私人教練課程
　　NCSF CPT 培訓講師
台灣拳擊武術有氧體適能協會理事長
台灣運動保健協會理事長
台灣合格運動傷害防護師及檢定官

萬明岳

國立體育大學運保系碩士
國立清華大學醫環系畢業
動作特技演員
競技武術運動員
譯者
教育部體育署運動傷害防護員
美國肌力與體能訓練專家 NSCA CSCS
日本語檢定 JLPT-N1